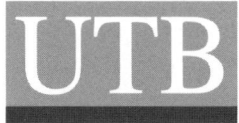

UTB 8461 L

Eine Arbeitsgemeinschaft der Verlage

Böhlau Verlag · Wien · Köln · Weimar
Verlag Barbara Budrich · Opladen · Farmington Hills
facultas.wuv · Wien
Wilhelm Fink · München
A. Francke Verlag · Tübingen und Basel
Haupt Verlag · Bern · Stuttgart · Wien
Julius Klinkhardt Verlagsbuchhandlung · Bad Heilbrunn
Mohr Siebeck · Tübingen
Nomos Verlagsgesellschaft · Baden-Baden
Orell Füssli Verlag · Zürich
Ernst Reinhardt Verlag · München · Basel
Ferdinand Schöningh · Paderborn · München · Wien · Zürich
Eugen Ulmer Verlag · Stuttgart
UVK Verlagsgesellschaft · Konstanz, mit UVK / Lucius · München
Vandenhoeck & Ruprecht · Göttingen · Oakville
vdf Hochschulverlag AG an der ETH Zürich

Birgit U. Stetina / Oswald D. Kothgassner /
Ilse Kryspin-Exner (Hg.)

Wissenschaftliches Arbeiten und Forschen in der Klinischen Psychologie

facultas.wuv

Birgit U. Stetina, Dr., Klinische Psychologin, Gesundheitspsychologin und Supervisorin, ist Coordinator Counseling Psychology und Adjunct Professor im Department of Psychology an der Webster University – Campus Vienna.

Oswald D. Kothgassner ist Studienassistent für Klinische Psychologie und Gesundheitspsychologie an der Fakultät für Psychologie der Universität Wien.

Ilse Kryspin-Exner, o. Univ.-Prof. Dr., Klinische Psychologin und Gesundheitspsychologin, Psychotherapeutin (Verhaltenstherapie) sowie Supervisorin, leitet das Ordinariat Klinische Psychologie und Gesundheitspsychologie an der Fakultät für Psychologie der Universität Wien.

Bibliografische Information Der Deutschen Nationalbibliothek
Die Deutsche Nationalbibliothek verzeichnet diese Publikation in der Deutschen National-
bibliografie; detaillierte bibliografische Daten sind im Internet über http://dnb.d-nb.de
abrufbar.

1. Auflage 2011
Copyright © 2011 Facultas Verlags- und Buchhandels AG
facultas.wuv Universitätsverlag, Berggasse 5, 1090 Wien, Österreich
Alle Rechte, insbesondere das Recht der Vervielfältigung und der Verbreitung
sowie der Übersetzung, sind vorbehalten.
Umschlagfoto: © CandyBoxPhoto - Fotolia.com
Lektorat: Mag. Verena Hauser, Wien
Satz: Ekke Wolf, typic.at, Wien
Einbandgestaltung: Atelier Reichert, Stuttgart
Druck: CPI books
Printed in Germany
ISBN 978-3-8252-8461-9

Inhaltsverzeichnis

Gestaltung

Methodik

Publikation

Anhang

Vorwort

Zu Beginn der Arbeit an diesem Buch haben wir – die Herausgeber – uns gefragt: Warum eigentlich noch ein Buch zum wissenschaftlichen Arbeiten? Diese Frage können wir mit Abschluss dieses Projektes rasch beantworten, denn es war uns nicht möglich, ein Nachschlagewerk oder Lehrbuch zu finden, das konkret auf Problemstellungen in der klinisch-psychologischen Forschung eingeht und dabei kurz und prägnant komplexe Inhalte vermittelt.

Das wissenschaftliche Arbeiten stellt für angehende Forscher eine der wichtigsten Grundlagen für ihren zukünftigen Werdegang dar. Aber auch Psychologen (entweder „im Feld" oder in der Praxis) sind dazu angehalten, sich weiterzubilden und auf Basis aktueller wissenschaftlicher Ergebnisse zu arbeiten. Zielgruppe dieses Werkes sollen daher in erster Linie Studierende und Lehrende der Psychologie, Medizin und anderen verwandten naturwissenschaftlichen Fachrichtungen sowie Psychologen, Klinische Psychologen und auch Psychotherapeuten in freier Praxis sein.

Es war uns ein Anliegen, besonders die Bedürfnisse von Studierenden und deren Fragen bezüglich des wissenschaftlichen Forschens und Arbeitens zu erfassen und aufzuarbeiten. Eine erste Besonderheit dieses Buches ist nämlich, dass beinahe alle Inhalte auf Fragen von Studierenden in Tutorien und universitären Lehrveranstaltungen beruhen, zudem wurden einige Kapitel gemeinsam mit und von Studierenden erarbeitet und geschrieben. Eine zweite Besonderheit des vorliegenden Werkes stellt das Team der Herausgeber dar, das sich über drei (!) Generationen von Forschern erstreckt, die auch im intensiven Forschungsalltag zusammenarbeiten und forschen. Die gemeinsamen Forschungsinteressen haben uns gezeigt, dass es wichtiger denn je ist, einen interdisziplinären Zugang zu haben, was uns zu einer dritten Besonderheit dieses Buches führt: Im vorliegenden Buch finden sich auch Themen und Autoren aus anderen naturwissenschaftlichen Disziplinen, die neue Sichtweisen und Erkenntnisse in den Fachbereich der Klinischen Psychologie einbringen.

Neben den gemeinsamen Forschungsinteressen ist auch der persönliche Zugang zur Forschung, die besondere Relevanz und Beachtung ethischer Aspekte in der Forschung ein besonders wichtiger Bestandteil, der uns als Forschergruppe verbindet. Unsere wissenschaftlichen Projekte sind durch ein grundlegendes Verständnis untereinander und die gemeinsame Zuneigung zur Welt, in der wir leben, erst möglich.

Aufgrund der Breite der Thematik haben wir uns entschlossen, die verschiedenen Inhalte mit mehreren Autoren gemeinsam aufzuarbeiten und damit auch verschiedene Expertisen einzubeziehen, was das Spektrum des vorliegenden Buches erweitert. Inhaltlich haben wir beschlossen, das Werk in drei Teile zu gliedern: Der erste Abschnitt betrifft die Gestaltung wissenschaftlicher Arbeiten, der wesentliche Schlüsselkompetenzen des wissenschaftlichen Schreibens und Darstellens beinhaltet. Der zweite Abschnitt ist der Teil der Methodik, der sich neben dem forschungsmethodischen Grundlagenwissen mit verschiedenen empirischen Auswertungs- und Analysemethoden beschäftigt, aber auch generelle Techniken des Messens (z.B. psychophysiologische Parameter, Beobachtungen und Gesprächsführung) und spezifische ethische und methodische Problemfelder näher beleuchtet. Der dritte Abschnitt fokussiert auf die Publikation von wissenschaftlichen Arbeiten und widmet sich sowohl inhaltlichen (z.B. Aufbau von Fallbeschreibungen, empirische Fachartikel) als auch formalen Aspekten (z.B. Manuskripteinreichung, Autorenschaften).

Das Buch soll durch einen einheitlichen Aufbau und ein klares didaktisches Konzept bestechen, was durch verschiedene Merkboxen unterstrichen wird. Die Beiträge wurden nicht nur entsprechend des Aufbaus ausgewählt, sondern – im Sinne eines üblichen wissenschaftlichen Vorgehens – auch erst nach einer inhaltlichen Beurteilung durch außenstehende Expertinnen und Experten (peer-review) ausgewählt und in das Werk aufgenommen.

Der Dank der Herausgeber gilt allen Autorinnen und Autoren, die mit großer Begeisterung und Fachkompetenz ihr jeweiliges Thema aufgearbeitet haben, sowie den Referees für ihre Beurteilungen und Korrekturvorschläge für die einzelnen Kapitel. Darüber hinaus wollen wir den Mitarbeitern von facultas.wuv und UTB sowie der Lektorin des Buches sehr herzlich danken! Nicht zuletzt wollen wir aber auch unseren Familien zu Hause und unseren Freunden danken, die allzu oft Verständnis für die vielen zusätzlichen Arbeitsstunden aufbringen mussten, damit dieses Buch erst überhaupt entstehen konnte.

Wien, Frühjahr 2011   *Birgit U. Stetina*
Oswald D. Kothgassner
Ilse Kryspin-Exner

Einleitende Bemerkungen zum Arbeiten mit dem vorliegenden Buch

Dieses Buch bietet neben dem Ihnen vorliegenden Druckwerk auch noch zahlreiche andere Besonderheiten. Da sowohl die Herausgeberinnen und der Herausgeber als auch die beteiligten Autorinnen und Autoren sehr viel Spaß an ihrer Arbeit haben und sich immer wieder gegenseitig inspirieren, haben wir noch zahlreiche Zusatzkapitel und zusätzliche Arbeitsmaterialien erstellt, die wir gemeinsam mit dem Verlag online zur Verfügung stellen. Diese Materialien können mit einem Benutzernamen und einem Passwort auf http://www.utb-mehr-wissen.de freigeschaltet und downgeloaded werden. Viele Rechenbeispiele (inkl. SPSS-Files) und Übungsmaterialien sind dort nach Kapiteln sortiert, einen Vermerk gibt es jeweils in den Kapiteln selbst. Ebenso gibt es zahlreiche Zusatzkapitel, die vertiefendes Wissen vermitteln oder etwas über den Tellerrand hinausblicken und neue Ideen und Lösungswege andenken.

Erklärung zu Symbolen in der Randspalte

Dieses Icon beinhaltet Inhalte für Kurzfragen und kurze Übungen der zuvor besprochenen Inhalte.

Unter diesem Icon finden sich Ressourcen zu den Inhalten auf UTB-mehr-wissen.de.

Hier finden sich einfache Erklärungen und wichtige Informationen zu Fachbegriffen und Inhalten.

Unter diesem Icon gibt es nützliche Tipps zur Anwendung der Inhalte und zur praktischen Verwendbarkeit. Auch sogenannte Faustregeln und Anwendungstipps finden sich hier.

Auflistungen und Checklisten, damit nichts vergessen wird, sind unter diesen Icons enthalten.

Hier finden sich anschauliche Beispiele zu den Themen und Inhalten.

Dieses Icon kennzeichnet Anleitungen für die Durchführung mit Computerprogrammen (SPSS, Word etc.). Word-Befehle beziehen sich aufgrund der gängigeren Verbreitung auf Word 2007, sind aber großteils mit Word 2010 kompatibel.

Problematische Situationen und Lösungen für kritische Situationen werden hier beschrieben.

Gestaltung

1 Literaturrecherche

Birgit U. Stetina & Oswald D. Kothgassner

1.1 Keine Idee kommt aus dem Nichts

Am Anfang einer Untersuchung steht meist eine Idee! Diese Idee kommt nicht aus dem Nichts, sondern hat ihren Ursprung in bereits vorgefertigten Wissensstrukturen. Nun müssen sich die Forscher fragen: Sind wir die Ersten, denen diese Idee gekommen ist? Auf welchen Fakten beruht unsere Idee? Gibt es ähnliche Ideen? Etc.

Tatsache wird in den meisten Fällen sein, dass sich die Idee auf bereits vorhandene Ergebnisse von anderen Personen stützt oder stützen muss. Im nächsten Schritt wird die Idee in eine Fragestellung verwandelt; der sich daraus ergebende Problemlöseprozess benötigt eine (wissenschaftliche) Fundierung, ohne die das erzeugte nicht in bestehendes Wissen integriert werden kann.

Wissenschaftliche Fundierung

Selbst wenn die Idee der Forscher eine ganz neue und innovative ist, zu der noch kein anderer Forscher etwas geschrieben hat, liegen dieser Idee mit an Sicherheit grenzender Wahrscheinlichkeit Mechanismen oder verwandte Fragestellungen zugrunde, die bereits dokumentiert sind. Dieses Wissen muss dem Leser in jeder Arbeit oder jedem Bericht vermittelt werden. Keine wissenschaftliche Studie kommt ohne Grundannahmen aus, daher ist es wesentlich, dass diese zitiert werden (siehe dazu Kapitel 3).

1.2 Was wird gesucht?

Es soll zuallererst nach dem aktuellen Stand des Wissens gesucht werden. Sowohl Modell(entwicklungen) und Methoden als auch andere relevante Bereiche, wie konträre Theorien oder widersprechende Ergebnisse, müssen aufgearbeitet werden. Der Stand der Forschung sollte dementsprechend aktuell sein, d. h., Literaturquellen sollten „frisch aus dem Ofen" kommen. Je aktueller die Erkenntnisse, welche im Vorfeld des eigenen Vorgehens erwähnt werden können, desto aktueller wird die eigene Arbeit! Wesentlich in Bezug auf die Aktualität ist der umschriebene Themenbereich, so wird sich z. B. bei den Ergebnissen der klassischen Konditionierung in den letzten zehn Jahren nicht viel geändert haben. Vergleichen wir jedoch die Entwicklung der letzten zehn Jahre im Bereich der Internetnutzung von älteren Menschen, werden wir drastische Veränderungen feststellen können. Hier kann also bereits ein Artikel überholt sein, der ein Jahr alt ist! Bezüglich dieser schnellen Alterung sollte man bedenken, dass zwischen dem Beginn einer Arbeit bis zum endgültigen Erscheinen als Beitrag in einer wissenschaftlichen Zeitschrift mehrere Jahre vergehen können. Wichtig ist daher, wann die Untersuchung begonnen wurde, und weniger das Erscheinungsdatum des Artikels. Noch dramatischer verhält es sich mit Wissen aus Lehrbüchern oder Herausgeberwerken. (Manche Lehrbücher sind über Jahre hinweg in Arbeit und fassen nie die neueste Literatur zusammen, sondern lediglich Grundlagen!) An dieser Stelle muss nun spätestens erklärt werden, welche Arten von Literatur es gibt (siehe Tab. 1).

Tab. 1
Wissenschaftliche Literatur im Überblick

Typ	Beschreibung	Qualität
Lehrbuch	Überblicksliteratur für Studienanfänger oder Neulinge in einer bestimmten Thematik	Aktualität meist nicht gegeben
Herausgeberwerke	Buch mehrerer Autoren, welche über verschiedene Kapitel im Zusammenhang eines größeren Themas unter einem oder mehreren Herausgebern veröffentlichen	meist durch Kontrollen abgesichert, Aktualität jedoch fraglich
Monografie	Buch eines einzelnen Autors oder mehrerer Autoren zu einem bestimmten Thema	stark von Autor abhängig
Wissenschaftliche Zeitschriften	Wissenschafter publizieren für Praktiker und andere Wissenschafter aktuelle Beiträge in Zeitschriften	manchmal fraglich
Reviews	Übersichtsartikel von Publikationen	sehr gut, relativ aktuell
Peer-reviewed Journals	Wissenschafter publizieren Beiträge, welche nach einer strengen Prüfung durch andere Wissenschafter ausgesiebt wurden	meist sehr hoch, Aktualität hoch
Populärwissenschaftliche Zeitschriften	wissenschaftliche Inhalte für Bevölkerung (ähnlich: Nachrichtenmagazine)	nicht abgesichert
Tagungsbände	Zusammenfassungen von Vorträgen von Wissenschaftern bei Kongressen/ Tagungen	abhängig von Fachgebiet und Kongress; höchste Aktualität
Wissenschaftliche Poster	kurze Beschreibung einer wissenschaftlichen Untersuchung oder Untersuchungsplanung	vom Autor abhängig; höchste Aktualität
Unveröffentlichte Manuskripte	Dazu zählen im weitesten Sinn auch studentische Arbeiten, Manuskripte unveröffentlichter Arbeiten und Diplomarbeiten.	nicht generell möglich zu beurteilen

Der Nachteil dieser Quellen ist, dass sie selbstverständlich älter sind. Dennoch sollten diese Quellen nicht ignoriert werden, wenn es sich um Grundlagenliteratur handeln könnte oder aber diese auch in noch neueren Publikationen zitiert werden (z. B. *Vorwärtssuche* in Citation Inde-xes). Die meisten in Tabelle 1 genannten Literaturquellen lassen sich über (Universitäts-)Bibliotheken oder die Verlage selbst bestellen. Dennoch bedarf es eines gewissen Maßes an Selbsthass, wenn ausschließlich auf diese Weise Quellen recherchiert werden. Lange Wartezeiten, Mangel an Exemplaren, Lieferverzögerungen und hohe Kosten können einen ganz schnell auf ein Medium stoßen lassen, das von überall erreichbar ist und eine maximale Möglichkeit an Informationsbeschaffung bietet: unser guter Freund, das Internet.

1.3 Volltextsuche

Viele Datenbanken (PubMed, MEDLINE etc.) und verlagseigene Systeme ermöglichen es, über das Internet frei und kostenlos Abstracts von peer-reviewed Journals zu durchstöbern. Nach Durchsicht dieser Abstracts können die dann favorisierten Artikel gekauft (oder in Bibliotheken ausgeliehen) werden. Aber nicht nur Verlage ermöglichen es, Artikel direkt nach der Einsicht von (den meist kostenlosen) Abstracts zu bestellen. Es gibt Bibliotheksverknüpfungen im Internet, z. B. Subito, bei denen man einen gewünschten Artikel um ca. 5 Euro elektronisch innerhalb eines Tages bestellen kann. Dies sollte aber der letzte Ausweg sein, denn beinahe jede Universität bietet Studierenden und Mitarbeitern freien Zugang zu den wichtigsten Systemen.

Zu unterscheiden sind immer die Kurzzusammenfassungen (Abstracts) von wissenschaftlichen Artikeln und deren Vollversion, den Full-Text-Articles (auch: Papers, Artikel).

Full-Text-Articles

Die Universität Wien bietet ein riesiges Netz an frei zugänglichen Datenbanken und Verlagssystemen an, das über http://univpn.univie.ac.at unter Eingabe der eigenen Matrikelnummer und des eigenen Passwortes für andere Systeme an der Universität Wien (in Wien: U:net-Account) erreichbar ist.

Literaturrecherche an der Universität Wien

Beispiele für Datenbanken und Verlagsangebote zur Literaturrecherche sollen nun folgend beschrieben werden.

1.3.1 Datenbanksysteme

Datenbanksysteme wie etwa PsycInfo wurden etwa von der APA oder das Pendant PSYNDEX von der DGP ins Leben gerufen und sind Datenbanksysteme für Abstracts. Full-Text-Articles sind etwa über das gesonderte APA-System PsycArticles verfügbar. Etliche dieser Datenbanken sind auch in globaleren Systemen integriert. Als Beispiele sollen hier EBSCO, ScienceDirect oder Ingenta erwähnt sein.

WWW

EBSCO-, ScienceDirect- und Ingenta-Zugang

Unter www.utb-mehr-wissen.de findet sich ein spezielles UTB-Supplement mit Zugangsweisen und Links zu EBSCO (http://search.ebscohost.com/) oder Ingenta (http://www.ingenta.com/). Full-Text-Articles auf ScienceDirect können meist über den eigenen Account der jeweiligen Universität (http://www.sciencedirect.com/) abgerufen werden, Abstracts sind meist frei zugänglich. EBSCO und Ingenta bieten ähnliche Services an.

Bei der Suche in Datenbanken ist darauf zu achten, möglichst ökonomisch vorzugehen. Es ist z. B. möglich, mit Boole'schen Operatoren zwei oder auch mehrere Begriffe zu verknüpfen, etwa mit AND (beide Begriffe sollen vorkommen), OR (einer der Begriffe muss vorkommen) oder NOT (ein Begriff darf nicht vorkommen). Wenn nach genauen Ausdrücken oder Sätzen gesucht wird, muss die Rede in Anführungszeichen stehen (z. B. „Drogenentzug für verhaltensauffällige Jugendliche").

i

Was sind Boole'sche Operatoren?

Mithilfe von Boole'schen Operatoren kann man bei der Suche im Internet mehrere Begriffe miteinander verknüpfen. Das Suchergebnis kann dadurch erweitert bzw. eingeengt werden. Man gibt zwei oder mehrere Begriffe ein und verbindet sie jeweils mit einem Operator. Operatoren sind beispielsweise „UND", „ODER" und „NICHT". Boole'sche Operatoren können in den meisten Suchmaschinen, Datenbanken und Onlinekatalogen benützt werden, allerdings müssen sie bei den verschiedenen Anwendungen unterschiedlich verwendet werden. Man muss sich also zuerst über die jeweilige Art der Benutzung informieren. Dabei kann man verschiedene Arten von Operatoren unterscheiden:

- **UND/AND/+** Werden zwei Begriffe mit diesem Operator verbunden, erhält man nur Suchergebnisse, die beide Wörter enthalten. Bsp.: Bücher UND Zeitungen, Bücher AND Zeitungen, Bücher + Zeitungen.
- **ODER/OR** Gesucht werden Seiten, die entweder einen der beiden Begriffe oder auch beide Begriffe enthalten. Das ist besonders dann hilfreich, wenn synonyme Begriffe, Begriffe in verschiedenen Sprachen oder Begriffe mit verschiedenen Schreibweisen vorkommen können. Bsp.: Arzt ODER Doktor, Arzt OR Doktor.

- **NICHT/NOT/-** Hiermit können bestimmte Wörter von der Suche ausgeschlossen werden. Diesen Operator wird man verwenden, wenn man einen spezifischen Aspekt aus dem Themengebiet ausklammern will. Man erhält Ergebnisse, die den ersten Begriff enthalten, nicht aber den zweiten. Bsp.: Therapie NOT Beratung, Therapie NICHT Beratung, Therapie –Beratung.

Wesentlich bei der ökonomischen Suche sind auch Keywords, Publikationsjahr und Art der Publikation (peer-reviewed, Dissertation etc). Meist (z. B. bei EBSCO) können auch spezielle Filter für Fachrichtungen dazugeschaltet werden.

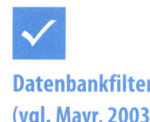

Datenbankfilter (vgl. Mayr, 2003)

- **AU – Autor:** der oder die Autoren. Durch Klicken auf den Autor wird eine neue Suche gestartet, die weitere Publikationen dieses Autors zeigt.
- **TI – Titel:** kann einen ersten Eindruck geben, ob dieses Ergebnis für die eigene Suche interessant ist.
- **SO – Source, Quelle:** gibt an, in welchem Journal, in welcher Zeitschrift ein Artikel erschien, sowie das Erscheinungsjahr, das Heft und die Seiten.
- **Book, Buch:** gibt bei einem Beitrag aus einem Herausgeberwerk an, in welchem Buch dieses Kapitel veröffentlicht ist (Autor, Titel und Seitenangaben des Kapitels).
- **PB – Publisher, Verlag:** gibt Informationen, wann und von wem das Buch bzw. Journal veröffentlicht wurde.
- **FTXT – Full-Text, Volltext:** verknüpft mit „Onlinebibliotheken", die den Artikel im WWW zur Verfügung stellen. ACHTUNG! Diese Links funktionieren meist nur an der Universität, da die IP-Adresse überprüft wird.
- **WEBLH:** Eine Verlinkung mit dem Österreichischen Verbundkatalog gibt an, in welcher österreichischen Bibliothek das Journal bzw. das Buch verfügbar ist.

1.3.2 Suchmaschinen

Meist ist es über Universitäten möglich, Gratiszugriff auf sonst kostenpflichtige Artikel zu erlangen (z. B. UNIVPN-System der Universität Wien). Eine weitere praktikable Möglichkeit ist die Suchmaschine Google Scholar.

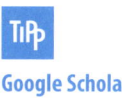

Google Scholar

Die einfachste Literaturrecherche lässt sich über Google Scholar finden (z. B. http://scholar.google.at). Google Scholar findet Full-Text-Articles schnell in verschiedenen Datenbanken oder auf persönlichen Homepages der Autoren selbst.

Über Google Scholar ist es gezielt möglich, nach Volltextartikeln zu suchen, die auf Webpages der Verlage, aber auch in anderen Datenbanken (z. B. ScienceDirect, PsycArticles etc.) zu finden sind. Außerdem ist hier auch nicht nur die sogenannte *Rückwärtssuche* (relevante zitierte frühere Artikel), sondern auch die *Vorwärtssuche* (relevante Artikel, die neuer sind und den älteren zitieren) möglich.

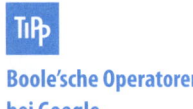

Boole'sche Operatoren bei Google

Die UND-Suche erfolgt bei Google automatisch. Man muss die Begriffe daher nicht mit einem UND verknüpfen. Wenn in Google mit dem Operator ODER gesucht werden soll, muss man OR verwenden. Verschiedene Schreibweisen werden von Google automatisch gesucht. Der Operator NICHT wird bei Google durch ein Minuszeichen (–) angewendet. Zwischen dem Minus und dem Wort, das ausgeschlossen werden soll, darf kein Leerzeichen gesetzt sein. Stopwörter (häufig vorkommende Wörter, die bei der Suche ignoriert werden) können mit einem Pluszeichen (+) direkt vor dem Wort gesucht werden. Zur Suche von Wortgruppen können Anführungszeichen verwendet werden.

1.3.3 Zeitschriftenbibliotheken

a) Elektronische Zeitschriftenbibliothek (EZB)
Die EZB umfasst 22954 frei zugängliche wissenschaftliche Fachzeitschriften, 524 Bibliotheken sind beteiligt. Suchmöglichkeiten: nach Fächern, alphabetisch, nach Titelwort, Titelanfang, Schlagwort, Verlag, ISSN, Eingabedatum, letzter Änderung und ZDB-Nummer. Die Verfügbarkeit wird durch ein Ampelsystem angezeigt: rot = nicht zugänglich, gelb = an der zugehörigen Universität lizenziert und für angegebene Jahrgänge zugänglich, grün = frei zugänglich.

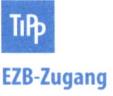

EZB-Zugang

Am Beispiel der Universität Wien kann der EZB-Zugang leicht erklärt werden. Über den Einstieg in http://univpn.univie.ac.at mittels Matrikelnummer und Passwort kann die EZB direkt aufgerufen werden. Durch den Zugang mittels des Univie-Servers ist der Vollzugriff auf EZB von da an möglich. Für andere Universitäten bestehen ähnliche Möglichkeiten.

b) Deutsche Zeitschriftendatenbank
Die Deutsche Zeitschriftendatenbank ist eine der weltweit größten Datenbanken für fortlaufende Sammelwerke. Sie umfasst sowohl Druckwerke als auch elektronische Ressourcen sowie Besitznachweise von

4300 deutschen und österreichischen Bibliotheken. Es gibt Links zu den Internetseiten der Zeitschriften sowie eine Verlinkung zur EZB und Links für Bestellung über Dokumentlieferdienste. Es werden Standardsuchmöglichkeiten nach Thema, Titel, Kategorie, ISSN etc. angeboten.

1.4 Suchstrategien

Hinsichtlich der Recherche von Literatur wurde bislang das WARUM, WAS und WO geklärt. Daher fehlt noch, das WIE zu erläutern. Es gibt verschiedene Strategien, die eingesetzt werden können, um eine vollständige Vertiefung in den Themenbereich zu erreichen. Als Beispiele sollen hier nur kurz und exemplarisch drei Strategien vorgestellt werden.

1.4.1 Hierarchische Suchstrategien

Hierarchische Suchstrategien können auch als induktive Strategien bezeichnet werden, da sie von vielen speziellen Inhalten auf allgemeine Inhalte schließen.

Hierarchische Suchstrategien

Im Grunde ist es ganz einfach, denn es gilt: Je häufiger ein Begriff vorkommt, desto schwerer ist es, die gewünschten Zielobjekte innerhalb eines bestimmten Kontexts aus dem wissenschaftlichen Begriffsgewirr herauszufinden. Je höher die Anzahl der Suchtreffer wird, desto mühsamer wird es, alle gefundenen Verknüpfungen (Links) zu durchforsten. Spezielle Begriffe und Fachtermini hingegen kommen meist nur in speziellen Publikationen und in einem oder wenigen Kontexten vor. Daher kann man durchaus bereits zu Beginn der Suche einen spezielleren Begriff oder Fachterminus eingeben. Denn es gilt ferner: Je allgemeiner der Begriff (etwa durch die Verwendung des Begriffes in mehreren Kontexten), desto umfangreicher auch der Gebrauch und die Möglichkeit des Vorkommens in einem anderen als dem gewünschten Kontext.

Oberbegriffe tauchen so häufig auf, dass eine Volltextsuche sehr schwierig ist. Die Notwendigkeit der (möglicherweise verzwickten) Verknüpfung wird immer deutlicher; es sei denn, man durchblättert eine bereits vorsortierte Liste zum Thema, beispielsweise einen Katalog.

Problem allgemeiner Begriffe

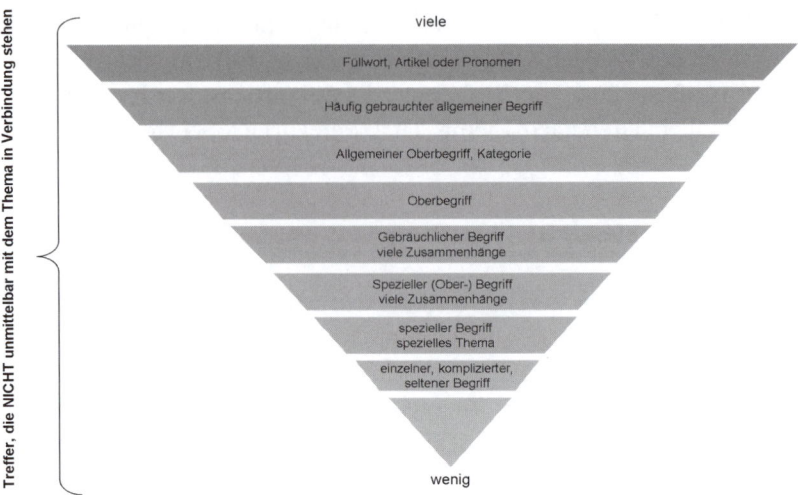

Abb. 1
Hierarchische
Literaturrecherche
von allgemeinen
zu speziellen Begriffen

Am dicken Ende der Pyramide stehen Füllworte, die oft auch in die Stopwordlist der Suchmaschine aufgenommen wurden, da eine Suche nach diesen Worten sinnlos ist. Worte in dieser Stopwordlist werden von den Suchmaschinen ignoriert; nach ihnen kann nicht gesucht werden. Beispiele für solche Worte sind „ich", „sein", „es", „tun" oder entsprechende Worte in Englisch oder anderen Sprachen (siehe Abb. 1).

Unter Berücksichtigung dieser Vorgaben lassen sich die folgenden Startpunkte für eine Suche festlegen. Natürlich haben diese keine Allgemeingültigkeit, können aber ein guter Ansatzpunkt sein.

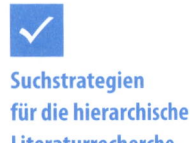

Suchstrategien
für die hierarchische
Literaturrecherche

1 Definition eines sehr speziellen Begriffes
2 Informationen zu einem speziellen Begriff
3 Informationen zu einem speziellen Thema, das durch einen speziellen Begriff gekennzeichnet ist
4 Definition eines bestimmten Begriffes, der häufiger vorkommt
5 Informationen zu einem Detailthema, das in größerem Zusammenhang steht
6 Informationen zu einem Oberbegriff und damit zu einem allgemeineren Thema
7 Informationen zu einem allgemeinen Begriff

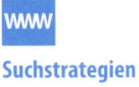

Suchstrategien

Mehr Informationen sind unter UTB-mehr-wissen.de zu finden!

1.4.2 Schneeballsystem

Das Schneeballsystem ist ähnlich wie die größer werdende Schneekugel, die den Abhang hinuntergestoßen wird. Das Schneeballsystem ermöglicht ausgehend von einem einzigen Artikel die gesamte Forschungsliteratur des betreffenden Bereiches abzudecken. Die Suche wird bei Artikel A gestartet, indem man seine Referenzen über oben beschriebene Systeme (z. B. Datenbanken) aufsucht – diesen Vorgang nennen wir Schritt 1. Ein zweiter Schritt ist, die Literatur dieser neu gefundenen Artikel aus Schritt 1 wieder nach ihren Referenzen zu durchsuchen und diese aufzufinden. Diese Prozedur soll anschließend so lange fortgeführt werden, bis es keine neuen Literaturstellen mehr gibt bzw. keine neuen Literaturstellen mehr auffindbar sind.

Der Schwachpunkt dieses Systems liegt darin, dass eventuell nur eine Gruppierung dieses Bereiches recherchiert wurde. Das Schneeballsystem sollte also unbedingt abgesichert werden, indem zu Beginn mehrere Artikel in die Recherche miteinbezogen werden.

1.4.3 Star-Search-System

Ein Suchsystem, das zwar keine große Effektivität verspricht, dennoch aber oft genutzt wird, ist das „Star-Search-System". Ein bekannter Wissenschafter in einem Bereich wird über allgemeine Quellen gefunden und von diesem Wissenschafter werden permanent Arbeiten zitiert. Von dieser Person ausgehend werden andere Forscher um diese Person ebenfalls über den ersten Schritt des Schneeballsystems miteinbezogen (siehe kritische Anmerkung zum Schneeballsystem). Unkritisch werden dabei andere Forschergruppen ausgespart. Dieses System birgt die Gefahr, dass wesentliche Literatur vergessen wird und dass neue Erkenntnisse gar übersehen werden. Die größte Gefahr dieses Systems liegt in der Schaffung eines unreflektierten Paradigmas. Ähnliche Gefahren birgt das Suchen innerhalb ein und desselben Journals.

1.5 Gute Literatur und schlechte Literatur

Wie erkenne ich einen guten Artikel? Wie erkenne ich einen schlechten Artikel? Bevor diese Fragen gestellt werden, sollte aber die Frage beantwortet werden: Wie erkenne ich einen Artikel, der auf meine Fragestellung passt? Die Antwort ist wohl offensichtlich: Ich lese ihn! Zuerst lese ich den Abstract. Dieser sollte mir einen Überblick über den Inhalt des Artikels geben. Wenn der Abstract für die Untersuchung interessant scheint, dann sollte er ganz gelesen werden. Eine verbreitete Meinung ist, dass die Impact-Punkte eines Journals auch Aussagen über die Qualität der darin veröffentlichten Artikel erlaubt. Diese Ansicht ist jedoch bestenfalls einfältig, im Grunde jedoch schlichtweg dumm, da selbst auch in großen Zeitschriften mit hohen Impact-Punkten Papers zu finden sind, welche sogar für populärwissenschaftliche Zeitschriften von schlechter Qualität sind. So gesehen ist jeder Artikel in seinem Inhalt kritisch zu betrachten. Dies beginnt mit dem Begutachten des Designs und der Stichprobenauswahl und geht weiter bis zur Güte (und Plausibilität) der Dateninterpretation. Dennoch sind die Impact-Faktoren (v. a. bei der Auswahl des Journals, in dem man publizieren möchte) sehr genau zu recherchieren (zu finden im *ISI Web of Knowledge*), sie begründen nicht zuletzt auch das „Ansehen" einer Publikation. In den *Citation Indices* sind auch weitere Recherchen über die Güte der wissenschaftlichen Artikel möglich: Von wem und wo wird der betrachtete Beitrag zitiert, wo wird der Autor aufgelistet? Gibt es Reviews zu dem Beitrag? Wie wird der Beitrag in der Fachwelt wahrgenommen? Auch formale Kriterien, wie Aufbau/Übersichtlichkeit und richtige Zitierung, sowie kritische Auseinandersetzungen und Limitierungen der Ergebnisse sollten hier berücksichtigt werden. Gute Literatur muss nicht mit dem Großteil der in diesem Bereich publizierten Arbeiten konform gehen, sollte aber zumindest – wenn auch konträr dazu – Stellung zu Grundlagenartikeln (oft zitierten oder bekannten Artikeln eines oder mehrerer Autoren in einem umschriebenen Bereich) des bearbeiteten Themas nehmen. Ein genauer Überblick zur Qualitätsbeurteilung von Literatur findet sich im letzten Kapitel dieses Buches.

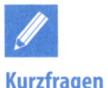

Kurzfragen

1 Wie funktioniert die hierarchische Literaturrecherche?
2 Versuchen Sie, ein ganz spezielles Thema zu recherchieren (beispielsweise „der Einsatz neuer Medien in der psychologischen/psychotherapeutischen Behandlung von Dermatologiepatienten")!
3 Versuchen Sie, ein sehr breites Thema zu recherchieren (beispielsweise Coping)!

Literatur

Mayr, E. (2003). *Einführung in die Literatursuche*. Zugriff am 23. Oktober 2009 unter http://www.univie.ac.at/Psychologie/entw/literatursuche/index.html.
Trimmel, M. (2009). *Wissenschaftliches Arbeiten in Psychologie und Medizin*. Wien: facultas.wuv (UTB).

2 Formatierung wissenschaftlicher Arbeiten

Jasmine Gomm

Dieses Kapitel soll eine kurze Beschreibung geben, wie einzelne Elemente des Textkörpers in einem Manuskript dargestellt werden sollen. Früher war damit die Darstellung auf dem Papier gemeint, welche sich nach der Druckkunst des Buch- und Verlagswesens richtet. Heute werden Manuskripte nur noch auf dem PC mit dementsprechenden Programmen vorbereitet und dort zum größten Teil auch bearbeitet und formatiert.

Es soll ein kurzer Überblick zur Manuskriptgestaltung im Allgemeinen gegeben werden, welcher die Formatierung der Schrift, der Abstände und der Seiten beinhaltet. Ein weiterer Überblick wird zu Besonderheiten wie Formatvorlagen, Überschriftenformatierung und Formatierung von Tabellen und Abbildungen gegeben. Schließlich wird auch kurz auf Schriftformatierung, Kursivschrift und Unterstreichung, Zahlen und Ziffern, Sonderzeichen und Abkürzungen eingegangen.

2.1 Allgemeine Anforderungen

Bei einem Manuskript für eine Fachzeitschrift sind die Richtlinien des jeweiligen Journals einzuhalten. Diese Richtlinien stehen zumeist auf der Homepage der betreffenden Zeitschrift. Für viele medizinische Fakultäten existieren keine besonderen Vorgaben, jedoch sollte man immer mit seinem Betreuer Rücksprache über die empfohlene Richtlinie halten. Oder man orientiert sich mit seiner Publikation, die vielfach erst infolge der Veröffentlichung als Dissertation zugelassen wird, an den Richtlinien des jeweiligen Journals.

Jedoch gibt es auch medizinische Fakultäten, die sehr spezifische Vorgaben für Dissertationen haben. In diesem Fall ist eine Rücksprache mit dem Betreuer unbedingt erforderlich. Viele psychologische Fakultäten empfehlen die Richtlinien der jeweiligen Universität bzw. des Instituts oder Betreuers, die sich vielfach an die Richtlinien der APA (American Psychological Association, 2005) bzw. der DGPs (Deutsche Gesellschaft für Psychologie, 2007) halten.

2.2 Papier

Sofern nicht anders angegeben, werden alle Blätter eines Manuskripts einseitig auf weißem Standardpapier im Format DIN A4 (Deutsches Institut für Normung) gedruckt. Ausnahmen werden nur bei jenen Abbildungen gestattet, die einem Manuskript beigelegt sind. Parallel dazu existieren auch traditionelle Systeme wie z. B. in den USA, Mexiko, China. In amerikanischen Zeitschriften folgt das Format dem Letter-Format (ANSI, American National Standards Institute), wobei durch Verdoppelung das jeweils nächstgrößere Format entsteht.

2.3 Seitenrandgestaltung

Nach den APA-Richtlinien ist in einem Manuskript zu allen Seitenrändern ein Abstand von ca. 2.54 cm (entspricht einem Inch) einzuhalten, nach den Richtlinien der DGPs ein Abstand von 2.6 cm. Fußzeilen sollten den gleichen Abstand zum Seitenrand aufweisen wie der abgefasste Text, während Kopfzeilen über den oberen Seitenrand stehen dürfen.

Für die Seitenrandgestaltung akademischer Abschlussarbeiten sind die Richtlinien der jeweiligen Universität bzw. des Instituts oder Betreuers einzuhalten. In jedem Fall ist es bei solchen Abschlussarbeiten not-

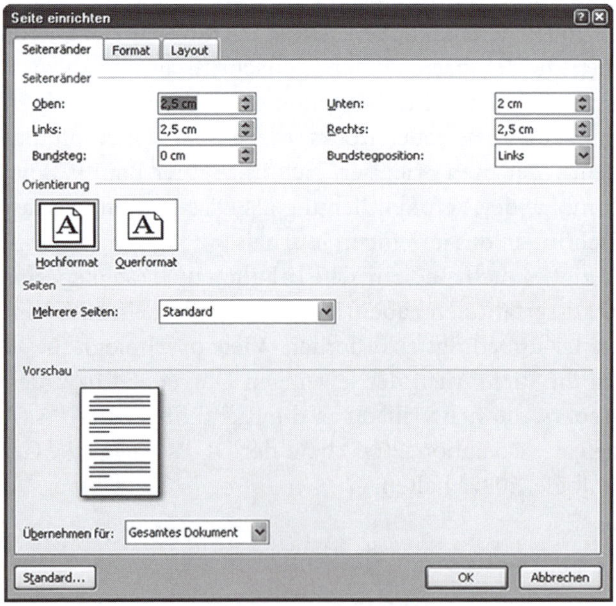

Abb. 2
Seitenrandgestaltung

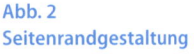

wendig, für die Bindung einen breiteren Seitenrand auf der linken Seite der Arbeit einzustellen.

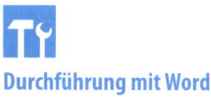

Durchführung mit Word

Für die Einstellung der Seitenränder z. B. in MS Word 2007 ruft man auf der Registerkarte „Seitenlayout" das Dialogfeld „Seitenränder" auf. Dort kann man die jeweiligen Seitenränder in Zentimetern einstellen. Ferner kann man unter „Benutzerdefinierte Seitenränder" die Bundstegposition, die Orientierung und das Layout der Seiten definieren (Abb. 2).

2.4　Schrift

In Manuskripten werden Schrifttypen mit Serifen (kleine Endquerstriche am oberen oder unteren Ende von Buchstaben) in der Größe von 12 Punkt empfohlen, die nicht proportional sind und ähnlich aussehen wie die Schrift einer Schreibmaschine, z. B. Courier, Elite etc. Abbildungen und Tabellen sollten eine Beschriftung ohne Serifen aufweisen, da diese besser lesbar ist, z. B. Sans Serif, Arial etc. (Abb. 3). Für akademische Abschlussarbeiten werden Serifenschrifttypen in der Größe von 12 Punkt empfohlen, die auch proportional sein können. Abbildungen und Tabellen können im gleichen Schrifttyp verfasst und kleiner als die Schrift des Haupttextes sein, jedoch groß genug, um noch gut lesbar zu sein.

```
A Serifen
B keine Serifen

A Schrifttyp
B Schrifttyp
```

Abb. 3
Serifen- und
serifenlose Schriften

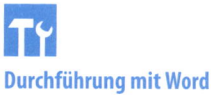

Durchführung mit Word

Für die Einstellung der Schrift z. B. in MS Word 2007 ruft man auf der Registerkarte „Start" das Dialogfeld „Schriftart" auf. Dort kann man Schriftart, Schriftschnitt, Schriftgrad und Schriftfarbe sowie verschiedenste Effekte einstellen (Abb. 4).

**Abb. 4 Schriftart
festlegen**

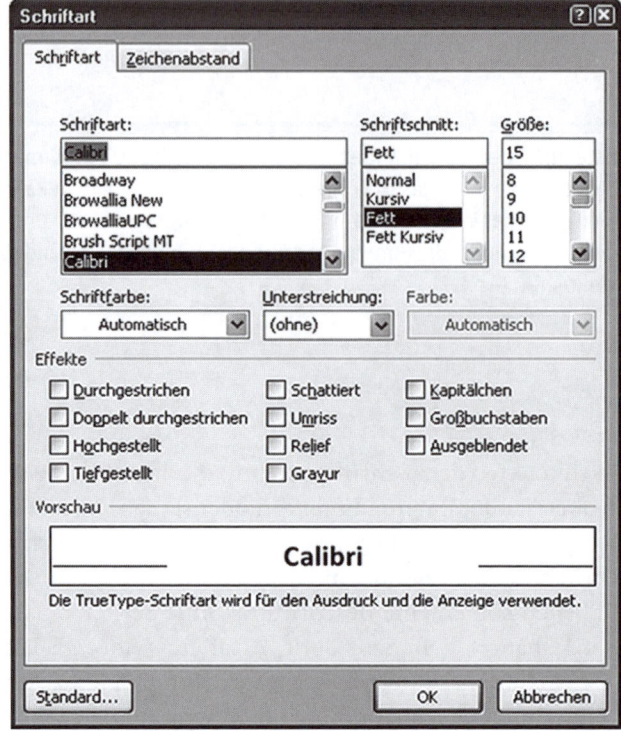

2.5 Zeilenabstand

Allgemein verwendet man in Manuskripten einen zweizeiligen Abstand. In akademischen Abschlussarbeiten werden meistens ein eineinhalbzeiliger Abstand für den Haupttext und ein einzeiliger Abstand für Zitate, Fußzeilen und Anmerkungen eingefügt.

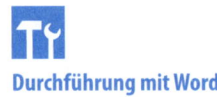

Durchführung mit Word

Für die Einstellung des Zeilenabstandes z.B. in MS Word 2007 ruft man auf der Registerkarte „Start" das Dialogfeld „Absatz" auf. Dort kann man den Absatz allgemein, die Einzüge in Zentimetern und die Abstände in Punkten (pt) einstellen (Abb. 5).

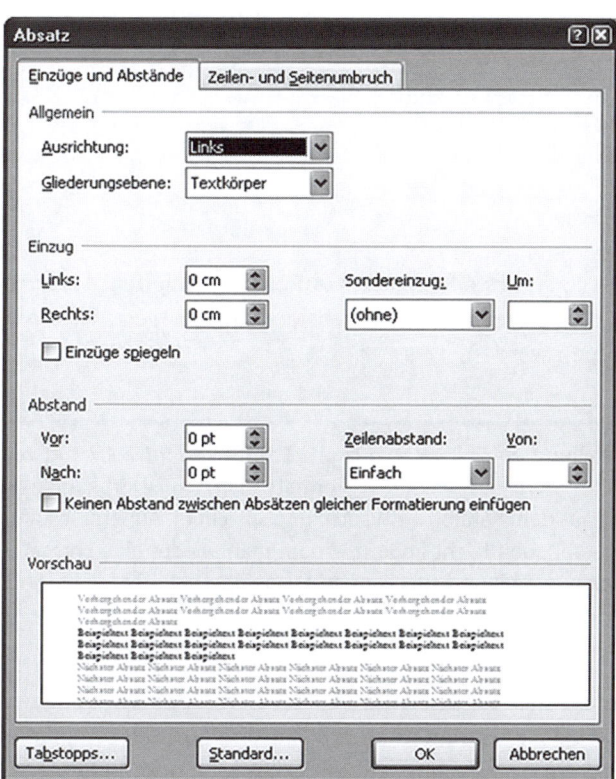

Abb. 5
Absatzgestaltung

Es ist aus stilistischen und auch pragmatischen Gründen einfacher, nur eine Form der Absatzgestaltung zu verwenden. Absätze, die mit einer zusätzlichen Leerzeile versehen sind, sowie einfache Absätze, die lediglich mit einem einfachen Absatz (mittels einmaligen Drückens der Enter-Taste) entstanden sind, sollten keinesfalls gemischt werden. Automatische Zeilenabstände sollten ebenfalls nicht mit zusätzlicher Leerzeile versehen werden, da der Absatz sonst einen zu großen Abstand zum vorhergehenden oder nachfolgenden Absatz hat.

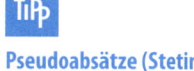

Pseudoabsätze (Stetina & Kothgassner, 2009)

2.6 Formatvorlagen

Jeder Absatz sollte das gleiche Format haben, d. h., jede Einrückung, jeder Abstand zwischen den Absätzen, jede Beschriftung von Abbildungen und Tabellen, das Inhalts- und Literaturverzeichnis etc. sollten im gesamten Manuskript einheitlich gestaltet sein.

Um dies zu vereinfachen, ist es sinnvoll, über Formatvorlagen zu formatieren, d. h., es werden jeweils für alle Teile des Manuskripts – von Überschriften über Text bis hin zu Fußzeilen und Anmerkungen –

Abb. 6
Formatvorlagen

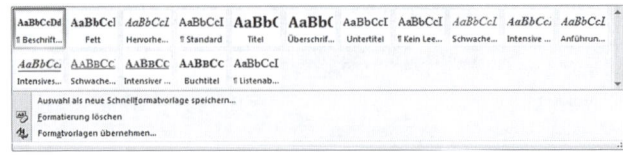

solche Vorlagen erstellt. Somit können nachträglich Änderungen des Formats vorgenommen werden, die dann im gesamten Manuskript übernommen werden.

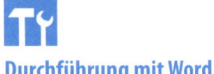

Durchführung mit Word

Für die Erstellung einer Formatvorlage z. B. in MS Word 2007 ruft man auf der Registerkarte „Start" das Dialogfeld „Formatvorlage" auf. Dort kann man eine Formatvorlage aus dem Katalog auswählen und speichern. Außerdem kann man dort auch Formatvorlagen leicht ändern, indem man wieder eine Formatvorlage aus dem Katalog auswählt und auf „Formatvorlage übernehmen" geht (Abb. 6).

Wenn eine Umstrukturierung seitens Betreuer bzw. Reviewer vorgeschlagen wird, kann man über den Button „Formatvorlagen ändern" in Word 2007 einzelne Kapitel etc. umdefinieren oder beliebig verändern, ohne dass Informationen verloren gehen.

Die Ein-Satz-ist-kein-Absatz-Regel (Stetina & Kothgassner, 2009)

Ein Satz sollte aus stilistischen Gründen nie alleine stehen und somit einen Absatz bilden.

Wenn man sich an die Richtlinien der APA bzw. der DGPs hält, sollten im Manuskript jede erste Zeile eines Absatzes und einer Fußzeile bzw. Zitate um 5–7 Leerzeichen eingerückt sein und das Manuskript sollte linksbündig formatiert sein. Nicht erwünscht sind Einrückungen der ersten Zeile bei Titel und Überschriften, beim Abstract, beim ersten Absatz nach der Überschrift, bei Zitaten und bei Beschriftungen von Abbildungen und Tabellen. Bei den Literaturangaben im Literaturverzeichnis wird erst jeweils ab der zweiten Zeile der Angabe eingerückt.

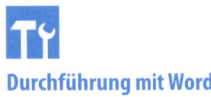

Durchführung mit Word

Für die Einstellung der Einzüge z. B. in MS Word 2007 ruft man auf der Registerkarte „Start" das Dialogfeld „Absatz" auf. Dort kann man den Absatz allgemein, die Einzüge in Zentimetern und die Abstände in Punkten (pt) einstellen. Mit der Option

„Sondereinzug" können die ersten Zeilen eingerückt bzw. darauffolgende Zeilen „hängend" eingerückt werden.

In Manuskripten werden nach den meisten Richtlinien 2–4 (max. 5) Überschriftebenen (Ebene 0–4) empfohlen. Verwendet man 4 Ebenen, beginnt man mit Ebene 1, und Ebene 0 wird ausgelassen; verwendet man 3 Ebenen, beginnt man mit Ebene 1, Ebene 0 und Ebene 2 werden ausgelassen; verwendet man 2 oder weniger Ebenen, beginnt man mit Ebene 1; Ebene 0, Ebene 2 und Ebene 4 bzw. auch Ebene 3 werden ausgelassen (Abb. 7).

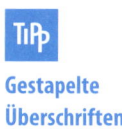

Gestapelte Überschriften

Auf eine Überschrift sollte nicht gleich die darauffolgende Überschrift der nächsten Ebene folgen. Es ist stilistisch schöner, nach der Überschrift eine kleine Einleitung zum Kapitel, Unterpunkt etc. zu formulieren und dann erst die Unterschrift der nächsten Ebene zu setzen.

Abb. 7 Gliederung und Formatierung von Überschriften

Überschriftebenen
Ebene 0   GROSSBUCHSTABEN, ZENTRIERT
Ebene 1   Groß- und Kleinbuchstaben, zentriert
Ebene 2   *Groß- und Kleinbuchstaben, zentriert, kursiv*
Ebene 3   *Groß- und Kleinbuchstaben, linksbündig, kursiv*
Ebene 4   *Groß- und Kleinbuchstaben, linksbündig, kursiv, eingerückt, mit einem Punkt endend.*

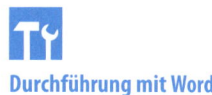

Durchführung mit Word

Für die Erstellung der Überschriften z. B. in MS Word 2007 ruft man auf der Registerkarte „Start" das Dialogfeld „Formatvorlage" auf. Dort kann man eine Formatvorlage aus dem Katalog auswählen und speichern.

2.7 Paginierung (Seitenzahl)

Nach den Richtlinien der APA und der DGPs sind die Seiten im Manuskript fortlaufend am rechten oberen Rand mit Seitenzahlen zu verse-

Abb. 8
Paginierung

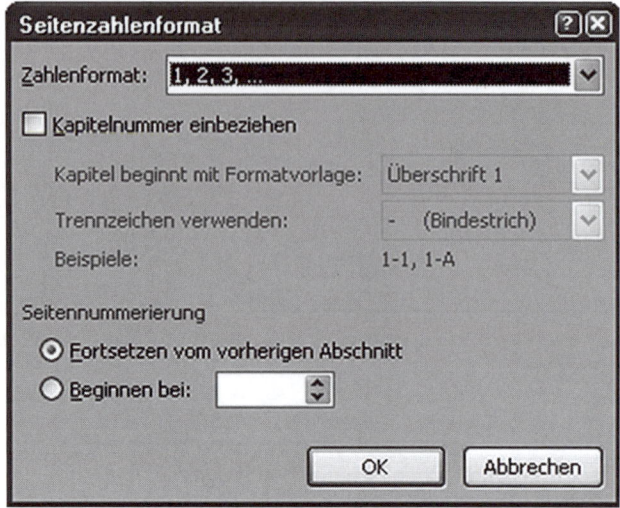

hen. In Zeitschriften können die Seitenzahlen auch am rechten unteren Rand oder in der Mitte eingefügt sein. Nach den Richtlinien der jeweiligen Universität bzw. des Instituts oder Betreuers sind Seiten in akademischen Abschlussarbeiten meistens rechts oben, aber auch in der Mitte oben oder unten am Seitenende mit Seitenzahlen zu versehen. In jedem Fall sollte beim Betreuer nachgefragt werden.

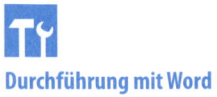

Durchführung mit Word

Für das Einfügen der Seitenzahl z. B. in MS Word 2007 ruft man auf der Registerkarte „Einfügen" das Dialogfeld „Kopf- und Fußzeile" auf. Dort kann man die Paginierung und die nötige Formatierung dafür einstellen (Abb. 8).

2.8 Inhaltsverzeichnis

In Manuskripten, in denen mithilfe der Formatvorlage Überschriften erstellt worden sind, wird das Inhaltsverzeichnis eingefügt, indem in der Registerkarte „Verweise" das Dialogfeld „Inhaltsverzeichnis" aufgerufen wird. Das Inhaltsverzeichnis wird automatisch angepasst, wenn ein Absatz oder ein Kapitel sich bei Änderungen verschiebt. Zur Einreichung von Artikeln in Fachzeitschriften ist es zumeist nicht üblich, ein Inhaltsverzeichnis zu erstellen. In jedem Fall sollten die Autorenrichtlinien auch diesbezüglich ganz genau gelesen werden. Bei Beiträgen in Herausgeberwerken kann ein Inhaltsverzeichnis wiederum durchaus von den Herausgebern und vom Verlag erwünscht sein.

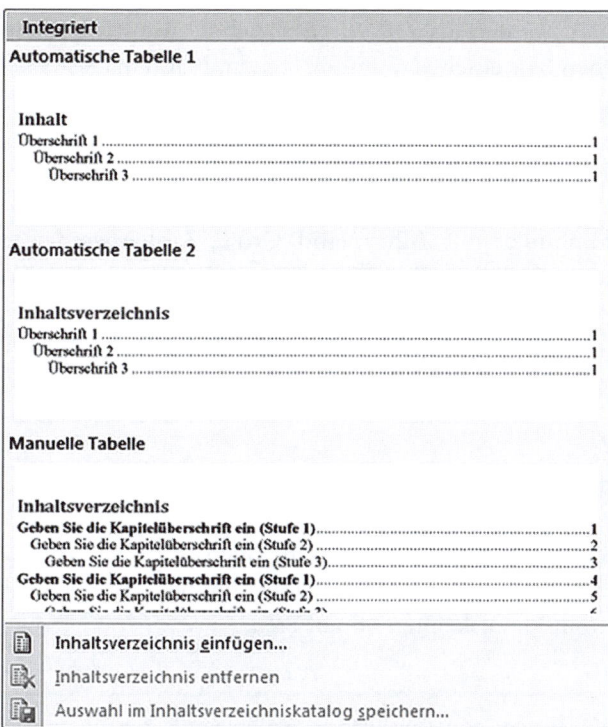

Abb. 9
Inhaltsverzeichnis

Für das Einfügen des Inhaltsverzeichnisses z. B. in MS Word 2007 ruft man auf der Registerkarte „Verweise" das Dialogfeld „Inhaltsverzeichnis" auf. Dort kann man das Verzeichnis erstellen und auch sehr einfach aktualisieren (Abb. 9).

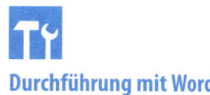

Durchführung mit Word

2.9 Kursiv und Unterstreichungen

Folgende Elemente können mithilfe der Schriftformatierung kursiv gesetzt werden: Buchtitel, Einführung neuer Bezeichnungen, Eigennamen, Beispiele, Symbole und Variablen, inhaltliche Hervorhebung. Vermieden werden sollte diese Schreibweise für Abkürzungen, griechische Buchstaben, gebräuchliche Fremdwörter etc.

2.10 Zahlen und Ziffern

In Manuskripten werden nach den meisten Richtlinien Zahlen, die kleiner als 10 sind, ausgeschrieben und Zahlen ab 10 als Ziffern gesetzt.

Aber Zahlen werden als Ziffern geschrieben, wenn sie in einem Vergleich stehen, vor einer Maßeinheit stehen, mathematische oder statistische Funktionen angeben, Bezifferungen angeben, definierte Stellen angeben, im Abstract stehen. Zahlen werden als Wörter geschrieben, wenn sie kleiner als 10 sind und keine präzise Messung angeben, besser zu verstehen sind, am Beginn stehen, Brüche sind, gerundete große Zahlen kombiniert mit Ziffern sind. Große Zahlen werden außerdem nach links in 3-stellige Gruppen zerlegt. Der Dezimalpunkt wird als Punkt geschrieben. Zahlen, die kleiner als eins sind, werden mit führender Null geschrieben und negative Zahlen durch Minuszeichen vor der Zahl gekennzeichnet.

2.11 Sonderzeichen

Diverse Sonderzeichen wie griechische Buchstaben und mathematische Symbole lassen sich über die Funktion „Symbol" auf der Registerkarte „Einfügen" in Manuskripten hinzufügen.

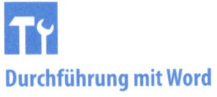

Durchführung mit Word

Für das Einfügen von Sonderzeichen und Symbolen z. B. in MS Word 2007 ruft man auf der Registerkarte „Einfügen" das Dialogfeld „Symbol" auf. Dort kann man die jeweiligen Symbole oder Sonderzeichen suchen und einfügen.

Nach den meisten Richtlinien werden Schrägstriche verwendet, um Verbindungen von Worten zu verdeutlichen, um Brüche oder Maßeinheiten darzustellen und um bei Publikationen im Text das Jahr anzugeben. Eher nicht verwendet werden sollte der Schrägstrich in der Bedeutung von „oder", bei Vergleichen und mehr als einmal in zusammengesetzten Maßeinheiten. In Manuskripten wird der Bindestrich als Binde-, Trenn- und Ergänzungsstrich verwendet. Nach den Richtlinien der APA und der DGPs wird der Bindestrich auch als Minuszeichen mit Leerzeichen vor und nach dem Bindestrich verwendet. Ebenfalls nach den Richtlinien der APA wird als Malzeichen das „x" verwendet. Weitere Sonderzeichen sollten sparsam verwendet werden.

2.12 Abkürzungen

Abkürzungen in Manuskripten sind unterteilt in „eingeführte", lateinische und wissenschaftliche Abkürzungen. Eine „eingeführte" Abkürzung sollte beim ersten Mal erklärt werden und dann in Großbuchstaben im gesamten Manuskript fortgesetzt werden. Die einzige lateinische Abkürzung ohne Klammer ist „et al.", alle anderen sollten laut APA immer in einer Klammer verwendet werden, sonst müssen sie ausgeschrieben werden. Wissenschaftliche Abkürzungen können in Verbindung mit Zahlen mit oder ohne Leerzeichen verwendet werden.

2.13 Tabellen

Jede Tabelle sollte mit einer Nummer, einer Überschrift und eventuell einer Anmerkung versehen werden, wobei die Bezeichnung „Tab." sowie die Überschrift oberhalb der Tabelle eingefügt werden sollten. Im Manuskript wird auf eine Tabelle nur mithilfe der Tabellennummer hingewiesen, wobei jede Tabelle in der richtigen Reihenfolge, in der sie im Manuskript vorkommt, mit einer arabischen Zahl und der Bezeichnung „Tab." nummeriert wird. Die Überschrift der Tabelle sollte kurz, prägnant und aussagekräftig sein und wird kursiv geschrieben. Beschriftungen in Tabellen sollten die Bedeutung der dargestellten Daten erkennbar machen, und Anmerkungen zu Tabellen sollten Abkürzungen oder Bezüge zu Daten erklären und unterhalb der Tabelle angefügt sein (vgl. Nicol & Pexman, 2007a; Stetina & Kothgassner, 2009; Trimmel, 2009).

2.14 Abbildungen

Im Manuskript sollte jede Abbildung mit einer Nummer, einer Beschriftung auf einem eigenen Blatt und einer Legende versehen sein, wobei Nummer und Legende unterhalb der Abbildung linksbündig, im Blocksatz oder zentriert sein sollten. Die Legende sollte die Abbildung ausreichend erklären, sodass diese auch ohne den Textbeitrag verständlich ist. Auf jede Abbildung wird mithilfe der Nummer und der Bezeichnung hingewiesen, wobei jede Abbildung in der richtigen Reihenfolge, in der sie im Manuskript vorkommt, mit einer arabischen Zahl nummeriert wird. Die Titel aller Abbildungen werden in Manuskripten auf ein eigenes Blatt geschrieben, wobei die Überschrift „Titel zu den Abbildungen" zentriert stehen sollte. Die Abbildungen in akademischen Abschlussarbeiten werden jedoch mit den jeweiligen Titeln mit Beschriftung und Legende in den Text eingefügt (vgl. Nicol & Pexman, 2007b; Stetina & Kothgassner, 2009; Trimmel, 2009).

Mehr Informationen finden Sie auf UTB-mehr-wissen.de!

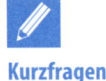

Kurzfragen

1 Welche Richtlinien empfehlen viele der psychologischen Fakultäten?
2 Warum ist es sinnvoll, mithilfe einer Formatvorlage zu formatieren?
3 Wie viele Überschriftebenen werden in Manuskripten empfohlen und wie verwendet man diese, wenn eine oder mehrere Ebenen weggelassen werden?
4 Wie sollten Tabellen und Abbildungen beschriftet werden?

Literatur

American Psychological Association. (2005). *Publication Manual* (5th ed.). Washington: APA Press.

Deutsche Gesellschaft für Psychologie. (2007). *Richtlinien zur Manuskriptgestaltung* (3., erweiterte und überarbeitete Auflage). Göttingen: Hogrefe.

Nicol, A. A., & Pexman, P. M. (2007a). *Presenting Your Findings. A Practical Guide for Creating Tables*. Washington: APA Press.

Nicol, A. A., & Pexman, P. M. (2007b). *Displaying Your Findings. A Practical Guide for Creating Figures, Posters, and Presentations*. Washington: APA Press.

Stetina, B. U. & Kothgassner, O. D. (2009). *Tipps und Tricks zur Gestaltung wissenschaftlicher Arbeiten. Informationsblatt der Arbeitsgruppe Klinische Psychologie*. Wien: Eigenverlag der Autoren.

Trimmel, M. (2009). *Wissenschaftliches Arbeiten in Psychologie und Medizin*. Wien: facultas.wuv (UTB).

Weiterführende Literatur

Bildner, C. (2010). *Dokumentationen und wissenschaftliche Arbeiten mit Microsoft Word 2007*. Passau: Readersplanet.

Karmasin, M. & Ribing, R. (2010). *Die Gestaltung wissenschaftlicher Arbeiten: Ein Leitfaden für Seminararbeiten, Bachelor-, Master- und Magisterarbeiten, Diplomarbeiten und Dissertationen* (5., aktualisierte Aufl.). Wien: facultas.wuv (UTB).

Nicol, N. & Albrecht, R. (2004). *Wissenschaftliche Arbeiten schreiben mit Word: Formvollendete und normgerechte Examens-, Diplom- und Doktorarbeiten*. München: Addison-Wesley.

3 Zitieren in der wissenschaftlichen Forschung

Birgit U. Stetina, Iris G. Schöberl & Oswald D. Kothgassner

Für die Art der Quellenangabe sind keine für alle Disziplinen gültigen Zitierregeln festgelegt, die einheitlich anerkannt sind. Üblicherweise entscheiden die Journals bzw. Verlage, bei welchen die Publikationen eingereicht werden, wie genau zitiert werden muss. Es gibt demnach mehrere Möglichkeiten der Quellenangabe.

Beim *Chicago Style* erfolgt der Verweis auf die Quelle mittels einer hochgestellten Zahl oder eines hochgestelltes Zeichens am Ende des Zitats. Die Quelle selbst ist in einer Fuß- oder Endnote angegeben. Beim *Harvard Style* wird auf die Quelle direkt im zitierten Text durch Angabe des Verfassernamens, Erscheinungsjahr und eventuell der Seite in Klammern verwiesen. Der *Vancouver Style* umfasst Elemente des Harvard wie auch des Chicago Styles. Es kann zwar der Name im Text angegeben sein, jedoch folgt anschließend eine Nummer, die auf die Quelle verweist. Die Quellen sind dementsprechend nach Nummern und nicht nach dem Alphabet am Ende der Arbeit geordnet.

Was jedoch beobachtet werden kann, sind unterschiedliche „Zitiertrends" in unterschiedlichen Fachbereichen. In der Physik und der Mathematik ist es zum Beispiel üblich, mittels hochgestellter Nummerierung auf die Quelle zu verweisen, die zumeist am Ende der Arbeit, selten auch als Fußnote direkt unter dem Text angegeben ist. Der Harvard Style wird in der Mathematik und Physik seltener verwendet. „Insbesondere in der Informatik üblich ist eine Kombination der ersten drei Buchstaben des Autorennamens und der letzten beiden Ziffern des Erscheinungsjahres (z. B. ‚The04' für Theisen 2004)". Im Fachbereich der Philosophie bzw. bei geisteswissenschaftlichen Arbeiten besteht die Tendenz, die Quellenangabe in Fußnoten darzustellen, auf die meist durch hochgestellte Zahlen im Text verwiesen wird (Moser, 2010). In der Biologie und Psychologie ist es üblich, direkt im Text den Autorennamen und das Erscheinungsjahr am Ende des Zitats in Klammern zu stellen. Die Quellenangabe erfolgt gewöhnlich am Ende der Arbeit.

"Companion animals are known to affect humans in a number of ways (Bachmann, 1975; Brickel, 1982; McNicholas & Collis, 2000; Messent, 1983; Mugford & M'Comisky, 1975), and the presence of a dog may trigger positive effects in a class-

Zitieren in Biologie und Psychologie

room, such as increased social integration of children (Kotrschal & Ortbauer, 2003)"
(Wedl et al., 2010).

Nach dem Vancouver Style wird vermehrt in medizinischen Disziplinen zitiert.

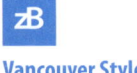

Vancouver Style

"The author has discussed the implications of these proposals on the National Health Service in another paper (1). Other writers have commented on related issues, notably Lane (2, 3) and Lewis(4)."

3.1 Zitieren laut APA- und DGPs-Richtlinien

Die Herkunft aller Gedanken, Ergebnisse und Zitate, die aus anderen Werken übernommen werden, müssen im Text kenntlich gemacht werden bzw. eindeutig belegt sein.

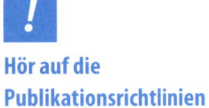

Hör auf die Publikationsrichtlinien

Es gibt für den deutschen Sprachgebrauch zwei Publikationsrichtlinien, an denen beim wissenschaftlichen Arbeiten kein Weg vorbeiführt, die Richtlinien der

1 American Psychological Association (APA, 2005) und der
2 Deutschen Gesellschaft für Psychologie (DGPs, 1997).

Die Richtlinien der DGPs sind an jene der APA angelehnt. Da es viele verschiedene Publikationsrichtlinien gibt, ist es wichtig, sich im Vorfeld bei den Journals/Institutionen zu erkundigen, welcher Zitierstil erwünscht ist.

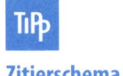

Zitierschema

Familienname des Autors, Erscheinungsjahr (, Seitenangabe)

3.1.1 Autoren

Es gibt verschiedene Möglichkeiten, ein Zitat zu erwähnen. Bei einem einzelnen Autor ist es noch recht simpel.

Ein Autor

Am Beginn des Zitats: „Eder (1995) weist darauf hin, dass …"
Eingearbeitet in den Satz: „Bereits 1976 beschäftigte sich Herber mit …"
Am Ende des Zitats: „… gerade in dieser Zielgruppe wird das Phänomen häufig beobachtet (Hoffmann, 2002)."

Etwas kniffliger wird es, wenn es sich um einen Text von zwei oder mehr Autoren handelt. Eine Sonderregelung gilt bei sehr vielen Autoren.

Am Beginn des Zitats: „Eder, Meier, Hofer und Koller (1995) weisen darauf hin, dass …"
Eingearbeitet in den Satz: „Bereits 1976 beschäftigten sich Herber und Moser mit …"
Am Ende des Zitats: „… gerade in dieser Zielgruppe wird das Phänomen häufig beobachtet (Hoffmann, Schmidt & Heider, 2002)."

Mehrere Autoren

- Im Text werden die Namen der Autoren mit „und" verbunden, innerhalb der Klammern wird „&" verwendet.
- Mehrere Werke desselben Autors werden nach dem Erscheinungsjahr gereiht. Beispiel: Eder (1995, 1997 …) weist darauf hin, dass …
- Werden von einem Autor mehrere Werke aus demselben Erscheinungsjahr zitiert, so wird die Jahresangabe mit den Zusätzen a, b, c … versehen. Beispiel: Heider (2002a, 2002b, 2002c) zeigt, …
- Mehrere Werke verschiedener Autoren zum gleichen Thema werden alphabetisch gereiht und durch Strichpunkte voneinander getrennt. Beispiel: Verschiedentlich wurde betont (Hascher, 2004; Mayring & von Rhoeneck, 2003), dass …
- Bei mehr als 2, aber weniger als 6 Autoren nennt man beim ersten Bezug auf das Werk die Namen aller Autoren. Nachfolgende Angaben auf dieses Werk enthalten nur mehr den Namen des ersten Autors, gefolgt von „et al." und dem Jahr. Beispiel: Backhaus et al. (1994) beschreiben …
- Hat ein Werk 6 oder mehr Autoren, kann man schon beim ersten Zitat die Kurzform – also den Namen des ersten Autors, gefolgt von „et al." und dem Jahr – verwenden! Im Literaturverzeichnis müssen jedoch alle Autoren angeführt werden.
- Wenn exemplarisch auf einzelne Publikationen hingewiesen wird, ist zu empfehlen, diese mit „ vgl." („vergleiche") einzuleiten. Beispiel: … (vgl. Astleitner, 2000; Eder, 1986)

Besonderheiten bei Zitierregeln

3.1.2 Seitenzahlen

Gut, nun hätten wir die Autorenproblematik ganz allgemein geklärt. Eine Frage, die ebenfalls immer wieder zu Verwirrungen führt, lautet: Wann muss eine Seitenangabe im Zitat angeführt werden?

a) Primärzitate: Ein Zitat, das sich auf die Originalquelle stützt, wird Primärzitat genannt. Der Originaltext kann entweder direkt, d.h. wörtlich, oder indirekt, d.h. sinngemäß, zitiert werden. Bei wörtlichen Zitaten ist darauf zu achten, dass sie bezüglich Wortlaut und Rechtschreibung genau mit dem Original übereinstimmen.

Wörtliches Zitieren

Im schulischen Lernkontext wird Angst allgemein als „unangenehmes Gefühl, das in Situationen auftritt, die als bedrohlich eingeschätzt werden" (Schwarzer, 1993, S. 88) beschrieben.

Auch zum Sozialstatus zeigt sich – in Abhängigkeit vom jeweiligen Leistungsbereich – ein geringer signifikanter Zusammenhang … (Rost & Schermer, 2001, S. 411).

b) Sekundärzitate: Von einem Sekundärzitat spricht man, wenn im Text das Zitat aus einer Originalarbeit erscheint, die der Verfasser nicht selbst gelesen hat. Möchte man die Textstelle trotzdem zitieren, dann erfolgt der Hinweis „zitiert nach", meist abgekürzt mit „zit.n.", und die Angabe jener Quelle, die dem Verfasser vorliegt.

Sekundärzitate

… (Müller, 1954, zit.n. Barnabas, 1960, S. 25) *oder* Müller (1954, zitiert nach Barnabas, 1960, S. 25) …

Sekundärzitate im Literaturverzeichnis

Im Literaturverzeichnis wird nur die Quelle, die tatsächlich gelesen worden ist, angeführt – nicht die Primärliteratur. Im Beispiel wird „Müller, 1954" nicht angeführt, aber dafür „Barnabas, 1960"!

Ein Sekundärzitat hält nicht immer, was es verspricht, oder das „Stille-Post-Phänomen der Wissenschaft"

Wenn die Literatur nicht gelesen, sondern lediglich aus Sekundärzitaten „erschlossen" wird, dann läuft der Autor Gefahr, eine Missinterpretation oder eine Ungenauigkeit der vorliegenden Arbeit zu übernehmen.

c) Spezifische Aussagen: Wiedergaben und Verweise auf spezifische Aussagen und Tabellen müssen ebenso mit einer Seitenzahl gekennzeichnet werden.

Was sind spezifische Aussagen?

Spezifische Aussagen sind Aussagen, die eine Publikation charakteristisch machen und mit großer Wahrscheinlichkeit in keiner anderen Publikation anzutreffen sind. Beispiele sind etwa Prozentangaben, Tabellen oder Häufigkeiten.

3.1.3 Spezialfälle

a) Körperschaftsautoren werden ausgeschrieben. Beispiel: … Die Deutsche Gesellschaft für Psychologie (1987) …

b) Autoren mit gleichen Familiennamen: Hier müssen stets die Initialen der Vornamen aufscheinen. Beispiel: … I. C. Gillberg (1992) stellt fest … In diesem Zusammenhang meint C. Gillberg (1990) …

c) Persönliche Mitteilung. Beispiel: … M. Schumacher (persönliche Mitteilung, 1. 1. 1996) wies darauf hin …

Persönliche Mitteilungen werden nicht ins Literaturverzeichnis aufgenommen!

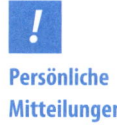

Persönliche Mitteilungen

3.2 Direkte und indirekte Zitate

Um uns näher mit direkten und indirekten Zitaten beschäftigen zu können, müssen wir zuerst verschiedene Formen der Aussagen verstehen:

- **Globale Aussage:** Die Angabe von Autor und Erscheinungsjahr genügt hier völlig.
- **Genauere Aussage:** Diese ist mit der Seite, auf der die Aussage zu finden ist, zu belegen; auch bei nichtwörtlicher Zitierung.
- **Zahlenangaben** (z. B. Korrelationen, Prozentsätze etc.): Diese sind als genaue Aussagen zu verstehen und müssen daher mit der jeweiligen Seite belegt werden.

„… auch Torgerson (1958) beschäftigte sich mit diesem Thema …" (globale Aussage)
„… Motivation wird als ein Prozess beschrieben, welcher … (Robbins, 2001, S. 155)." (genaue Aussage)

Globale und genauere Aussagen

Kennzeichen direkter Zitate:

- Sie müssen durch Anführungszeichen gekennzeichnet werden („Zitat").
- Sie sind ohne Änderungen aus dem Original zu übernehmen.
- Änderungen sind nur erlaubt, wenn sie als solche gekennzeichnet werden.
- Wiedergabe in Originalsprache; bei Fremdsprachen mit Ausnahme Englisch → Übersetzung als Fußnote.
- In diesem Fall sind immer genaue Seitenangaben notwendig!
- Auch Fehler müssen übernommen werden.

Direkte Zitate

- Rollett (1994) betont, „ihr wichtigstes Kennzeichen ist: sie sind Kontaktverweigerer" (S. 4), was dazu führen kann ...
- Dabei ist zu beachten: „dass ... die ,Einmaligkeit der Persönlichkeit' zerstört wird" (Guthke et al., 1991, S. 149f.).

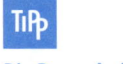

Die Besonderheit direkter Zitate

Was machen die eckigen Klammern denn da?

Einschübe zur (besseren) Verständlichkeit oder Hinweise auf Veränderungen gegenüber dem Original müssen in eckige Klammern gesetzt werden. Beispiel: ... „sie [die Kinder] sollten die Möglichkeit haben ...";... „wichtigstes Kennzeichen ist: sie sind Kontaktverweigerer [Hervorhebung v. Verf.]" (Rollett, 1994, S. 4), was dazu führen kann, dass ..."

Auslassungen innerhalb direkter Zitate

Auslassungen sind durch 3 (Teil eines Satzes) bzw. 4 (ein oder mehrere Sätze) Punkte gekennzeichnet. Beispiel: ... „Der Schuleintritt [...] stellt eines der wichtigsten Lebensereignisse dar." ...

Lange Zitate

Wenn das Zitat 40 Worte übersteigt, dann sollte es als eigener, eingerückter Absatz ohne Anführungszeichen (Blocksatz) formatiert werden. Dies entbindet zwar von den Anführungszeichen, nicht aber von der Seitenangabe!!!

Indirekte Zitate können flexibler übernommen werden, dies sind oftmals Angaben von Prozentzahlen aus Artikeln oder die sinngemäße Wiedergabe eines bestimmten einzigartigen Inhaltes. Diese müssen lediglich mit einer Seitenanzahl an betreffender Textstelle versehen werden.

3.3 Zitieren im Literaturverzeichnis

Es lassen sich zwei Hauptformen des Zitierens unterscheiden: das Nummernsystem (Vancouver-System) und das Autor-Datum-System (Harvard-System). Die Zitiersysteme erfordern ein unterschiedliches Zitieren im Text, und auch die Gestaltung des Literaturverzeichnisses unterscheidet sich. Die Zitierregeln der American Psychological Association (APA, 2005) und der Deutschen Gesellschaft für Psychologie (DGPs, 2007) basieren auf dem Harvard System: Im Text werden der Autor und das Erscheinungsjahr der Quelle angegeben.

Die im Text zitierten Werke müssen am Ende der Arbeit in einem Literaturverzeichnis aufgelistet werden. Es ist das Verzeichnis der (nachweisbar) verwendeten Literatur. Angaben im Literaturverzeichnis müssen unbedingt richtig und vollständig sein. Üblicherweise werden die einzelnen Werke in einer gemeinsamen Liste alphabetisch nach dem Familiennamen des Autors gereiht. Das Literaturverzeichnis beginnt immer auf einem neuen Blatt (zentrierte Überschrift, nicht unterstrichen, nicht kursiv) mit dem Wort „Literaturverzeichnis" (DGP, 2007). Zwischen den einzelnen Literaturangaben wird kein Abstand gemacht (zweizeilig). Die erste Zeile beginnt am linken Schreibrand, Folgezeilen sind eingerückt (Einstellung unter „Absatz" und „Sondereinzug: Hängend").

TIPP

Zitierschema im Literaturverzeichnis

Autor(en), Erscheinungsjahr, Titel, Erscheinungsangaben (bei Zeitschriften: Name der Zeitschrift, Band, Seitenangaben; bei Büchern: Verlagsort, Verleger)
Im Englischen bezeichnet „Volume" meist den Jahrgang/Band und „Issue" die aktuelle Ausgabe. Die Issues werden über das Jahr hin üblicherweise mit durchgehenden Seitenzahlen versehen, da sie einem Volume entsprechen und somit als ein ganzes Werk zu sehen sind. Manche Journals haben jedoch auch andere Usancen und jede Ausgabe entspricht einem Band; hier kann dann auch die Issue-Angabe entfallen (da Volume = Issue).

Werke eines einzelnen Autors werden nach der Jahreszahl geordnet. Wenn derselbe Erstautor mehrere Werke in Zusammenarbeit mit anderen Autoren publiziert hat, so werden die gemeinsamen Werke (nach den Einzelwerken) alphabetisch nach Zweit-, dann Dritt-, dann Viertautor usw. gereiht. Die Umlaute ä, ü, ö werden wie a, u, o behandelt. Artikel und Präpositionen werden berücksichtigt, wenn sie zum Nachnamen gehören. Jedoch können Autoren auch dem Namenskern nach gelistet werden (also statt unter V für van Beethoven, könnte man diesen auch unter B einordnen), obgleich die APA (2005) die erste Variante empfiehlt. Für englischsprachige Werke können folgende Abkürzungen verwendet werden: ed. (edition), 2nd ed. (Second edition), Ed. (Editor), Eds. (Editors), p. (Page), pp. (pages), Vol. (Volume), Vols. (Volumes), chap. (chapter), No. (Number), Suppl. (Supplement).

Verschiedene Arten wissenschaftlichen Outputs (zu dem wir später noch genauer kommen) müssen auch unterschiedlich zitiert werden. Im Folgenden sollen jene Zitiervariationen dargestellt werden, die für das Literaturverzeichnis benötigt werden.

3.3.1 Monografie (ein Autor)

Allgemein: Familienname des Autors, Initialen der ersten zwei Vornamen (Erscheinungsjahr). *Beitragstitel* (Auflage). Ort: Verlag.

Monografie (ein Autor)

Ohne Auflage: Beckham, D. (2005). *Mein Leben als Fußballgott.* Los Angeles: LA Galaxy.
Mit Auflage: Heckhausen, H. (1989). *Motivation und Handeln* (2. Aufl.). Berlin: Springer.

3.3.2 Monografie (mehrere Autoren)

Allgemein: Familienname des Erstautors, Initialen der ersten zwei Vornamen, Familienname der Koautoren, Initialen der ersten zwei Vornamen & Familienname des Letztautors, Initialen der ersten zwei Vornamen. (Erscheinungsjahr). *Beitragstitel* (Auflage). Ort: Verlag.

Monografie (mehrere Autoren)

Beckham, D., Beckham, V. & Pitt, B. (2008). *Ich weiß nicht mehr, was ich mit all meinem Geld tun soll* (2. Aufl.). Wien: Starverlag.

3.3.3 Herausgeberwerk

Allgemein: Familienname des Autors/der Autoren, Initialen der ersten zwei Vornamen. (Erscheinungsjahr). Beitragstitel. In Initialen der ersten zwei Vornamen. Familienname des Editors (Hrsg.), *Titel des Werkes* (Auflage) (S. Seitenangaben von bis). Ort: Verlag.

Herausgeberwerk

Pitt, B. (2003). Schön sein wie Pitt und Beckham. In D. Beckham (Hrsg.), *Reich und Schön* (S. 43–57). London: Starverlag.

Editorennennungen

Bei Editorennennungen bei Herausgeberwerken sind die Initialen des Vornamens oder die Initialen der ersten zwei Vornamen vor dem Nachnamen zu nennen.

Sollte eine Arbeit von mehreren Personen geschrieben sein, werden bis zu sechs Namen angeführt. Der letzte Name wird vom vorletzten Namen durch das Zeichen „&" abgetrennt, alle anderen durch ein Komma. Nach dem sechsten Namen erfolgt unter Auslassung der folgenden ein „et al.".
Für englische Werke gilt, dass der Titel bis auf Anfangsbuchstaben und Eigennamen kleingeschrieben wird.

Beispiel im Falle von mehr als sechs Herausgebern:
Pitt, B. (2003). Schön sein wie Pitt und Beckham. In D. Beckham et al. (Hrsg.), *Reich und Schön* (S. 43–57). London: Starverlag.

TIPP
Herausgeberwerk

3.3.4 Gesellschaft als Autor

Allgemein: Autor wird durch den Gesellschaftsnamen ersetzt.

Soccerclub LA Galaxy. (2010). *David our God* (5th ed.). Los Angeles: LA Galaxy.

zB
Gesellschaften als Autor

3.3.5 Zeitschriftenartikel

Allgemein: Familienname des Autors/der Autoren, Initialen der ersten zwei Vornamen. (Erscheinungsjahr). Beitragstitel. *Name der Zeitschrift, Volume* (Issue), Seitenangaben von–bis.

Beckham, D. (2010). Wie landen meine Elfmeter im Tor und nicht am Mond? *David Beckham Review, 15*(2), 12–18.

zB
Zeitschriftenartikel

Zitieren eines Artikels ohne heftweise Paginierung:
* Hier wird das Issue nicht genannt, da – wie oben schon erwähnt – das Volume die gleiche Kennzahl wie das Issue aufweisen muss.
* Bsp.: Navon, D., & Gopher, D. (1979). On the economy of the human processing system. *Psychological Review, 86*, 214–255.

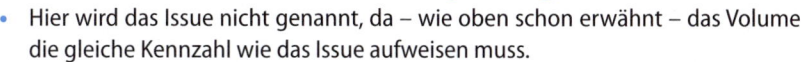

TIPP
Zeitschriftenartikel mit und ohne heftweise Paginierung

Zitieren eines Artikels mit heftweiser Paginierung:
* Bei Zeitschriften mit heftweiser Paginierung (d. h., wenn jedes Heft mit der Seitennummer „1" beginnt) erfolgt nach der Bandangabe die Heftangabe in Klammern. Die Bandangabe ist kursiv, nicht aber das Issue.
* Bsp.: Crackton, P. (1987). The Loonie: God's long-awaited gift to colourful pocket change? *Canadian Change, 64* (7), 34–37.

Der Titel englischer Artikel wird bis auf Anfangsbuchstaben und Eigennamen klein-geschrieben. Der Name der Zeitschrift bleibt hingegen gleich.

3.3.6 Onlinezeitschriftenartikel (E-Journal-Artikel)

Allgemein: Zusatz zu Zeitschriftenartikelzitierung: Zugriff am [Datum], Verfügbar unter URL oder Retrieved [Datum], Jahr, from URL.

Onlinezeitschriften-artikel (E-Journal-Artikel)

Pitt, B. (2008). Wäre ich doch nur bei Jennifer Aniston geblieben. *Journal of Bad Romance, 11*, 120–129. Zugriff am 13. April 2010. Verfügbar unter http://www.reue.com/bradpitt.

… oder …

Pitt, B. (2008). If I just stayed with Jennifer Aniston. *Journal of Bad Romance, 11*, 120–129. Retrieved April 13, 2010, from http://www.reue.com/bradpitt.

Kursivsetzung

Wann ist jetzt wirklich kursiv zu setzen? Eine Faustregel ist, dass das Hauptwerk bzw. das ganze Druckwerk kursiv zu setzen ist, d. h. das Herausgeberwerk und die Zeitschrift.

Verwirrung bei den Kommas

Im Englischen ist es üblich, vor dem „&" oder „and" einen Beistrich zu setzen. Das schlägt sich auch in den Zitierstilen nieder. So ist vor dem „&" oder „and" noch ein Komma zu setzen, anders hingegen beim Zitieren im deutschen Sprachraum!

3.4　Zitierungen von Onlinequellen

Seien wir mal ehrlich – wie viel Prozent unserer Primärquellen haben wir elektronisch gelesen (meist gar nicht mal ausgedruckt) und wie viele Quellen können wir noch von einem Papier – ja, das aus dem Drucker herauskommt – weg zitieren? Daher ist es auch wichtig, immer zu wissen, ob die genannte Quelle eine Internetquelle ist oder ob wir sie aus einer Datenbank heruntergeladen („gedownloaded") haben und wie jeder Leser Zugriff auf diese Quelle bekommen kann.

3.4.1 Zitieren im Text

Beim unspezifischen Zitieren – also von Inhalten, die mehrfach im Internet zu finden sind (z. B. Gesundheitsratgeber) – einer Internetseite im Text kann diese nur in Klammern angegeben werden. Wenn jedoch spezifische Inhalte – solche, die nur an einer oder ausgesuchten Stellen im Internet zu finden sind (z. B. Prävalenzzahlen für eine Erkrankung in einem nationalen Gesundheitsbericht, der auf einer Seite des Bundesministeriums angegeben wird) – einer Internetseite im Text erwähnt werden, wird diese genauso wie andere Quellen zitiert. Probleme können sich hier hinsichtlich einer fehlenden Seitenzahl bei einer direkten Zitierung ergeben. In diesem Fall kann man statt der Seitenzahl die Nummer des Absatzes angeben, z. B. „(para. 4)". Fehlen Angaben bezüglich eines Autors, wird lediglich die Überschrift zitiert, z. B. „(Discussion section, para. 1)". Bei langen Überschriften können Abkürzungen gesetzt werden.

3.4.2 Zitieren im Literaturverzeichnis

Es gibt beim Zitieren der elektronischen Version keine Abweichung zur Printversion, es wird nur der Zusatz [electronic version] nach dem Titel hinzugefügt.

VandenBos, G., Knapp, S., & Doe, J. (2001). Role of reference elements in the selection of resources by psychology undergraduates [electronic version]. *Journal of Bibliographic Research*, 5, 117–123.

Literaturverzeichnis

Viele Journals sind heute auch nur noch online abrufbar, bzw. unterscheiden sich Printversionen von den angebotenen elektronischen Versionen.

Zusätzlich wird nach der herkömmlichen Zitierung im Literaturverzeichnis bei Onlinequellen laut DGPs „Zugriff am [Datum]. Verfügbar unter URL" oder „Zugriff am [Datum] unter URL" bzw. laut APA „Retrieved [Datum], from URL" angegeben.

Wie zitiere ich Onlinequellen, die nur im Internet vorhanden sind?

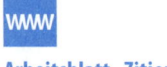

Arbeitsblatt „Zitieren"

Unter UTB-mehr-wissen.de finden Sie das Arbeitsblatt „zitieren-online.pdf". Versuchen Sie, die Texte auf dem Arbeitsblatt zu zitieren.

3.4.3 Probleme bei der Zitierung von Onlinequellen

Bei der Verwendung von Literatur aus dem Internet für wissenschaftliche Arbeiten ist das häufigste Problem in Bezug auf Angaben von URLs, dass die zitierten Inhalte verschoben oder gelöscht werden. Um dieses Problem zu lösen, versehen DOI-Agenturen (z. B. http://www.crossref.org, http://www.doi.org) solche Dokumente mit einem alphanumerischen Identifikationscode. Durch Eingabe dieses Codes in einen DOI-Resolver kann man somit diese Inhalte trotz geänderter URL-Adresse wiederfinden.

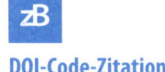

DOI-Code-Zitation

Beispiel der Zitierung eines Artikels mit DOI-Code:
Sauter, S., Gottlieb, M., Jones, K., Dodson, V., & Roher, K. (1983). Job and health implications of VDT Use: Initial results of Wisconsin-NIOSH study. Communications of the ACM, 26, 284–294. doi: 10.1145/2163.358098

Beispiel der Zitierung eines Buches mit DOI-Code:
Schiraldi, G.R. (2001). The post-traumatic stress disorder sourcebook. A guide to healing, recovery, and growths. doi: 10.1036/10071393722

3.5 Zitierung von ungewöhnlichen Quellen

Viele Quellen fallen jedoch nicht in die oben genannten Raster. Eine Auswahl der häufigsten sogenannten „ungewöhnlichen Quellen" ist hier gelistet.

3.5.1 Persönliche Kommunikation

Hierzu zählen Briefe, Interviews, Gespräche, Telefongespräche sowie E-Mails.

Allgemein: Initialen des Vornamens. Nachname (persönliche Kommunikation, Datum).

B. Huber (E-Mail, 27. September 2009).

zB

Persönliche Kommunikation

- Persönliche Mitteilungen werden nicht im Literaturverzeichnis aufgeführt, sondern nur im Text zitiert.
- Dabei muss das Datum so genau wie möglich angegeben werden.
- Es kann auch die gesamte Information in Klammern geschrieben werden.

Tipp

Persönliche Kommunikation

3.5.2 Tagungen und Kongressbeiträge

Allgemein: Nachname, Initialen des Vornamens. (Jahr, Monat der Tagung). Titel. Kongressbericht präsentiert bei/auf [Tagung, Kongress etc.], Ort.

Palleschi, A., Ceschin, L. & Rizzotto, M. R. (2008, Oktober). Behandlung und Zwangsbehandlung der magersüchtigen Patienten: Ethische Überlegungen. Kongressvortrag präsentiert am Kongress für Essstörungen 2008, Kongresszentrum Alpbach, Tirol.

zB

Tagungen und Kongressbeiträge I

Eine alternative Zitierweise ist: Nachname, Initialen des Vornamens. (Jahr). Titel des Posters. Poster präsentiert bei/auf …, Ort, Land, Tag–Tag, Monat, Jahr.

Kothgassner, O. D., Stetina, B. U., Lehenbauer, M., Seif, M., & Kryspin-Exner, I. (2010). Behavior Beyond the World of Online-Games. Oral presentation at the General Online Research Conference 2010, Pforzheim, Deutschland, Mai 26.–28.2010.

zB

Tagungen und Kongressbeiträge II

Es sind sowohl das Jahr als auch das Monat anzugeben.

!

Tagungen und Kongressbeiträge

3.5.3 Besprechungen

Allgemein: Nachname, Initialen des Vornamens. (Jahr). Titel. [Besprechung des … Titel des Buches, Films etc.: Titel im Journal/Zeitschrift etc. Name des Journals/der Zeitschrift etc., Nr. der Ausgabe, Seitenangabe].

Besprechungen

Christopher, L. (2009). Werden wir wirklich immer gestörter? [Besprechung des Buches Shyness – how normal behavior become a sickness: Gesundheit und Psyche. Psychologie Heute, 11, 54–55].

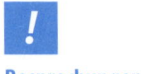

Besprechungen

Wenn die Besprechung keinen offiziellen Titel trägt, so ist der dafür selbst gewählte Ausdruck für die Zitation in eckigen Klammern anzugeben.

3.5.4 Poster

Allgemein: Nachname, Initialen des Vornamens. (Jahr, Monat). Titel des Posters. Poster präsentiert bei/auf …, Ort.

Wissenschaftliches Poster I

Strobl, S., Hartl, K. & Dreher, E. (2009, September). Vertrauen von Jugendlichen zu MentorInnen. Poster präsentiert auf der 19. Tagung der Fachgruppe Entwicklungspsychologie DGPs, Hildesheim.

Eine ebenfalls oft verwendete Form der Zitierung eines Posters lautet: Nachname, Initialen des Vornamens. (Jahr). Titel des Posters. Poster präsentiert bei/auf …, Ort, Land, Tag–Tag, Monat, Jahr.

Wissenschaftliches Poster II

Kothgassner, O. D., Grassl, S., Waldherr, K. & Rathner, G. (2007). *Männer haben's schwer, nehmen's leicht? Eine experimentelle Studie zum Einfluss von Modelbildern auf Körperzufriedenheit und Selbstwert.* Poster bei der 15th International Conference on Eating Disorders, Alpbach, Österreich, 18.–20. Oktober 2007.

3.5.5 Unveröffentlichte Quellen

Allgemein: Nachname, Initialen des Vornamens. (Jahr). Titel. Art der Arbeit [unveröffentlichter Bericht, Manuskript etc.], Stadt/Universität.

Unveröffentlichte Quellen

Meinecke, C. (1988). Gutachten über die Benutzeroberfläche einer elektronischen Uhr für kombinierte Heißluft- und Mikrowellengeräte. (Projektpartner: Firma Miele, Gütersloh). Unveröffentlichter Bericht, Bielefeld.

- Bei unbekannten Städten ist auch das Land anzugeben.
- Bei eingereichten, aber noch nicht zum Druck angenommenen Manuskripten muss am Ende folgende Information angefügt werden: Manuscript submitted for publication./Manuskript eingereicht zur Publikation.
- Das Gleiche gilt auch für Arbeiten, die in Vorbereitung stehen: In diesem Fall muss am Ende folgende Information angefügt werden: Manuskript in Vorbereitung. Außerdem sollte das Jahr, in dem der Manuskriptentwurf gelesen wurde, angegeben werden.

Unveröffentlichte Quellen

3.5.6 Kassetten-/Tonbandaufnahmen

Allgemein: Nachname des Urhebers, Initialen der ersten zwei Vornamen. (ggf. Funktion). (Erscheinungsjahr). Titel. Ort: Sender/Vertrieb.

Frankl, V. E. (Vortragender). (1983). Trotzdem hat das Leben einen Sinn. Argumente für einen tragischen Optimismus. (Musik-Cassette Best. Nr. 1150/8306). Innsbruck: Audiotex-Kassettenproduktion.

Kassetten-/Tonbandaufnahmen

Die Funktion des Urhebers (z. B. Vortragender) kann angegeben werden.

Kassetten-/Tonbandaufnahmen

3.5.7 Audiopodcast

Allgemein: Nachname, Initialen der ersten zwei Vornamen. (Produzent). (Datum). Titel. [Audiopodcast]. Abgerufen von …

ORF. (Produzent). (2009, November 3). Ö1 Digital Leben. Ein neuer Protest – ein Audimax-Lokalaugenschein. [Audiopodcast]. Abgerufen von http://www.oe1.orf.at/podcast/#Wissenschaft.

Audiopodcast

In eckigen Klammern kann das Medium angegeben werden.

Audiopodcast

3.5.8 TV-Beitrag

Allgemein: Nachname, Initialen der ersten zwei Vornamen. (Drehbuch, Regie, Produzent usw.). (Erscheinungsjahr). Titel. Minuten. [Fernseh-format]. Ausstrahlungsort: Ausstrahlungssender.

TV-Beitrag

Harrisch, W. & Harrich-Zandberg, D. (Drehbuch). (2009). Wirkstoff Profit. Die Medi-kamenten-Mafia. 65 Minuten. [TV-Beitrag]. Wien: ARTE.

TV-Beitrag

Die Minuten können angegeben werden.

3.5.9 Videoaufnahme

Allgemein: Nachname, Initialen der ersten zwei Vornamen. (Drehbuch, Regie, Produzent usw.). (Jahr). Titel. Minuten. [Medium]. Ort des Stu-dios: Name des Studio.

Videoaufnahme

Benigni, R. (Regie). (1999). Das Leben ist schön. 121 Minuten. [Video]. München: BMG Video.

Videoaufnahme

• In eckigen Klammern kann das Medium angegeben werden.
• Wenn der Vertrieb/das Studio eher klein ist, dann sollte die genaue Adresse angegeben werden.

3.5.10 DVD

Allgemein: Nachname, Initialen der ersten zwei Vornamen. (Drehbuch, Regie, Produzent usw.). (Jahr). Titel. [Medium]. Ort des Studios: Name des Studios.

DVD

Almodovar, P. (Regie). (2005). La mala educación. [DVD]. München: Universum Film.

In eckigen Klammern soll das Medium angegeben werden.

DVD

3.5.11 CD-ROM

Allgemein: Nachname, Initialen der ersten zwei Vornamen. (Drehbuch, Regie, Produzent usw.). (Jahr). Titel. [Medium]. Ort des Studios: Name des Studios.

Bailey, T. A. (Buchmann, N.C.). (1994). The American pageant. [CD-ROM]. Lexington, Mass.: Heath.

CD-ROM

In eckigen Klammern soll das Medium angegeben werden.

CD-ROM

Unter UTB-mehr-wissen.de finden Sie das Dokument „literaturzitieren.pdf". Versuchen Sie, die Aufgaben vom Arbeitsblatt zu lösen, und zitieren Sie dabei die Quellen Ihrer Recherche im Text wie auch im Literaturverzeichnis.

Zitieren

Literatur

American Psychological Association. (2005). *Publication Manual* (5th ed.). Washington: APA Press.

Trimmel, M. (2009). *Wissenschaftliches Arbeiten in Psychologie und Medizin*. Wien: facultas.wuv (UTB).

4 Elektronische Zitierhilfen

Doris Weber

Literaturverwaltungsprogramme erlauben eine Übersicht zu sowie Organisation von recherchierter Literatur. Dadurch wird nochmaliges Suchen derselben Literatur vermieden und es werden Fehler oder Auslassungen bei der Zitierung oder Erstellung des Literaturverzeichnisses vermieden. Das Spektrum reicht von einer simplen Übersicht bis zur Verwaltung der Literatur inklusive Kurzzusammenfassungen, Links und PDF-Files. Im folgenden Beitrag soll genauer auf die Literaturverwaltung mit Endnote X eingegangen werden. Nach der Lektüre des Beitrages soll der Leser in der Lage sein, mit dem Programm zu arbeiten.

4.1 Einführung in Endnote

Endnote ist ein Literaturverwaltungsprogramm für Windows und Mac OS X, welches durch die Erstellung persönlicher Datenbanken eine effiziente Literaturverwaltung ermöglicht. Im Gegensatz zu anderen Literaturverwaltungsprogrammen erlaubt Endnote durch eine Verknüpfung mit einem Textverarbeitungsprogramm das automatische Zitieren von Referenzen. Das Programm ermöglicht das Anlegen beliebig vieler persönlicher Bibliotheken als auch Onlineliteratursuche. Pro Projekt oder Arbeit empfiehlt es sich, jeweils nur eine Datenbank zu verwenden, da es sonst unter Windows zu diversen Problemen kommen kann. Das Programm ist ab 180 Euro zu erwerben (Reuters, 2010). Alle notwendigen Informationen dazu oder auch Aktualisierungen findet man auf der Homepage des Herstellers (Link zu finden am Ende des Kapitels).

4.2 Erstellung von Endnote-Bibliotheken

Eine Endnote-Bibliothek oder -Datenbank umfasst Standardangaben der Referenz wie beispielsweise Autor, Erscheinungsjahr, Titel sowie Journal oder Erscheinungswerk, in welchem der Beitrag publiziert wurde. Durch Doppelklick auf die gewünschte Referenz werden weitere Angaben sichtbar. Dazu zählen genauere Angaben zu Fachzeitschrift, auch Journal genannt, oder Erscheinungswerk (Jahrgang, Band oder

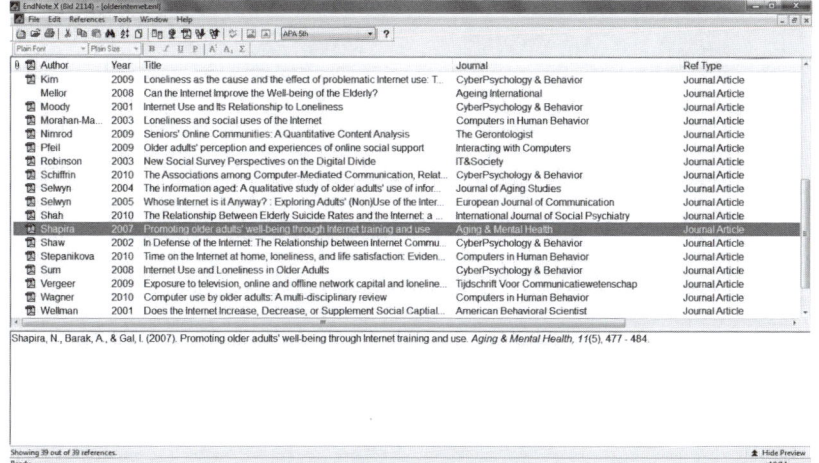

Abb. 10
Literaturdarstellung
in Endnote

Ausgabe, Seitenzahl usw.), die Angabe der URL oder der Link zum PDF-Dokument.

Menüleiste: File → New → Namenseingabe für die Datenbank

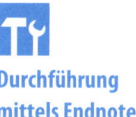

**Durchführung
mittels Endnote**

Die Referenzeingabe kann auf verschiedene Arten erfolgen: (1) händische Eingabe, (2) Suche über Endnote oder (3) Export der Quellen von einer Onlinedatenbank.

4.2.1 Händische Eingabe

Möchte man die Referenzen händisch eingeben, sollte man zuvor überlegen, welche Angaben für die korrekte Zitierung notwendig sind. Es ist anzuraten, alle Basisinformationen anzugeben (Autoren, Erscheinungsjahr, Titel, Erscheinungswerk und in weiterer Folge Volume, Issue sowie Seitenzahl). Je nach persönlicher Vorliebe kann die Referenzangabe noch mit dem zugehörigen PDF oder zusätzlichem Material verlinkt werden. Bei der händischen Eingabe sind einige Schreibregeln zur richtigen Erfassung durch Endnote einzuhalten. Zur korrekten Zitierung des Autors ist es notwendig, zuerst den Nachnamen und dann, durch einen Beistrich getrennt, den vollständigen Vornamen einzugeben. Gibt es mehrere Autoren, so ist jeder in eine eigene Zeile zu schreiben. Ein Weblink zu weiteren Eingabehilfen ist unter der weiterführenden Literatur zu finden.

Abb. 11
Händische Literatur-
eingabe in Endnote

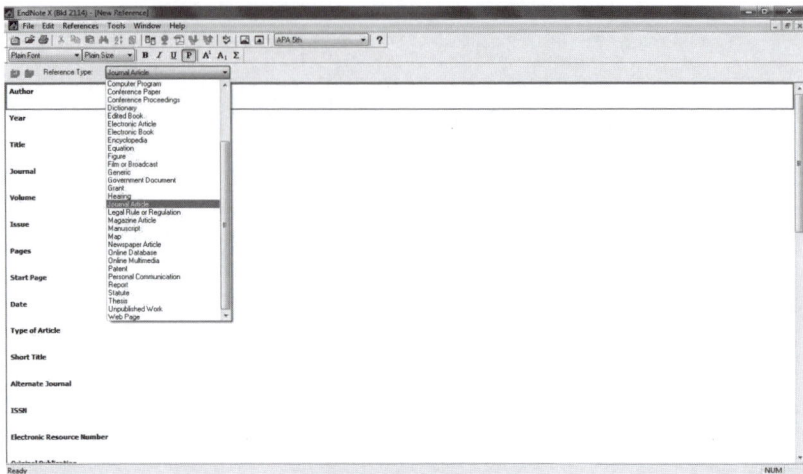

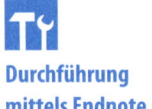

**Durchführung
mittels Endnote**

Menüleiste: References → New Reference

4.2.2 Suche über Endnote

Es erscheint eine Liste von diversen Datenbanken, über welche man
Literatur suchen kann. Hier gilt es, den gewünschten Provider auszuwählen. In weiterer Folge kann man wie bei der klassischen Literatursuche
über Datenbanken nach Stichwörtern, Autoren, Erscheinungsjahr etc.
suchen. Gefundene Literatur kann markiert (bei mehreren Referenzen
„Strg" halten) und mit dem Button „Copy all references to" in die gewünschte Datenbank übernommen werden.

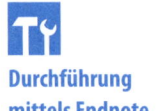

**Durchführung
mittels Endnote**

Menüleiste: Tools → Connect → Connect …

4.2.3 Export der Quellen von einer Onlinedatenbank

Viele Onlinedatenbanken besitzen bereits eine Funktion, welche einen
Eintrag der gefundenen Literatur in Endnote erlaubt. Meist gibt es einen
eindeutigen Button, durch welchen ein Export in eine ausgewählte
Endnote-Bibliothek vollzogen wird. Um diesen Export durchzuführen,
muss die betreffende Endnote-Bibliothek geschlossen sein. Prinzipiell
ist zu empfehlen, die Übernahme aus diversen Datenbanken nochmals

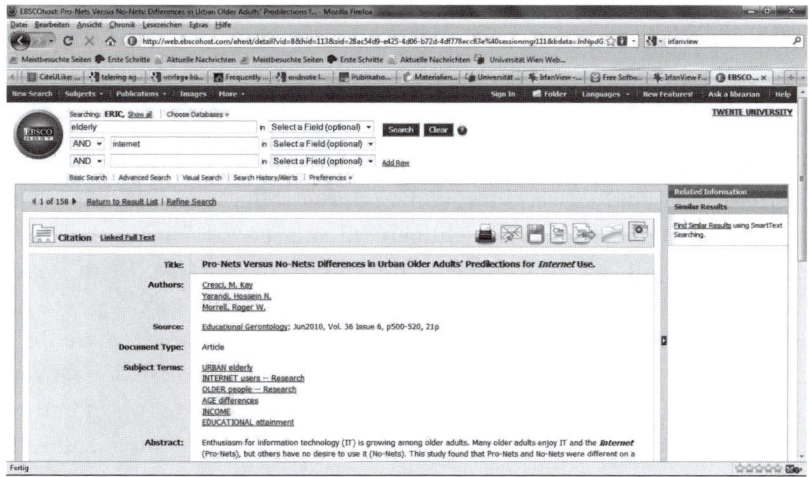

Abb. 12
Import einer Quelle
in Endnote

auf Korrektheit zu überprüfen. Vor allem der Name des Journals oder die Seitenzahl sind in den Datenbanken oft nur mit Abkürzungen angegeben. Die Vereinheitlichung der Journalnamen erfolgt über folgende Option:

Menüleiste: Tools → Define Term Lists … → Lists: Journal → Terms

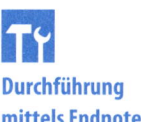

**Durchführung
mittels Endnote**

Unter diesem Menüpunkt werden alle Journals mit vollem Namen aufgelistet und können hier formatiert werden. Die Eingabe von Abkürzungen ist ebenfalls möglich.

4.3 Einstellungen von Endnote

Menüleiste: Edit → Preferences

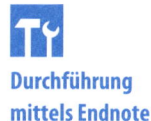

**Durchführung
mittels Endnote**

Standardeinstellungen von Endnote können über diesen Befehl verändert werden. Es können hier beispielsweise der „Default Reference Type" (Voreinstellung: Journal Article) oder auch die Anzeige der Kurzinformationen zum Beitrag verändert werden (Thomson, 1988–2006).

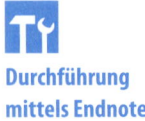

Menüleiste: Edit → Output Files

Output-Files legen fest, wie die Referenz im Literaturverzeichnis zitiert werden soll. Vor Verwendung von Endnote sollte man auf jeden Fall sicherstellen, dass nach dem richtigen Stil zitiert wird. Für Psychologie-studierende gilt der APA-Style in der aktuellen Auflage. Beim APA-Style handelt es sich um Richtlinien zur Manuskriptgestaltung, welche von der American Psychological Association herausgegeben werden. Der APA-Style wird in vielen verschiedenen Disziplinen auf der ganzen Welt verwendet (American Psychological Association, 2010). Unter diesem Menüpunkt ist es auch möglich, einen eigenen Zitierstil anzulegen.

4.3.1 Cite While You Write (CWYW)

Durch die Installation von Endnote wird auch eine Verknüpfung mit Microsoft Word hergestellt, wodurch ein direktes Einfügen einer Quelle über Endnote in Word ermöglicht wird. Gleichzeitig wird die zitierte Quelle am Ende des Dokumentes im Literaturverzeichnis aufgelistet. Zu achten ist auch hier auf den korrekten Zitierstil. In Word 2007 ist die Zitierfunktion von Endnote unter folgender Option zu finden:

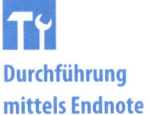

Menüleiste: Add-Ins → Endnote → Find Citation(s)

Diese Funktion ermöglicht ein direktes Suchen der Referenz in der Endnote-Datenbank. Die Zitation kann dann in Word eingefügt werden. Am Ende des Textes wird automatisch das dazugehörige Literaturverzeichnis erstellt (siehe Abb. 13).

Sollte die Zitation nicht den standardisierten Vorgaben entsprechen – beispielsweise wenn der Autor bereits im Text erwähnt wurde und daher nur noch die Jahreszahl in Klammern angegeben werden soll –, kann dies in Word über folgende Funktion veranlasst werden:

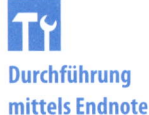

Rechtsklick auf Zitation → Edit Citation(s) …

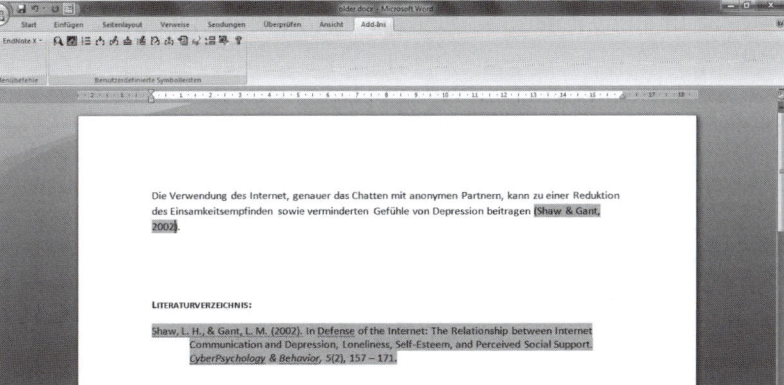

Abb. 13
Darstellung von CWYW

Unter diesem Punkt ist es möglich, den Autor oder die Jahreszahl aus der Zitation zu entfernen. Außerdem kann die Seite hinzugefügt, es können Vor- wie auch Nachstellungen in die Zitation eingefügt werden oder mehrere Werke unter einer Klammer summiert werden. Word bietet ebenfalls mehrere Menüpunkte, um Änderungen vorzunehmen. Bei älteren Endnote-Versionen ist es nicht empfehlenswert, Angaben zur Quelle über Word zu verändern. Auch ein Löschen einzelner Stellen der Zitation im Word-Dokument wird nicht empfohlen. Neuere Endnote-Versionen erlauben keine Änderung der Quellen in Word mehr, sondern öffnen bei Klicken des Buttons in Word die Änderungsoption in Endnote. Endnote erlaubt den Druck des Literaturverzeichnisses der aktiven Datenbank unter folgender Option:

Menüleiste: File → Print Preview

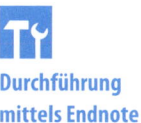

Durchführung mittels Endnote

4.3.2 Endnote X und Word 2007

Durch die Installation von Endnote wird auch eine Verknüpfung mit Microsoft Word hergestellt. Bei Microsoft Word 2007 kann es zu Problemen bei der Installation kommen (beispielsweise wenn Word 2007 während der Installation von Endnote geöffnet ist). In solch einem Fall ist es notwendig, die entsprechenden Endnote-Files zur Verknüpfung in den Word-Start-up-Ordner zu kopieren. Nähere Informationen dazu findet man auf der Endnote-Homepage unter „Support". In weiterer

Folge ist Endnote unter dem Menüpunkt „Add-Ins" zu finden (Reuters, 2010).

WWW

Mehr Informationen sind auf UTB-mehr-wissen.de zu finden!

4.4 Empfehlung und kritischer Ausblick

Die Verwendung von Endnote setzt eine intensive Beschäftigung mit dem Programm voraus. Wenn man den Umgang mit Endnote einmal erlernt hat, so wird die Organisation der recherchierten Literatur und in weiterer Folge das Schreiben wissenschaftlicher Arbeiten erheblich erleichtert. Vor allem die automatische Erstellung des Literaturverzeichnisses erspart Auslassungen von Referenzen oder Fehler bei der Erstellung des Literaturverzeichnisses sowie einiges an Zeitaufwand. Der Einstieg in Endnote bei einem bereits laufenden Projekt ist nicht empfehlenswert, da hier sehr viel Zeit für die Organisation der bereits recherchierten Literatur aufgebracht werden muss. Neben dieser theoretischen Einführung in Endnote kann auch YouTube (Link zu finden unter „Weblinks") wichtige Beiträge zum Erlernen des Programms liefern. Die Fülle an Videos zum Thema ist sehr groß und liefert einen guten Einblick in die Funktionen von Endnote.

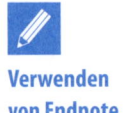

Verwenden von Endnote

1 Erstellen Sie eine neue Datenbank in Endnote.
2 Geben Sie eine Referenz händisch in Endnote ein.
3 Suchen Sie direkt über Endnote Literatur in einer beliebigen Datenbank und importieren Sie einige gefundene Quellen in Endnote.
4 Verwenden Sie das CWYW-Tool und ändern Sie dann die Zitierung, sodass in der Klammer nur mehr die Jahreszahl steht.

Literatur

Reuters, T. (2010). *Thomson Reuters Endnote. Advance your Research and Publish Instantly* [online]. Zugriff am 31. Juli 2010 unter http://www.endnote.com/.

American Psychological Association. (2010). *Publication Manual of the American Psychological Association* (6th ed.) [online]. Zugriff am 31. Juli 2010 unter http://www.apastyle.org/manual/index.aspx.

Thomson (1988–2006). *Endnote User's Guide* [online]. Zugriff am 31. Juli 2010 unter http://www.endnote.com/s upport/helpdocs/EndNoteXWinManual.pdf.

Weiterführende Literatur

Oswald, H. (2008). *Endnote X* [online]. Zugriff am 31. Juli 2010 unter
    http://iz.phzh.ch/webautor-data/144/endnotex_gesamt_windows.pdf.

Weblink zu Endnote

YouTube. (2010). *YouTube – Broadcast Yourself* [online]. Zugriff am 31. Juli 2010
    unter http://www.youtube.com.

5 Wissenschaftliches Schreiben: Formen und Formeln des wissenschaftlichen Ausdrucks

Natascha Stejskal & Esra Schroffenegger

Das folgende Kapitel soll einen Eindruck vermitteln, wie sich wissenschaftliche Arbeiten von anderen literarischen Werken abheben, welche Methoden dazu verwendet werden und was vor allem bei klinisch-psychologischen Arbeiten zu beachten ist.

5.1 Wissenschaftliches Schreiben als Teilgebiet der Literatur

Wissenschaftliche Arbeiten dienen der Wissensvermittlung sowie der Kommunikation. Das Schreiben wissenschaftlicher Texte bedarf der Fähigkeit zu kritischer Auseinandersetzung mit den Forschungsinhalten sowie der Fähigkeit, analytisch-logische Zusammenhänge herzustellen und diese in eine gut lesbare Form zu bringen. In literarischen Werken werden Ausschmückungen verwendet, unerwartete Wendungen der erzählten Geschichte zum Spannungsaufbau eingefügt und Metaphern zur Anregung der Fantasie eingebaut. Dies sollte in wissenschaftlichen Arbeiten vermieden werden (APA, 2010a). Das bedeutet jedoch nicht, dass wissenschaftliche Arbeiten langweilig sein müssen.

5.2 Weniger ist mehr

Die Informationen in wissenschaftlichen Texten sollen für den Leser möglichst schnell erfassbar, verständlich und eindeutig sein. Deshalb sollten Inhalte nicht ausführlicher erläutert werden als notwendig (Rogers, 2007). Zudem existieren für Publikationen meist strenge Vorschriften, was die Länge eines Manuskripts betrifft. Man sollte sich also auf die Kernaussagen konzentrieren und einfach ausgedrückt alles, was unnötig ist, weglassen. Um in diesem Sinne ökonomisch zu schreiben, ist es wichtig, sich nicht zu wiederholen, sich präzise auszudrücken, Offensichtliches und Irrelevantes wegzulassen und dem Text eine klare Gliederung zu geben (APA, 2010a).

Damit wissenschaftliche Erkenntnisse weitergegeben werden, braucht es Leser, die sich durch wissenschaftliche Texte kämpfen. Erleichtern Sie Ihren Lesern diesen Kampf, indem Sie ökonomisch schreiben!

Ökonomisch arbeiten!

Sich nicht zu wiederholen, beinhaltet auch, auf Tautologien (bedeutet so viel wie „Dasselbe-Sagen") und redundante, also überflüssige Ausdrücke zu verzichten (Rogers, 2007).

Wortpaare

statt:	besser:
ein und dasselbe	dasselbe
herausselektieren	selektieren
vollständig überzeugt	überzeugt
Zukunftsperspektive	Perspektive
Einzelindividuum	Individuum
andere Alternative	Alternative

Des Weiteren trägt die Verwendung von Überschriften und Aufzählungszeichen zur Lesbarkeit des Textes und zur Betonung von Wichtigem bei. Durch den Einsatz von Bindewörtern (Konjunktionen), wie wenn, obwohl, während, sondern etc., kann ein roter Faden durch den Text gezogen werden. Zugleich beugen solche überleitenden Wörter Wiederholungen vor.

Um Irrelevantes und/oder Unklarheiten in einem Text zu identifizieren, ist es hilfreich, den Text zunächst wegzulegen und später erneut zu lesen, einen Kollegen zu bitten, den Text gegenzulesen, oder auch sich den Text laut vorzulesen (APA, 2010a).

5.3 Auf die Technik kommt es an: der Schreibstil

Wie bereits erwähnt, ist eine gute wissenschaftliche Arbeit leicht lesbar, verständlich und spannend. Um dies zu bewerkstelligen, gibt es einige Tricks, die in diesem Kapitel angeführt werden.

In wissenschaftlichen Texten wird der Gebrauch von Fachausdrücken erwartet. Jedoch sollte Fachjargon in einer guten wissenschaftlichen Arbeit sparsam und nur dann verwendet werden, wenn es sinnvoll ist (Rogers, 2007; APA, 2010a). Ebenso sollten umgangssprachliche Formulierungen vermieden werden (APA, 2010a).

TIPP
Formulierungen

Nicht zu viele und keine unnötigen Fachwörter, aber auch keine umgangssprachlichen Formulierungen verwenden!

Die Verwendung von Floskeln wie „Spitze des Eisbergs" oder „die breite Masse" kann bei wissenschaftlichen Texten zur Verwirrung des Lesenden beitragen, vor allem wenn deren Interpretation uneindeutig ist (Kornmeier, 2009). Prinzipiell sollten mehrdeutige Formulierungen vermieden werden. Außerdem sollte auf Doppelverneinungen verzichtet werden, damit der Text leicht lesbar und gut verständlich ist (Rogers, 2007) und um Missverständnisse zu vermeiden.

zB
Doppelt verneint!?

Die Ergebnisse der Studie waren nicht uneindeutig.

Vorsicht ist bei der Verwendung von Synonymen geboten, da diese wiederum mehrdeutig interpretiert werden können. Deshalb sollten Synonyme nur dann verwendet werden, wenn ihre Bedeutung klar ist (APA, 2010a). Auch Vergleiche führen häufig zu Missverständnissen.

zB
Vergleichende
Vergleiche!?

Ältere Personen hatten mehr Kontakt zu gleichaltrigen als jüngere Personen.
Hier ist nicht klar, ob die jüngeren Personen zu gleichaltrigen oder zu älteren Personen weniger Kontakt hatten.

Ein häufiger Fehler beim Schreiben wissenschaftlicher Texte ist die fälschliche Verwendung des Plural und/oder Singular (Kornmeier, 2009). Aus diesem Grund sollte, vor allem beim Korrekturlesen, auf die richtige Verwendung des Numerus geachtet werden.

Ein oft diskutiertes Problem beim wissenschaftlichen Schreiben ist die Verwendung der ersten Person. Viele Autoren sprechen sich dagegen aus (Rogers, 2007; Kornmeier, 2009). Hingegen schlägt die APA (2010a) Autoren vor, von sich und den Kollegen in der ersten Person zu sprechen, um Mehrdeutigkeiten zu vermeiden. Bezieht sich ein Satz jedoch auf die Gruppenzugehörigkeit des Autors, wie Psychologen oder Menschen, sollte statt des Wortes „wir" die Gruppe genannt werden.

Der gezielte Einsatz von Verben kann zu einem prägnanteren und anschaulicheren Text verhelfen. Man erreicht jedoch nicht mit allen Verbformen diesen Effekt. So wirken substantivierte Verben oft unpräzise. Ebenso sollte man auf den Einsatz von Funktionsverben verzichten und stattdessen Vollverben nutzen. Hilfsverben wie „haben" oder „sein" können auch die Dynamik eines Textes mindern. Die Verwendung von Substantiven trägt nicht zur gewünschten Leserlichkeit und Prägnanz bei. Der Text wird dadurch länger, ohne zusätzliche Informationen zu enthalten. Deshalb ist es besser, passende Verben zu verwenden. Auch Adjektive sollten mit Bedacht eingesetzt werden.

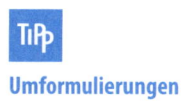

Umformulierungen

Substantivierte Verben:	**Besser:**
Die Vorgabe der Fragebogen erfolgte durch eingeschultes Personal.	Die Fragebogen wurden von eingeschultem Personal vorgegeben.
Funktionsverben:	**Besser:**
Die Analyse der Daten wurde unter Verwendung des Statistikprogrammes SPSS durchgeführt.	Die Daten wurden mittels des Statistikprogrammes SPSS analysiert.
Substantive:	**Besser:**
Die Autoren nehmen folgende Unterscheidungen vor: …	Die Autoren unterscheiden zwischen …
Adjektive:	**Besser:**
Im klinisch-psychologischen Bereich …	In der Klinischen Psychologie …

Viele Adjektive dienen nur dazu, den Text künstlich zu verlängern, wenn sie keine nützliche Information transportieren. Um jedoch zwischen Substantiven zu unterscheiden und diese voneinander abzugrenzen, sollten Adjektive verwendet werden, da dadurch der Text verständlicher wird (Kornmeier, 2009).

Adjektive

Die jungen Teilnehmer.
Klare Abgrenzung zu den älteren Teilnehmern.

Die verwendeten Adjektive sollten präzise sein und richtig gewählt werden. Außerdem muss klar sein, worauf (Subjekt) sich ein Adjektiv bezieht. Dasselbe gilt für Nebensätze.

5.4 Grammatik als wissenschaftliches Werkzeug

Der Einsatz einer konsistenten grammatikalischen Zeitform unterstützt die Verständlichkeit und Klarheit des Textes. In diesem Sinne gibt es Regeln, welche Zeitform bei welchem Teil des Textes zu verwenden ist. So sollten die Resultate im Präteritum (Vergangenheit, Imperfekt) dargestellt werden. Für ein Literaturreview oder die Diskussion bietet sich die Verwendung des Perfekts (vollendete Gegenwart) an. Die Folgen der Ergebnisse und Konklusionen sollten im Präsens (Gegenwart) verfasst werden (APA, 2010a).

Zeitform

Verwenden Sie die richtige Zeitform.

Eine aktive Darstellung der Inhalte verhilft dem Text zu mehr Klarheit. Passivsätze wirken nicht nur langweilig, sondern auch unpersönlich. Aktivsätze betonen den Handelnden und vermindern das Risiko, den Leser zu verwirren (Kornmeier, 2009).

Neue Information und/oder Inhalte, die betont werden sollen, sollten auch an einer Position im Satz auftauchen, an der sie syntaktisch hervorgehoben werden, nämlich am Ende des Satzes. Der Sachverhalt oder die Person, um die es aktuell geht, sollte eher am Beginn eines Satzes erwähnt werden. Dadurch weiß der Leser, über wen oder was ihn der jeweilige Satz informiert. Auch solche Elemente, die einen Bezug zum bisher Gesagten herstellen, also „alte Informationen", sollten am Anfang eines Satzes eingebaut werden. Dies erleichtert dem Leser, den roten Faden nicht zu verlieren und die Zusammenhänge zu erkennen (Gopen & Swan, 1990).

5.5 Unvoreingenommenheit in der Forschung gilt auch für die Sprache

Gerade in der Klinischen Psychologie ist es von großer Bedeutung, mit Menschen respektvoll umzugehen. Dazu gehört auch die Art und Weise, wie über sie berichtet wird. Jegliche abwertende oder beleidigende Bezeichnung von Personen ist in einem wissenschaftlichen Text zu vermeiden. Präzision und Klarheit dienen auch dazu, die Sprache von Vorurteilen und Benachteiligungen frei zu halten. Sprachliche Diskriminierung betrifft die ethnische Herkunft, das Geschlecht, das Alter, die sexuelle Orientierung, körperliche und/oder geistige Einschränkungen und physische sowie psychische Erkrankungen von Menschen.

Man sollte jene Bezeichnung für eine Personengruppe verwenden, die von ihr bevorzugt wird. Was zu einem bestimmten Zeitpunkt gerade als angemessene Bezeichnung angesehen wird, kann sich über die Zeit verändern. Menschen sollen keinesfalls etikettiert werden. Außerdem sollten Informationen wie Hautfarbe, Ethnie und Informationen über die körperliche und psychische Verfassung von Personen auch nur dann erwähnt werden, wenn die jeweilige Information für die wissenschaftliche Aussage relevant ist (Rogers, 2007; APA, 2010a).

Der Fokus wissenschaftlicher Arbeiten sollte auf dem Individuum liegen und nicht auf dessen Krankheit oder Herkunft. Menschen sollten deshalb auch nicht als „Fälle" bezeichnet werden. Um eine Überbetonung der Erkrankung oder Einschränkung einer Person zu vermeiden, ist es auch sinnvoll, diese nicht emotional zu beschreiben (APA, 2010b).

Darüber hinaus sollten Vergleichsgruppen, die zum Beispiel Personen ohne psychische Störung beinhalten, nicht als „normal" bezeichnet werden.

statt:	besser:
Person aus Exjugoslawien	Kroate
Nordafrikaner	Marokkaner
Borderliner	Menschen mit Borderline-Persönlichkeitsstörung
die Depressiven	Menschen, bei denen eine Depression diagnostiziert wurde
die Dementen	Menschen mit einer Demenz
die Älteren	ältere Menschen
Person leidet an einer Sprachstörung	Person hat eine Sprachstörung
normale Personen	Personen ohne diese Erkrankung/Störung

Do's	Don'ts
Kürze und Prägnanz	Wiederholungen
leichte Lesbarkeit	Tautologien und Redundanzen
Verständlichkeit	unnötige Fachbegriffe
Sachlichkeit	unnötige Ausschmückungen
Eindeutigkeit	Floskeln
Respekt	Umgangssprache
übersichtliche Gliederung	Doppelverneinungen
korrekter Numerus	grammatikalische Fehler
korrekte Zeitform	Etikettierung
Aktivsätze	sprachliche Diskriminierung

Check the Do's and Don'ts

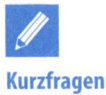

Kurzfragen

1 Welche Eigenschaften sollte die Sprache in einer wissenschaftlichen Arbeit aufweisen?

2 Worauf ist im Speziellen bei wissenschaftlichen Texten in der Klinischen Psychologie zu achten?

3 Wie soll der Autor einen Satz formulieren, wenn er auf sich selbst Bezug nimmt?

4 Welche Zeitformen sollen in welchem Teil des Textes verwendet werden?

Literatur

American Psychological Association. (2010a). *Publication Manual of the American Psychological Association* (6th ed.). Washington, DC: APA.

American Psychological Association. (2010b). *Supplemental Materials: writing clearly and concisely. Guidelines for unbiased language* [online]. Zugriff am 15. Juli 2010 unter http://supp.apa.org/style/pubman-ch03.00.pdf.

Gopen, G. D., & Swan, J. A. (1990). *The science of scientific writing.* [Electronic Version]. *American Scientist. 78* (6), 550–558.

Kornmeier, M. (2009). *Wissenschaftlich schreiben leicht gemacht für Bachelor, Master und Dissertation* (2. Aufl.). Bern: Haupt.

Rogers, S. M. (2007). *Mastering scientific and medical writing. A self-help guide.* Heidelberg: Springer.

Weiterführende Literatur

Jakobs, E.-M. & Knorr, D. (1997). *Schreiben in den Wissenschaften.* Frankfurt am Main: Peter Lang.

Cargill, M., & O'Connor, P. (2009). *Writing scientific research articles.* West Sussex: Wiley-Blackwell.

Von Werder, L. (1993). *Lehrbuch des wissenschaftlichen Schreibens.* Berlin/Milow: Schibri-Verlag.

Research and Training Center on Independent Living. (2008). *Guidelines for reporting and writing about people with disabilities* (7th ed.). [online]. Zugriff am 15. Juli 2010 unter http://www.rtcil.org/products/RTCIL%20publications/ Media/Guidelines%20for%20Reporting%20and%20Writing%20about% 20People%20with%20Disabilities%207th%20Edition.pdf.

6 Scientific Writing in English / Wissenschaftliches Schreiben in englischer Sprache

Eva Burger & Karoline Turner

Dieses Kapitel gibt einen Überblick zu den wichtigsten Grundregeln, die beim wissenschaftlichen Schreiben in englischer Sprache zu beachten sind. Kurz wird in zentrale Textsorten eingeführt, es werden Beispiele für das richtige Zitieren im Englischen gegeben und es wird die Argumentationsführung in englischen wissenschaftlichen Texten behandelt. Das Kapitel informiert beispielsweise über Satzverbindungen, das Betonen bestimmter Satzteile und das Vermeiden des deutschen Hauptwortstils. Auch ausgewählte Themen der englischen Grammatik werden angeführt. Abschließend werden wichtige Tipps zur Gestaltung eines gut lesbaren englischen Textes gegeben.

6.1 Einführung

Englisch ist die vorherrschende Sprache in Wissenschaft und Forschung. Der Großteil der Forschungsliteratur ist englischsprachig, was weniger auf eine sprachliche Überlegenheit als auf wirtschaftliche Gründe (aktive Verbreitung durch Regierungen, Universitäten, Globalisierung etc.) zurückzuführen ist. Es wird darüber diskutiert, ob durch die Dominanz des Englischen die Wissensproduktion eher erweitert oder möglicherweise sogar eingeschränkt wird („linguistic imperialism"). Englisch ist nicht grundsätzlich besser für die Wissenschaftskommunikation geeignet als andere Sprachen. Viele Länder bemühen sich, die Nationalsprache als Wissenschaftssprache zu erhalten. In Fachgebieten wie Kunst, Architektur oder Literatur hat die deutsche Sprache allgemein einen wesentlich höheren Stellenwert als die englische (Huter & Mautner, 2010). Nichtsdestotrotz ist es eine Tatsache, dass der englischen Sprache (nicht nur in der Wissenschaft) eine große Bedeutung zukommt, weshalb sich dieses Kapitel nun genauer mit dem sogenannten „scientific English" befassen wird.

6.2 Wissenschaftliches Englisch

Wissenschaftliches Englisch unterscheidet sich vom Englisch der Alltagssprache durch einen hohen Grad an Formalität. Andere Merkmale sind beispielsweise die Verdichtung der Information, die Verwandlung von Handlungen und Abläufen in Objekte und die „Abwesenheit" des Autors. Objektivität, Sachlichkeit und Anonymität sind Gegenstand sowohl deutsch- als auch englischsprachiger Wissenschaftskommunikation. Ein wesentlicher Unterschied ist die Haltung: Im Englischen ist der Autor dafür verantwortlich, dass der Leser den Text versteht, und nicht umgekehrt (Huter & Mautner, 2010).

Wer verstanden werden will, muss verständlich schreiben!

Im Englischen gibt es einen gravierenden Unterschied im Verständnis von wissenschaftlicher Sprache. Hier ist nämlich der Autor dafür verantwortlich, dass der Leser den Text versteht, und nicht umgekehrt!

Klarheit

"The essential characteristic of scientific writing is clarity. […] In science, descriptions must be precise, recipes must be complete, data must be exact, logic must be transparent, and conclusions must be cleanly stated." (Katz, 2009, S. 3)

6.3 Zentrale Textsorten

Die wichtigsten Textsorten der Forschung sind:
1 monograph (Monografie)
2 research article, research paper, journal article (Zeitschriftenartikel)
3 reference article (Artikel in Nachschlagewerken)
4 book reviews (Rezensionen)
5 review article (Literaturüberblick)
6 abstract (Abstract)

6.3.1 Das Abstract

Es gibt viele Formen von Abstracts. Die meisten folgen dem Schema „Background–Method–Results".

1 **Introduction (Einleitung):** Die Einleitung führt in den Inhalt des Artikels ein und begründet die Studie.

2 **Purpose (Ziel):** Hier werden der Grund, die Theorie oder Hypothese angegeben und der Zweck des Artikels zusammengefasst.

3 **Method (Methode):** Es werden Informationen über Design, Durchführung, Voraussetzungen, Herangehensweise, Daten etc. gegeben.

4 **Product (Ergebnisse):** Hier werden die wichtigsten Ergebnisse dargestellt.

5 **Conclusion (Schlussfolgerung):** Die Ergebnisse werden, auch über den Rahmen der Studie hinaus, interpretiert und es werden Rückschlüsse gezogen. Es wird auf Anwendungsmöglichkeiten oder weitreichendere Konsequenzen hingewiesen.

Inhaltlicher Aufbau eines Abstracts nach Hyland (2004)

Purpose (Ziel): discuss, describe, explore, address
Product (Ergebnisse): show, demonstrate, find, establish

Wichtige Verben

Schreiben Sie Ihr eigenes Abstract! (Download der Tipps zur Abstractgestaltung unter UTB-mehr-wissen.de)

Writing an Abstract

6.3.2 Der Fachartikel

Die IMRaD-Struktur (Introduction, Material/Methods, Results and Discussion) wird von maßgeblichen wissenschaftlichen Vereinigungen bei Publikationen empfohlen und erwartet. Auch die American Psychological Association empfiehlt im „APA Guide to Preparing Manuscripts für Journal Publication" die Befolgung der IMRaD-Struktur (www.apa.org/publications).

IMRaD-Struktur (Sharp, 2002)

- **Introduction (Einleitung):** Warum schreiben Sie diesen Artikel – und warum gerade jetzt? Für wen schreiben Sie? Um welches Problem geht es, was ist der Hintergrund dazu und welche Hypothesen wurden getestet?
- **Material/Methods (Material/Methode):** Wie wurde die Studie durchgeführt? Welches Material wurde verwendet und welche Stichprobe wurde untersucht?
- **Results (Ergebnisse):** Was ist herausgekommen? Was können Sie alles mit einbeziehen? Was wird besser in Tabellen oder Grafiken dargestellt, was besser im Text?
- **Discussion (Diskussion):** Was sind die Stärken und Schwächen der Studie? Wie passen Ihre Ergebnisse zu anderen Veröffentlichungen? Was werden Sie weiter untersuchen? Konnten Sie Ihre Hypothesen bestätigen oder müssen sie modifiziert oder sogar verworfen werden?

Artikel

Download der Tipps und Tricks für einen englischen Fachartikel unter UTB-mehr-wissen.de.

Weitere Ausführungen zu dieser Thematik lesen Sie auch in den Kapiteln „Wissenschaftliches Schreiben: Formen und Formeln des wissenschaftlichen Ausdrucks" sowie „Aufbau eines empirisch-wissenschaftlichen Artikels".

6.4 Richtig zitieren

Das Zitieren in wissenschaftlichen Arbeiten nach dem APA-Stil (American Psychological Association) wird in deutscher wie in englischer Sprache relativ ähnlich gehandhabt. Im Falle der Publikation von Artikeln in Fachzeitschriften gilt es, sich an die jeweiligen Zitierrichtlinien der Zeitschriften zu halten, die durchaus voneinander abweichen können. Ein Beitrag aus einer Fachzeitschrift wird beispielsweise mit Angabe von Autor(en) und Jahr, Titel des Beitrags, Name der Fachzeitschrift, Nummer des Bandes (volume) und Heftnummer (issue) sowie Seitenzahlen des Beitrags angeführt. Name der Zeitschrift und Nummer des Bandes werden dabei kursiv gesetzt (siehe Beispiel unten).

Zitieren im Englischen

Beispiele für Literaturangaben (References)

- **Zitieren eines Buches:**
  Argyle, M. (1981). *Social skills and health*. London: Methuen & Co.
- **Zitieren einer Zeitschrift:**
  Driscoll, J. W. (1995). Attitudes toward animals: Species ratings. *Society & Animals, 3*(2), 139–150.
- **Zitieren eines Beitrags aus dem Internet:**
  Suthers-McCabe, M., Van Voorhees, E. E. & Fournier, A. K. (2004). *Psychosocial Impact of a Service Dog Training Program on Inmate Trainers*. Presentation from the 10th International Conference on Human-Animal Interactions, People and Animals: A Timeless Relationship, Glasgow, Scotland, October 6–9. Retrieved Feb 2, 2007, from http://www.deltasociety.org/AnimalsResourcesHealth.htm.

Beispiele für das Zitieren im Text

- Kanning (1999) tried to integrate different perspectives and divided social competences into three groups …

- It is assumed that social skills can be learned and trained and accordingly, interventions in this area are meaningful (Dierk, Sommer & Heinriks, 2002; Bramming, 2004).
- The animal-assisted training was developed according to various ideas and recommendations regarding the training of social-emotional competence (e.g. Petermann, 2002).

Im Kapitel „Zitieren in wissenschaftlichen Arbeiten" finden Sie weitere Informationen hierzu.

6.5 Argumentationsführung

Gutes Schreiben in englischer Sprache setzt voraus, dass Sie Ihre Gedanken in einer Weise gliedern, die Personen mit Englisch als Muttersprache vertraut ist. „Native Speaker" sind es gewohnt, ein Schriftstück in Absätze eingeteilt vorzufinden, wobei jeder Absatz ein Thema behandelt. Sie erwarten auch, am Anfang jedes Absatzes einen Satz zu finden, der das Hauptargument des Absatzes anspricht. „Native Speaker" sind es gewohnt, dass die Information in einer gewissen Reihenfolge präsentiert wird, beispielsweise nach Zeit oder Wichtigkeit gereiht (Hogue, 2003).

Es sollte sichergestellt werden, dass pro Absatz nur ein Thema diskutiert oder beschrieben wird. Die Regel „One paragraph – one topic" gilt generell für wissenschaftliche Literatur!

Die „One paragraph – one topic"-Regel

Ein Absatz hat üblicherweise 3 Teile (Hogue, 2003):
1 Der erste Satz („topic sentence") beschreibt, worüber im Absatz diskutiert wird.
2 Die „tragenden" Sätze („supporting sentences") geben detailliert Auskunft über das Thema.
3 Der Schlusssatz („concluding sentence") fasst die wichtigsten Punkte zusammen und beinhaltet eventuell einen abschließenden Kommentar. (Nicht jeder Absatz hat einen Schlusssatz.)

When in doubt → leave it out! Diese Regel beschreibt, dass man im Zweifelsfall keine „halben Sachen" schreiben sollte und auch mal etwas weglassen kann.

Die „When in doubt → leave it out"-Regel.

Beispieltexte

6.5.1 Satzverbindungen

„Connecting words" (Satzverbindungen) verbinden Ideen und zeigen deren Beziehung zueinander an. Beim wissenschaftlichen Schreiben können „connecting words" hilfreich sein, um Sachverhalte korrekt zu beschreiben und den Text „flüssiger" zu gestalten. Man unterscheidet zwei Hauptgruppen, abhängig von der Art der Beziehung, die sie ausdrücken: (1) coordinating words: gleichwertige Beziehungen und (2) subordinating words: ungleiche Beziehungen.

„Coordinating words" verbinden Teile eines Satzes, die grammatikalisch gleichwertig oder ähnlich sind. Solch eine Verknüpfung zeigt, dass die verbundenen Elemente in Wichtigkeit und Struktur gleichgestellt sind. „Subordinating words" verbinden einen Nebensatz mit einem Hauptsatz. Der abhängige Nebensatz kann nicht alleine stehen (siehe Beispiele) (vgl. Biber, Conrad & Leech, 2002).

zB

Coordinating and Subordinating Words (vgl. Biber, Conrad & Leech, 2002)

Beispiele für „coordinating words": and, but, or, nor, for, yet, so

I like tea *and* coffee.
Sam likes tea, *but* Emily likes coffee.
He had even called her parents *and* they didn't know where she was, *nor* did her friends when he called them.
"A fool and his money are soon parted", he says.

Beispiele für „subordinating words": after, although, as, because, before, how, if, once, since, than, that, though, till, until, when, where, whether, while

I'm still just as afraid of her, *although* she's no longer my teacher.
He was screaming *because* he had to go home.
Although it was raining, Sam went swimming.
I would have gone to work *if* I had known about the consequences.

Connecting Words

Weitere Bindewörter („linking words") finden Sie im Buch „Writing Scientific English" von Tim Skern (2009) (siehe auch „Beispiele"). Außerdem listet er Verben, Nomen und Adjektive/Adverbien auf, die für das wissenschaftliche Schreiben in Englisch nützlich sein können.

Beispiele für „linking words" für wissenschaftliches Schreiben:
accordingly, additionally, consequently, for example, for instance, furthermore, however, in addition, in contrast, in short, in summary, indeed, instead, moreover, nevertheless, occasionally, of course, otherwise, subsequently, therefore, thus, to this end"

Linking Words (Skern, 2009, S. 179)

6.5.2 Das Prinzip des „end focus"

„End focus" bedeutet, die wichtigste Information ans Ende des Satzes zu stellen, um sie hervorzuheben (→ „Pointe" kommt am Schluss). Üblicherweise wird das Thema einer Information an den Beginn des Satzes gestellt. Die wichtige neue Information kommt meist später. Der „end focus" ist also eigentlich eine normale Eigenschaft der Satzstruktur (Huter & Mautner, 2010).

It is not the strongest of the species that *survives*, nor the most *intelligent*, but the one most *responsive to change*. (Charles Darwin)
The public is wonderfully tolerant. It forgives everything *except genius*. (Oscar Wilde)

End focus

6.5.3 „Clefting"

Ein „cleft sentence" (cleft = gespalten, geteilt) ist ein komplexer Satz (z. B. mit Haupt- und Nebensatz), dessen Bedeutung auch in einem einfacheren Satz ausgedrückt werden könnte. „Clefts" rücken typischerweise einen bestimmten Teil des Satzes in den Mittelpunkt, was beim wissenschaftlichen Schreiben sehr hilfreich sein kann. Es gibt zwei Haupttypen von „Cleft-Konstruktionen": „it-clefts" und „wh-clefts" (siehe „Beispiele"). Das fokussierte Element des Satzes erscheint üblicherweise früh in „it-clefts" und spät in „wh-clefts" (Biber, Conrad & Leech, 2002).

it-clefts:
It was from Sam that she heard the news.
It's money that I love.
It is to discuss that …
But although it was Hoyer who …

Clefting

wh-clefts:
What he wanted to buy was a Mercedes.
What I really need is another pair of shoes.
But what he did was to go to the old house.

Clefting

Download des Arbeitsblattes „clefting.pdf" unter UTB-mehr-wissen.de.

6.5.4 Aktiv oder Passiv

Früher wurde üblicherweise im Passiv geschrieben. Die Verwendung von Pronomen der ersten Person („I" oder „we") wurde als anmaßend oder gar unhöflich angesehen. Heutzutage haben Aktiv und Passiv („active and passive voice") ihren Platz im englischen wissenschaftlichen Schreiben und sind im Allgemeinen eine Frage des persönlichen Stils. Trotzdem gibt es einige Einschränkungen beziehungsweise Hinweise für ihren Gebrauch. Im Methoden- und Ergebnisteil ist das Passiv meist effektiver. Es betont mehr die Aktion als die Person, die die Aktion durchführt (Gustavii, 2003). Die Positionierung von „I" oder „we" am Beginn eines Artikels oder eines Satzes sollte generell vermieden werden (Huter & Mautner, 2010).

Active or passive voice

Active: We conducted the training once a week.
Passive: The training was conducted once a week.

6.5.5 Vermeiden des deutschen Hauptwortstils

Der Hauptwortstil ist ein häufiger Fehler, den deutschsprachige Autoren machen, wenn sie in englischer Sprache schreiben oder deutsche Texte ins Englische übersetzen. Im Deutschen ist es üblich, formelle oder wissenschaftliche Texte sehr hauptwortlastig zu gestalten (z. B. „Aufgrund von Erfahrungen schafft sich dieses System die Ziele und Regeln für die Beurteilung von Erfolg oder Misserfolg des Handelns selbst."). Im Englischen hingegen zeugt das häufige Verwenden von Hauptwörtern nicht von gutem sprachlichen Ausdruck. Es gilt das Motto „Give me verbs, verbs, verbs!" (Huter & Mautner, 2010).

Verwendung des Hauptwortstils und Verbstils

Hauptwortstil: The reason for Locke's frequent repetition lies in his distrust of the accuracy of the naming power of words.
Verbstil: Locke frequently repeated himself because he did not trust words to name things adequately.

Download des Arbeitsblattes „verbs.pdf" unter UTB-mehr-wissen.de.

Give me verbs, verbs, verbs

6.6 Grammatik

6.6.1 Beistrichsetzung

"I was working on the proof of one of my poems all the morning, and took out a comma. In the afternoon I put it back again." (Oscar Wilde)

Das Komma wird im Englischen weniger streng gehandhabt als im Deutschen. Die Kommasetzung ist abhängig von der Struktur der Information und dem „Rhythmus". Sie ist teilweise eine Frage des individuellen Stils. Es gilt auch hier das Motto „When in doubt, leave it out" (im Zweifelsfall weglassen) (Huter & Mautner, 2010).

keine Kommasetzung (Huter & Mautner, 2010)

Setzen Sie niemals ein Komma:
- vor „that" oder anderen Konjunktionen, die Objektsätze einleiten: z. B. Reports of ecological problems may mean__that society is going to change things.
- vor notwendigen Relativsätzen: z. B. Those factories__that build a strong position in the economy__are in the news today.
- vor Sätzen mit Partizipien („-ing" oder „-ed"): z. B. I'd like to join a team__working on important social problems.

Das Komma wird meist nicht gesetzt:
- vor Nebensätzen, die einem Hauptsatz folgen: z. B. It would have been better__ if she had gone to the supermarket__when he had told her so.

Kommasetzung (Huter & Mautner, 2010)

Das Komma wird verwendet in folgenden Fällen:
- bei nicht notwendigen Relativsätzen: z. B. Do you know the man, who is talking to Sarah?
- bei bestimmten Arten von -ing- und -ed-Partizipsätzen: z. B. Opened in 2007, the FrescoGrill is the first restaurant serving burritos in Vienna.
- nach einleitenden Bedingungssätzen: z. B. If you feel good you're good enough to join us, please send your CV to…
- bei Adverbialsätzen der Absicht: z. B. To meet the deadline, articles may be finished by 6 p.m.
- nach einleitenden adverbiellen Elementen: z. B. To some extent, his strategy has paid off.
- vor und nach Einfügungen: z. B. It remains to be seen, however, whether …

Kommasetzung

Download des Arbeitsblattes „komma.pdf" unter UTB-mehr-wissen.de.

6.6.2 Zeiten

Im Bereich der wissenschaftlichen Forschung wird die Gegenwart (present tense) für allgemeines Wissen und allgemeine Gesetzmäßigkeiten verwendet, während für die Ergebnisse von Experimenten die Vergangenheit (past tense) gebraucht wird (Katz, 2009).

Present tense/past tense (Katz, 2009)

Present tense is for generalities. (Die Gegenwart wird für allgemeingültige Regeln verwendet.) Past tense is for specific observations. (Die Vergangenheit wird für spezifische Beobachtungen gebraucht.)

Tenses

Beispiele für die Verwendung der „present tense":
- "Positive self-concept and skills regarding cooperation in teams are amongst the most relevant social skills in everyday life."
- "Child victimization is an important etiologic factor in the development of several psychiatric disorders in both childhood and adulthood."

Beispiele für die Verwendung der „past tense":
- "Relevant and significant changes in relation to the other two groups were documented regarding problem solving, emotional stability …"
- "Total number of nonvictimization adversity events was also significantly related to depressive symptoms, with victimization controlled."

6.7 Allgemeines

Im Folgenden finden Sie Tipps, um wissenschaftliche englische Texte gut lesbar zu machen und im Sinne von „Der Autor ist für die Verständlichkeit des Textes verantwortlich" zu handeln (Katz, 2009).

Wörter:
- Verwenden Sie einfache Verben (z. B. „use" statt „employ").
- Verwenden Sie Zahlen statt indefinite Artikelwörter oder Pronomen bzw. unbestimmte Zahladjektive (z. B. „2" statt „several").

Phrasen:
- Vermeiden Sie Metaphern oder Vergleiche, da diese im Englischen

oft eine andere Bedeutung haben (z. B. „the mixture could not be poured" statt „the mixture was as thick as glue").

Sätze:
- Verfassen Sie kurze Sätze.
- Ein Satz sollte jeweils nur eine Idee/einen Gedanken beinhalten.
- Ignorieren Sie den Klang und Rhythmus der eigenen Sprache und versuchen Sie, sich möglichst einfach auszudrücken.

Absätze:
- Gestalten Sie kurze Absätze.
- Versuchen Sie, in jedem Absatz die Sätze in eine logische Reihenfolge zu bringen.

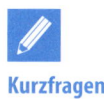

Kurzfragen

1 Was sind die grundlegenden Unterschiede im wissenschaftlichen englischen Schreiben im Vergleich zum Deutschen?

2 Was ist die IMRaD-Struktur?

3 Wie ist im Zweifelsfall mit den Beistrichen im Englischen umzugehen?

4 Sind „I" und „we" im wissenschaftlichen Englisch erlaubt?

Literatur

Biber, D., Conrad, S., & Leech, G. (2002). *Longman Student Grammar of spoken and written English.* London: Longman.

Gustavii, B. (2003). *How to Write and Illustrate a Scientific Paper.* Cambridge: Cambridge University Press.

Hogue, A. H. (2003*). The Essentials of English. A writer's Handbook.* White Plains, N.Y.: Pearson Longman.

Huter, M. & Mautner, G. (2010). *Academic Writing.* Arbeitsunterlagen.

Hyland, K. (2004). *Disciplinary Discourse. Social Interactions in Academic Writing.* Ann Arbor: University of Michigan Press.

Katz, M. J. (2009). *From Research to Manuscript: A Guide to Scientific Writing.* Cleveland OH: Springer Science.

Sharp, D. (2002). Kipling's Guide to Writing a Scientific Paper. Guest Editorial. *Croatian Medical Journal, 43* (3), 262–267.

Weiterführende Literatur

Lebrun, J.-L. (2007). *Scientific Writing: A Readers and Writer's Guide.* Singapore: World Scientific Publishing.

Raymond, M. (2006). *English Grammar in Use: A reference and practice book for intermediate students of English* (3rd ed.). Cambridge: Cambridge University Press.

7 Ergebnisdarstellungen anhand von Tabellen und Abbildungen

Elisabeth Kastenhofer & Sarah Mooslechner

Tabellen und Abbildungen sind ein unverzichtbarer Teil wissenschaftlicher Arbeiten und werden verwendet, um Ergebnisse übersichtlich, kurz und prägnant darzustellen. Deren Gestaltung, wie beispielsweise die Beschriftung und Nummerierung, unterliegt jedoch bestimmten Kriterien, welche in diesem Kapitel genauer erläutert werden. Wichtig ist ferner die korrekte Zitierung von Tabellen und Abbildungen im Text. Wie eine Tabelle oder Abbildung den Text sinnvoll ergänzt und welche statistischen Werte in Tabellenform wiedergegeben werden sollen, wird ebenfalls diskutiert. Das Kapitel liefert zudem einen Überblick zu den wichtigsten Anforderungen, denen eine gelungene Tabelle oder Abbildung entsprechen muss. Zudem werden beispielhafte Tabellen und Abbildungen zur Veranschaulichung der genannten Punkte dargeboten. Die Lektüre des Kapitels soll vor allem Studierende dabei unterstützen, die Ergebnisse ihrer wissenschaftlichen Arbeiten mit nur geringem zeitlichen Aufwand optimal zu präsentieren.

7.1 Wie gestaltet man Tabellen?

Bei der Gestaltung von Tabellen muss vor allem auf eine korrekte Nummerierung und Platzierung der Tabellen geachtet werden. Weiters gilt es, einen geeigneten Tabellentitel zu finden und den Tabellenkörper nach den Richtlinien der APA bzw. DGPs zu gestalten. Diese Aspekte werden nun näher erläutert und anhand von Beispielen verdeutlicht.

7.1.1 Nummerierung der Tabellen

Die Nummerierung erfolgt mit arabischen Zahlen in der Reihenfolge, in der sie im Text das erste Mal vorkommen, und zwar unabhängig davon, ob eine genauere Diskussion der Tabellen erst in einem späteren Teil des Textes erfolgt. Es sollen keine Suffixe verwendet werden (nicht *5a, 5b* …, sondern *Tabelle 5, 6* …; oder die zusammengehörenden Tabellen zu einer Tabelle kombinieren). Gibt es Tabellen im Anhang, werden diese mit Großbuchstaben und arabischen Zahlen bezeichnet, z. B. *Tabelle A1* ist die erste Tabelle des Anhangs (APA, 2009).

7.1.2 Tabellentitel

Jede Tabelle muss einen kurzen, aber klaren und erklärenden Titel erhalten. Abkürzungen können in Klammern gesetzt im Titel enthalten sein, z. B. Hit and False-Alarm (FA). Abkürzungen, die einer ausführlicheren Erklärung bedürfen, werden in (generellen) Anmerkungen zur Tabelle erklärt (APA, 2009; siehe auch Kapitel 7.1.5). Zu beachten ist, dass der Titel einer Tabelle immer oberhalb der Tabelle platziert wird. Durch Aufrufen des Menüpunkts „Beschriftung" in Word 2003 bzw. „Verweise" in Word 2007 kann der Titel einer Tabelle eingefügt werden.

In der ersten Zeile einer Tabelle steht immer das Wort „Tabelle" (engl. Table), gefolgt von der entsprechenden Tabellennummer. Häufig werden in diesem Zusammenhang auch Abkürzungen verwendet und Tabellen als „Tab. 1" oder Abbildungen als „Fig. 2" (bzw. „Abb. 2") bezeichnet. Erst eine Zeile darunter wird der entsprechende Titel platziert, welcher kursiv gesetzt werden muss. Beide Zeilen, Tabellennummer und Tabellentitel, sind linksbündig! Unterhalb des Tabellentitels wird eine der Tabellenbreite entsprechende (horizontale) Linie eingefügt. Dies gilt auch für die allerletzte Zeile einer Tabelle: Auch unterhalb dieser muss, quasi um die Tabelle abzuschließen, eine horizontale Linie eingefügt werden (University of Medicine and Dentistry of New Jersey, 2007).

7.1.3 Überschriften

Überschriften legen die Logik der Organisation der Daten fest und identifizieren die Spalten der Daten unter ihnen. Sie sollten, wie der Tabellentitel, knapp und aussagekräftig und möglichst nicht länger als der breiteste Eintrag in der Spalte sein. Man kann hier Standardabkürzungen und Symbole (z. B. % statt *percent*, *no.* statt *number*, *M*, *SD*) ohne Erklärung verwenden. Abkürzungen von Fachausdrücken, Gruppennamen und dergleichen müssen in den Anmerkungen zur Tabelle erläutert werden (APA, 2009; siehe auch Kapitel 7.1.5).

Jede Spalte der Tabelle muss eine Überschrift haben *(column head)*, inklusive der *stub column* (der ganz linken Spalte), diese heißt *stub head*. In Letzterer sind normalerweise die wichtigsten unabhängigen Variablen aufgelistet. Überschriften gelten immer für die Spalte, nie für die Zeile. Überschriften direkt über dem Tabellenkörper bezeichnen die

Abb. 14
Beispieltabelle
samt wesentlichen
Komponenten,
angelehnt an die APA
(2009)

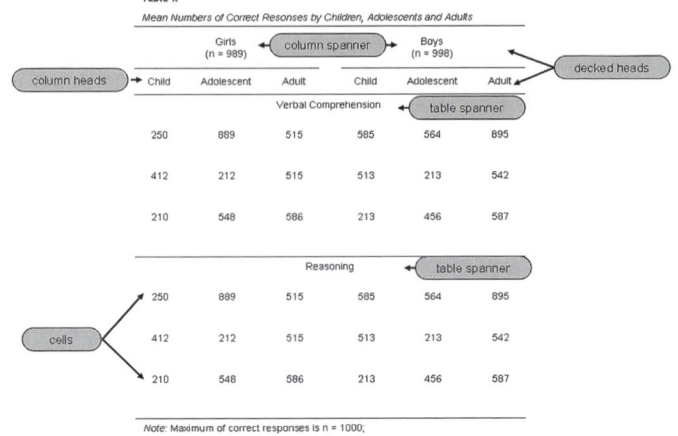

Einträge in den vertikalen Spalten des Körpers. Eine Spaltenüberschrift *(column head)* gilt nur für eine Spalte, eine *column spanner* umfasst zwei oder mehr Spalten, wobei jede davon wiederum eine eigene Überschrift aufweist. Überschriften in dieser Art nennt man *decked heads*. Diese können verwendet werden, um Wortwiederholungen in Spaltenüberschriften zu vermeiden – wenn möglich, sollten nicht mehr als zwei Ebenen von *decked heads* verwendet werden (APA, 2009).

Manche Tabellen erfordern sogenannte *table spanners*, das sind Überschriften, die die gesamte Breite des Tabellenkörpers bezeichnen. Innerhalb der Tabelle sind dann weitere Unterteilungen möglich. Die *table spanners* können auch dafür verwendet werden, zwei Tabellen zu einer zusammenzufassen, vorausgesetzt, sie haben dieselben Tabellenüberschriften. Jedes Item innerhalb einer Spalte sollte sowohl syntaktisch als auch begrifflich mit den anderen Items innerhalb der Spalte vergleichbar sein. Alle Items sollen durch die Überschrift beschrieben werden. *Stubheads*, *column heads* und *column spanners* sollten im Singular verfasst sein, außer sie bezeichnen eine Gruppe (z. B. Children). *Table spanners* können auch im Plural verfasst sein. Publiziert man auf Englisch, ist immer nur der erste Buchstabe des ersten Wortes einer Überschrift großzuschreiben (APA, 2009). Abbildung 14 gibt eine Beispieltabelle samt wesentlichen Elementen wieder.

7.1.4 Tabellenkörper

Der Tabellenkörper umfasst die Daten. Numerische Werte werden mit so vielen Dezimalstellen angegeben, wie es die Genauigkeit der Messung rechtfertigt. Wenn möglich, sollen bei allen vergleichbaren Werten gleich viele Dezimalstellen angegeben werden (APA, 2009). Bei Verwendung von Dezimalzahlen sollte keine Null vor dem Punkt stehen (z. B. .037 und nicht 0.037), es sei denn, sie dient der besseren Übersichtlichkeit (University of Medicine and Dentistry of New Jersey, 2007).

Innerhalb derselben Spalte darf die Messeinheit oder die Anzahl der Dezimalstellen nicht verändert werden!

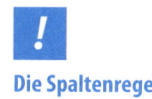

Die Spaltenregel

Gibt es keinen Schnittpunkt zwischen Spalte und Zeile, weil die Daten nicht passend/zutreffend waren, ist die betreffende Zelle frei zu lassen. Waren die Daten nicht erhältlich oder wurden sie nicht berichtet, ist dies in einer generellen Anmerkung zur Tabelle zu erklären und ein Gedankenstrich in die Zelle einzufügen. Gedankenstriche in der Hauptdiagonale einer Korrelationsmatrix geben grundsätzlich die Korrelation eines Items mit sich selbst an. Diese muss 1.00 sein und wird einfach durch einen Gedankenstrich ersetzt. Sind Daten in einer Korrelationsmatrix nicht verfügbar oder ungeeignet, sollte anstelle eines Gedankenstriches eine spezielle Anmerkung verwendet werden (APA, 2009; siehe auch Kapitel 7.1.5).

Die Daten, die in die Tabelle übernommen werden, sollten gezielt ausgewählt werden und prägnant sein. Auf Spalten, die leicht anhand anderer Spalten berechnet werden können, muss verzichtet werden. Bei der Gestaltung der Linien ist darauf zu achten, nur so viele Linien wie nötig und hauptsächlich horizontale Linien zu verwenden. Ein gut positionierter weißer Bereich kann ein effektiver Ersatz für eine Linie sein (APA, 2009).

7.1.5 Anmerkungen zur Tabelle

Anmerkungen bieten zusätzliche Erklärungen zu den Tabellen und verbessern demzufolge deren Nachvollziehbarkeit. Des Weiteren können Anmerkungen nützlich sein, um Wiederholungen von Informationen innerhalb des Tabellenkörpers zu vermeiden. Es gibt drei Arten von Anmerkungen: generelle, spezielle und Anmerkungen zum Signifikanzniveau. Generelle Anmerkungen beziehen sich immer auf die Tabelle als Ganze und beginnen mit dem (kursiven) Wort *Anmerkung(en)* – engl. *Note(s)* –, gefolgt von einem Punkt.

Spezielle Anmerkungen beziehen sich immer auf eine bestimmte Spalte, Zeile oder Zelle und werden durch hochgestellte Kleinbuchstaben (z. B. [a], [b], [c]) gekennzeichnet (Trimmel, 2009). Eine spezifische Anmerkung ist unabhängig von jeglichen anderen Tabellen, daher beginnt ihre Beschriftung innerhalb einer Tabelle immer mit einem hochgestellten [a] (University of Medicine and Dentistry of New Jersey, 2007). Anmerkungen zum Signifikanzniveau beginnen üblicherweise mit einem Sternchen/Asterisk (z. B. $*p < .05.$, $**p < .01$). Alle Anmerkungen zur Tabelle werden unterhalb der Tabelle angegeben, und zwar in folgender Reihenfolge: generelle Anmerkungen, spezielle Anmerkungen, Anmerkungen zum Signifikanzniveau! Jede Art von Anmerkung beginnt linksbündig in einer neuen Zeile (APA, 2009).

zB

Anmerkung

Anmerkung. Acht Versuchspersonen mussten von der Analyse ausgeschlossen werden.
[a]$n = 41.$ [b]$n = 45.$
$*p < .05.$ $**p < .01.$

7.1.6 Platzierung der Tabelle

Nach Möglichkeit sollten Tabellen derart gestaltet sein, dass sie gelesen werden können, wenn der Bericht bzw. die wissenschaftliche Arbeit in der normalen vertikalen Position gehalten wird. Das erleichtert das Lesen von Tabellen, da der Bericht nicht gedreht werden muss. Kleinere Tabellen sollten nach dem Absatz platziert werden, in dem sie das erste Mal erwähnt werden. Ist die Tabelle dafür zu groß, muss sie am Beginn der nächsten Seite positioniert werden (University of Medicine and Dentistry of New Jersey, 2007).

Auch wenn die Tabelle eine ganze Seite oder mehrere Seiten in Anspruch nimmt, muss sie anschließend an den auf sie verweisenden Absatz eingefügt werden. Erstreckt sich eine Tabelle über mehrere Seiten, wird jede folgende Seite mit „Table X – (Continued)“ bzw. „Tabelle X – (Fortsetzung)“ beschriftet. Der Titel der Tabelle wird dabei nicht wiederholt! Unterhalb dieser Beschriftung wird auf jeder Seite eine der Breite der Tabelle entsprechende Linie eingefügt (University of Medicine and Dentistry of New Jersey, 2007).

7.2 Wie zitiert man Tabellen?

Bei der Bezugnahme auf Tabellen muss ohne Ausnahme auf die Nummer der Tabelle verwiesen werden, z. B. „wie man in Tabelle 8 sieht" oder „Versuchspersonen, die ein Training erhalten haben (Tabelle 5)" (Trimmel, 2009). Formulierungen wie z. B. „die Tabelle ober-/unterhalb …" oder „die Tabelle auf Seite 5" sollten nie verwendet werden, da Position und Seitenzahl einer Tabelle nicht festgelegt werden können, bis es eine drucktaugliche Form der wissenschaftlichen Arbeit gibt (APA, 2009).

Es muss auf jede Tabelle im Text Bezug genommen werden (Trimmel, 2009)!

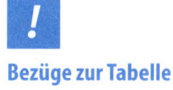

Bezüge zur Tabelle

7.3 Wie soll eine Tabelle den Text ergänzen?

Eine informative Tabelle ergänzt den Text, statt ihn zu kopieren. Es sollten nur die wichtigsten Punkte der Tabelle im Text selbst diskutiert werden. Wird jedes Item der Tabelle im Text besprochen, ist die Tabelle unnötig. Jede Tabelle sollte einen in den Text integrierten Teil darstellen, jedoch auch verständlich sein, ohne auf den Text verweisen zu müssen (APA, 2009).

7.4 Wann verwendet man besser Abbildungen als Tabellen?

Jede Art von Darstellung, die keine Tabelle ist, wird als Abbildung bezeichnet (z. B. Diagramme, Grafiken oder Fotografien).

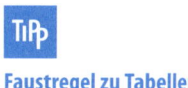

Faustregel zu Tabellen

Bei der Darstellung exakter, quantitativer Daten werden Tabellen bevorzugt. Bei Abbildungen hingegen ist der Leser gefordert, Werte zu schätzen. Der Vorteil von Abbildungen ist, dass sie auf einen Blick ein umfassendes Ergebnisprofil bieten und sich besonders gut zur Darstellung von Interaktionen und nichtlinearen Beziehungen eignen. Des Weiteren kann eine gut vorbereitete Abbildung strukturelle oder bildhafte Konzepte effizienter darstellen als ein Text.

7.5 Welche statistischen Werte sind in Tabellen oder im Text nötig?

Abhängig von der Methode können z. B. Chi²-Werte (χ^2), F-Werte *(F)* oder T-Werte *(t)* angegeben werden. Wird ein solches Maß zur Prüfung von Hypothesen angegeben, ist dazu immer die entsprechende Signifikanz (*p*-Wert) anzuführen. Zusätzlich sollten immer die Freiheitsgrade *(df)*, auch wenn augenscheinlich klar, vermerkt werden.

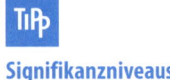

Signifikanzniveaus

In einer Anmerkung zur Tabelle sollte jedenfalls das Signifikanzniveau angegeben sein (siehe Kapitel 7.1.5)!

Falls keine Signifikanzen angegeben werden, sollte es sich lediglich um eine Häufigkeitsauflistung handeln. Es muss allenfalls klar ersichtlich sein, ob es sich um tatsächliche Häufigkeiten oder Prozente handelt. Es gibt verschiedene Variationen der Darstellung von Werten in Tabellen. Mittelwerte können als *M* abgekürzt oder aber auch ausgeschrieben werden (ähnlich *SD* und Standardabweichung). Diese Kennwerte können nebeneinander in eigenen Spalten oder untereinander in zwei Zeilen bzw. in eine Spalte und eine Zeile (*SD* dann in Klammern) gesetzt werden. Ähnlich verhält es sich mit den Freiheitsgraden und den Zusammenhangs- und Unterschiedsmaßen (F-Werte, T-Werte, Korrelationen etc.).

Es sind zudem alle wichtigen statistischen Maße anzugeben, welche die Methode nachvollziehbar machen. Dies betrifft das Beta (β) bei Regressionen ebenso wie den F-Wert bei einer ANOVA. Auch Effektstärken können in einer eigenen Spalte einbezogen werden, dann ist jedoch anzugeben, um welche Effektstärke es sich handelt, z. B. Eta² (η^2) oder Cohens *d*. Als eine weitere Zahl muss das *N* (Anzahl der Untersuchungsobjekte in der Gesamtstichprobe) in irgendeiner Form vermerkt sein. Dies gilt nicht nur für die Gesamtstichprobe, sondern auch für Teilstichproben *(n)*.

Der *grand faux pas*!

Nie eine SPSS-Tabelle verwenden!

Beispieltabellen

Download der Beispieltabellen „beispieltabs.pdf" unter UTB-mehr-wissen.de.

7.6 Grundlegende Prinzipien bei der Gestaltung von Abbildungen

Vor der Verwendung und Gestaltung von Abbildungen sollte man sich folgende grundlegende Fragen stellen:

- Trägt die Abbildung zum besseren Verständnis des Artikels bei? Wenn nicht, ist die Abbildung unnötig. Auch Abbildungen, die Informationen des Artikels duplizieren, sollten nicht verwendet werden.
- Ist eine Abbildung die beste Art, um die gewünschte Information zu vermitteln? Manchmal eignen sich Tabellen zur Darstellung von Ergebnissen besser, vor allem bei der Vermittlung von exakten, quantitativen Informationen (APA, 2009).

7.7 Welche Arten von Abbildungen gibt es?

Grundsätzlich ist zu sagen, dass jede Art von Information, die weder textlich noch in Tabellenform dargestellt wird, als Abbildung bezeichnet wird. Die gängigsten Arten von Abbildungen sind Linien-, Fluss-, Balken- und Kreisdiagramme sowie Karten/Pläne, Zeichnungen und Fotografien. *Liniendiagramme* veranschaulichen typischerweise die Beziehung zweier Variablen auf einer x- und y-Achse. Um eine gute Übersichtlichkeit zu gewährleisten, sollten nicht mehr als vier Verlaufskurven in einem Liniendiagramm dargestellt werden (APA, 2009).

Flussdiagramme illustrieren nichtquantitative Informationen, wie z. B. die Darstellung eines Prozesses (engl. *flow chart*). *Kreisdiagramme* dienen der Darstellung von Prozentsätzen. Um ein möglichst übersichtliches Diagramm zu erhalten, sollten nicht mehr als fünf Segmente verwendet werden. *Balkendiagramme* verwendet man meist bei der Vermittlung kategorialer Information (z. B. verschiedener Arten von spezifischen Phobien, verschiedener Experimentalbedingungen) (APA, 2009). Abbildung 15 veranschaulicht zwei beispielhafte Balkendiagramme.

Karten/Pläne dienen der Darstellung räumlicher Information (siehe Abbildung 16). Zeichnungen liefern eine bildhafte Darstellung der Information und sollten – wenn möglich – von einem Grafiker angefertigt werden. Fotografien sind schließlich eine weitere Form von Abbildungen, die häufig Verwendung finden. Die Fotografien müssen über eine ausreichend gute Qualität verfügen und sollten schwarz-weiß sein, außer die Farben sind für die Studie von Relevanz (z. B. verschiedenfarbige Stimuli) (APA, 2009).

Abb. 15
Beispiel zweier Balken-
diagramme: Familien-
stand (a) und höchste
abgeschlossene Aus-
bildung (b) der Test-
personen in Prozent

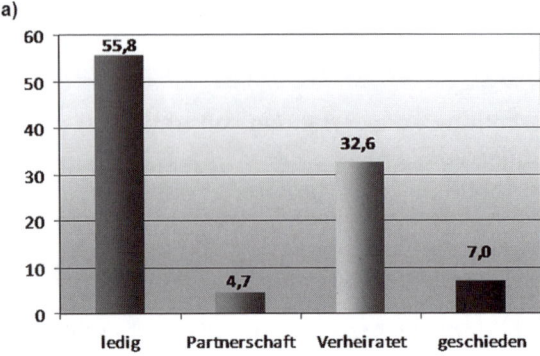

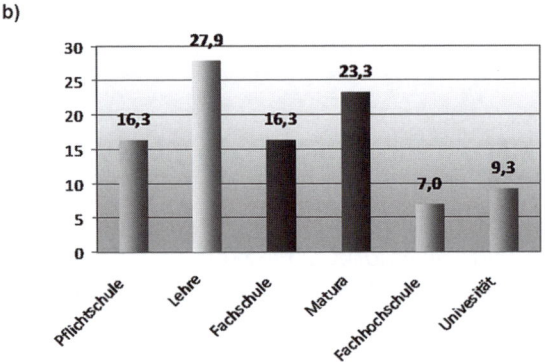

Abb. 16
Beispiel einer Karte/
eines Planes: Positionie-
rung und Einstellung der
drei Kameras (C1, C2, C3)
im Therapieraum wäh-
rend des MTI Trainings

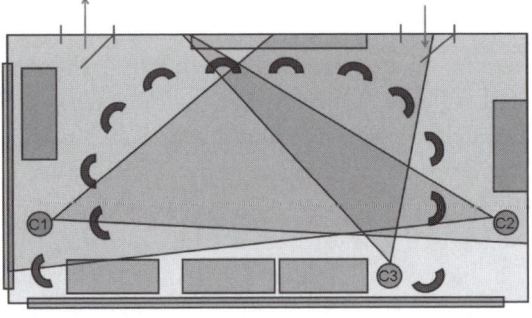

Copyright

Werden Tabellen oder Abbildungen verwendet, die einem Copyright unterliegen, muss unbedingt eine schriftliche Erlaubnis für deren Veröffentlichung beim
Copyright-Inhaber eingeholt werden! In der wissenschaftlichen Arbeit muss dann
unterhalb der verwendeten Tabelle oder Abbildung eine Danksagung an den Autor
und den Copyright-Inhaber vermerkt werden (APA, 2009).

Die eben genannten Arten von Abbildungen können als Prototypen verstanden werden. Es gibt viele Variationen, weshalb die Unterscheidung oft nicht so klar ist. Beispielsweise können computergenerierte Bilder derart gestaltet werden, dass sie wie Fotografien wirken, oder Fotografien derart verändert, dass sie eher wie Zeichnungen erscheinen (APA, 2009).

3-D-Darstellungen liefern keine zusätzlichen Informationen und sollten deshalb nicht verwendet werden!

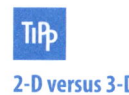

2-D versus 3-D

7.8 Wann verwendet man Abbildungen?

Abbildungen eignen sich z. B. gut, um
- komplexe theoretische Modelle oder Theorien grafisch darzustellen,
- die Stichprobengrößen von Versuchs- und Kontrollgruppen und ihre Veränderung während einer Studie bzw. eines Experiments zu veranschaulichen,
- empirische Ergebnisse eines komplexen multivariaten Modells zu illustrieren oder
- Details einer experimentellen Versuchsanordnung darzustellen (APA, 2009).

7.9 Welchen Anforderungen sollen Abbildungen entsprechen?

Die wichtigsten Anforderungen an gute Abbildungen sind Einfachheit, Übersichtlichkeit und Informationsgehalt (APA, 2009). Mithilfe der folgenden Checkliste kann überprüft werden, ob die eigene Abbildung gelungen ist.

- Veranschaulicht die Abbildung nur essenzielle Informationen?
- Lässt die Abbildung überflüssige Details weg?
- Ist die Abbildung einfach zu lesen, d.h. sind Linien, Beschriftungen, Symbole etc. so groß, dass sie mit Leichtigkeit gelesen werden können?
- Ist die Abbildung einfach zu verstehen, d.h., ist der Zweck der Abbildung für den Leser offensichtlich?
- Ist die Abbildung im selben Stil gestaltet wie ähnliche Abbildungen innerhalb des Artikels?

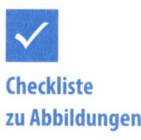

Checkliste zu Abbildungen

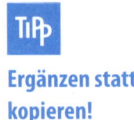

Ergänzen statt kopieren!

Eine gute Abbildung ergänzt den Text, statt ihn zu kopieren! Dies gilt sowohl für Tabellen als auch für Abbildungen!

Weiters ist immer darauf zu achten, dass Maßeinheiten angegeben und Achsen beschriftet werden.

7.9.1 Titel und Legenden von Abbildungen

Jede Abbildung muss mit einem Titel versehen sein, welcher unterhalb der Abbildung platziert wird. Der Titel der Abbildung dient gleichzeitig als Erklärung der Abbildung. Meist reicht es nicht, dass der Titel aus einigen wenigen Worten besteht, da er den Inhalt der Abbildung beschreiben soll. Die Abbildung muss dem Leser, ohne im Text nachlesen zu müssen, verständlich sein (APA, 2009).

Legenden erklären Symbole oder Zeichen, die in der Abbildung verwendet werden. Diese werden innerhalb der Abbildung platziert und sind demzufolge Bestandteil der Abbildung. Die hier verwendeten Schriftarten und -größen sollten jenen innerhalb der restlichen Abbildung gleichen (APA, 2009).

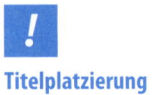

Titelplatzierung

Bei Abbildungen wird der Titel unterhalb, bei Tabellen oberhalb platziert!

7.9.2 Nummerierung und Zitierung von Abbildungen

Die Nummerierung von und Bezugnahme auf Abbildungen im Text erfolgt analog zu der von Tabellen (siehe Kapitel 7.1.1 und 7.2).

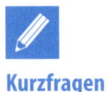

Kurzfragen

1   Was ist der Unterschied zwischen speziellen und generellen Anmerkungen zu Tabellen und wie werden sie formatiert?
2   Warum sollten bei der Zitierung von Tabellen (oder Abbildungen) nie Formulierungen wie „die Tabelle oberhalb" oder „wie in der Tabelle auf Seite 2 zu sehen ist" verwendet werden?
3   Auf welche Art von Linien muss bei der Tabellengestaltung verzichtet werden: horizontale oder vertikale Linien?
4   Wo wird der Titel einer Abbildung platziert? Wo der Titel einer Tabelle?

Literatur

American Psychological Association. (2009). *Publication manual of the American Psychological Association* (6th ed., second printing). Washington, DC: APA.

Trimmel, M. (2009). *Wissenschaftliches Arbeiten in Psychologie und Medizin*. Wien: facultas.wuv (UTB).

University of Medicine and Dentistry of New Jersey. (2007). *Presenting Data in APA Style Tables.* Zugriff am 1. September 2010 unter http://www.umdnj.edu/idsweb/shared/apa_tables.doc.

Weiterführende Literatur

Deutsche Gesellschaft für Psychologie. (2007). *Richtlinien zur Manuskriptgestaltung* (3. Auflage). Göttingen: Hogrefe.

Aspelmeier, J. (2007). *How to Make APA Format Tables Using Microsoft Word.* Zugriff am 1. September 2010 unter http://www.radford.edu/~jaspelme/443/spring-2007/How_to_Make_an_APA_format_Table_in_Word.pdf.

Department of Psychology of the Allegheny College. (2010). *Creating Figures with Excel.* Zugriff am 1. September 2010 unter http://webpub.allegheny.edu/dept/psych/FiguresAndTables/Figs-Tables.html#excel.

8 Darstellung der Methoden und Ergebnisse bei neurowissenschaftlichen Studien am Beispiel einer fMRT-Studie

Eva-Maria Seidel & Miriam Dyck

Das vorliegende Kapitel gibt einen Überblick zur Darstellung der Methodik und der Ergebnisse einer experimentellen Studie unter Anwendung funktioneller Magnetresonanztomografie (fMRT). Hierbei wird auf die Beschreibung der Stichprobe, des Paradigmas, der Datenerhebung sowie der Datenanalyse und auf die Darstellung der Ergebnisse in Form von Text, Abbildungen und Tabellen eingegangen. Nur eine umfassende und detaillierte Darstellung der Vorgehensweise eines Experiments ermöglicht es dem Leser eines Fachartikels, das Experiment und dessen Ergebnisse zu verstehen und die Interpretation nachzuvollziehen. Der vorliegende Text soll hierfür als Orientierung für Anfänger dienen und erhebt keineswegs Anspruch auf Vollständigkeit. Am Ende des Kapitels werden zusätzlich Hinweise auf weiterführende Literatur für besonders interessierte Leser gegeben.

8.1 Einleitung

Wie in vielen anderen Forschungsfeldern ist auch im Bereich der neurowissenschaftlichen Forschung das Ziel eines wissenschaftlichen Artikels, die durchgeführte Studie so darzustellen, dass andere Forscher diese nachvollziehen und gegebenenfalls replizieren können. Neueste Entwicklungen in Richtung der Erstellung von Metadatenbanken und folglich Metaanalysen basieren auf einer präzisen Spezifizierung methodischer Details, um die Vergleichbarkeit verschiedener Studien beurteilen zu können. Die Neurowissenschaften sind zudem ein interdisziplinäres Feld, in dem neben Psychologen vor allem Physiker, Mediziner, Biologen und Statistiker arbeiten. Diese Interdisziplinarität stellt eine weitere Herausforderung dar, da jedem Fachbereich die Information zur Verfügung gestellt werden sollte, welche dieser für besonders wichtig erachtet. Im folgenden Kapitel wird daher ein Überblick zu den wichtigsten Elementen der Darstellung des Studiendesigns, der Stichprobe, der Datenanalyse sowie der Ergebnisse einer Studie unter Anwendung funktioneller Magnetresonanztomografie (fMRT) gegeben.

Dieses Kapitel orientiert sich an einer Arbeit von Poldrack et al. (2008), zu welcher eine Wikipedia-basierte Internetseite erstellt wurde, die sehr zu empfehlen ist: http://www.fmrimethods.org. Dort findet der Leser unter anderem auch ein Beispiel eines vollständigen Methodenteils.

In diesem Kapitel wird nicht auf die tatsächliche Planung, Durchführung und Datenanalyse einer fMRT-Studie eingegangen. Diesbezüglich sei der geneigte Leser an Huettel, Song und McCarthy (2004) verwiesen. Folgende Internetseiten geben eine leicht verständliche Einführung für Anfänger: http://www.fmri-easy.de/ oder http://psychology.uwo.ca/fmri4newbies/.

8.2 Methodenteil

8.2.1 Stichprobenbeschreibung

Standardmäßig wird in jedem wissenschaftlichen Artikel, welcher eine Untersuchung am Menschen beschreibt, eine kurze grundlegende demografische Beschreibung der Stichprobe gegeben (z. B. Alter, Bildungsgrad, Geschlechterverteilung). Um wirklich beurteilen zu können, wer die Teilnehmer waren, und vor allem, wer sie nicht waren, genügt dies in den meisten Fällen jedoch nicht. Insbesondere im Rahmen von Untersuchungen im Bereich der Klinischen Psychologie wird meist eine Stichprobe von Patienten mit einer Stichprobe psychisch gesunder Kontrollprobanden verglichen. Hier ist es entscheidend, genau zu spezifizieren, welche Ein- bzw. Ausschlusskriterien für die jeweilige Stichprobe angewendet wurden (siehe „Checkliste Stichproben").

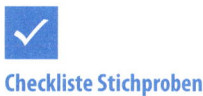

Checkliste Stichproben

- Welche Ein- bzw. Ausschlusskriterien wurden definiert (z. B. Vorhandensein bestimmter psychiatrischer, neurologischer oder systemischer Erkrankungen, Drogenkonsum)?
- Wie wurde das Vorhandensein bzw. Nichtvorhandensein derselben überprüft (z. B. Krankengeschichte, Selbstbericht, Drogentests)?
- Wie wurde bei der Rekrutierung der Stichproben vorgegangen (z. B. persönlicher Kontakt, Aushänge)?
- Wie wurde sichergestellt, dass sich Patienten- und Kontrollgruppe tatsächlich nur in dem interessierenden Merkmal (z. B. einer bestimmten psychischen Störung) statistisch signifikant unterscheiden (sogenannte Matchingkriterien, wie z. B. Geschlecht, Alter, Bildungsgrad)?

Neben der Darstellung der eingeschlossenen Personen ist ebenso relevant, wie viele Personen/Datensätze von der weiteren Verarbeitung ausgeschlossen wurden und was der Grund dafür war (strukturelle Auffälligkeiten, Bewegungsartefakte, Datenqualität), um den Verdacht etwaiger systematischer Unterschiede zwischen ein- und ausgeschlossenen Personen auszuräumen.

---

i

Artefakte

Als Artefakte bezeichnet man Abbildungsfehler, die verschiedene Ursachen haben und oft unvermeidbar sind. Bei einer fMRT-Messung sind es vor allem regionale Signalverluste in der Nähe der Schädelhöhlen, Flussartefakte in der Nähe großer Gefäße sowie mangelnde Langzeitstabilität des MR-Scanners *(drift)*, aber auch Körperbewegungen des Probanden während der Messung und kurz dauernde physiologische Bewegungen (Pulsationen, Schlucken), welche Artefakte verursachen.

8.2.2 Paradigmenbeschreibung

Die Beschreibung der Aufgabe, welche die Teilnehmer während der fMRT-Messung zu erfüllen hatten, ist ein Abschnitt des Methodenteils, der vor allem für Psychologen besonders relevant ist. Zunächst ist anzugeben, wie die Teilnehmer instruiert wurden, welche Reize (Stimuli) präsentiert wurden, wie diese präsentiert wurden und wie der zeitliche Ablauf des Experiments gestaltet war.

---

zB

Paradigmen

Instruktion: schriftlich oder mündlich
Stimuli: Art und Anzahl
Präsentationsform: Videobrille, Spiegel etc.
Zeitverlauf: mehrere Blöcke, einzelne Events, Interstimulusintervall

---

Gerade bezüglich der Beschreibung der Aufgabe haben Personen aus unterschiedlichen Fachgebieten unterschiedliche Informationsbedürfnisse; so interessiert sich der Psychophysiker beispielsweise für den genauen visuellen Winkel, unter dem die Reize präsentiert wurden, die Bildhelligkeit etc. Um eine funktionell äquivalente Replikation zu ermöglichen, ist es hier empfehlenswert, eher mehr als weniger Details anzugeben. Besonders praktisch erscheint den Autoren, den Aufbau der Stimuluspräsentation durch Abbildungen zu veranschaulichen (siehe Abbildung 17).

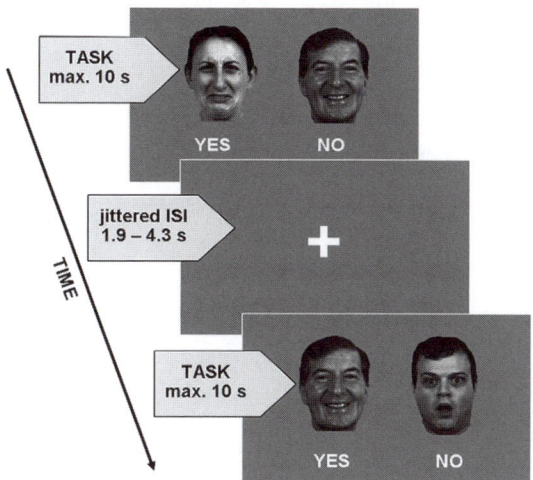

Abb. 17
Beispielhafte Darstellung einer Aufgabe zum Vergleich emotionaler Gesichter, inklusive Screenshots aus Sicht des Probanden sowie Timing-Parameter (Interstimulusintervall, ISI)

Spannend und aufschlussreich ist vor allem die Dokumentation dessen, was die Teilnehmer tatsächlich während des Experiments getan haben. Dies kann im Rahmen von Teilnehmerbefragungen im Anschluss an das Experiment eruiert werden. So wird sichergestellt, dass alle Teilnehmer sich instruktionskonform verhalten haben.

8.2.3 Messparameter

Vor allem für Leser aus dem Bereich der MR-Physik ist die Beschreibung der genauen Parameter der fMRT-Messung besonders bedeutsam. Da dieses Lehrbuch sich an Psychologiestudierende richtet, soll dieser Teil jedoch nur sehr kursorisch abgehandelt werden. Grundsätzlich sollten der Hersteller und das Modell des fMRT-Gerätes sowie die magnetische Feldstärke angegeben werden. Bezüglich der Messsequenz sind jene Parameter wesentlich, die im Folgenden angeführt sind:

- Pulssequenz (z. B. Echo Planar Imaging, Gradienten-Spin-Echo)
- Echozeit (TE = Zeit zwischen dem Anregungspuls und dem Maximum des MR-Signals) und Repetitionszeit (TR = Zeit zwischen zwei Anregungspulsen in der MR-Sequenz)
- Flipwinkel (Grad der Auslenkung der Magnetisierung von der Längsrichtung)
- Gewichtung (vorrangige Kontrastquelle)
- Anzahl, Dicke und Orientierung der Schichten (axial, sagittal, koronar), Abstand

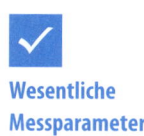

Wesentliche Messparameter

zwischen den Schichten, Matrixgröße (Anzahl der Bildpunkte), Größe des Sichtfelds *(field of view)*

Eine ausführliche Erklärung dieser Begrifflichkeiten würde den Rahmen dieses Lehrbuchkapitels überschreiten. Der geneigte Leser wird auf weiterführende Literatur verwiesen (z. B. Weishaupt et al., 2009).

8.2.4 Vorverarbeitung der Daten und weitere statistische Analyse

Da zur Bearbeitung von fMRT-Daten verschiedenste Programme zur Verfügung stehen, ist es wichtig, das genaue Programm und die verwendete Version anzugeben (z. B. SPM8, FSL 4.1, BrainVoyager QX 2.2). Je nach Programm und Version liegen den einzelnen Schritten unterschiedliche Analysealgorithmen zugrunde, welche einen Einfluss auf die Ergebnisse haben können und daher relevant für das Verständnis und die Interpretation der Daten sind. Sollten Datensätze verschiedener Teilnehmer unterschiedlichen Verarbeitungsschritten unterzogen worden sein, so ist dies genau zu begründen und zu spezifizieren.

Die Beschreibung des ersten Teils der Datenanalyse, der Vorverarbeitung der fMRT-Daten, sollte alle Vorverarbeitungsschritte im Detail enthalten. Falls eine Qualitätskontrolle durchgeführt wurde, sollte genau angegeben werden, was überprüft wurde (Signal-Rausch-Verhältnis, Bewegungsartefakte etc.) und ob, basierend darauf, Teilnehmer ausgeschlossen wurden. Ein Ziel der Vorverarbeitung ist es, Varianz in den Daten zu reduzieren, die für das Experiment nicht von Interesse ist. Daher ist es entscheidend, anzugeben, welche Schritte gesetzt wurden und welche Algorithmen dafür verwendet wurden. Bei der Bewegungskorrektur *(realignment)* und auch der zeitlichen Korrektur *(slice timing)* sollte beispielsweise angegeben werden, welches Bild als Referenz gesetzt wurde und welche Interpolationsmethode verwendet wurde. Um Gruppenanalysen durchführen zu können, ist es notwendig, die individuellen Daten auf ein Standardgehirn zu normalisieren.

---

i

Standardgehirn

Als Standardgehirn bezeichnet man anatomische MR-Aufnahmen (Templates), welche als Referenzgehirn bei der Normalisierung verwendet werden. Das wohl am häufigsten verwendete Referenzgehirn ist das MNI152 (MNI ist die Abkürzung für „Montreal Neurological Institute"). Hierbei handelt es sich um ein Durchschnittsbild aus 152 anatomischen MR-Aufnahmen gesunder Probanden.

An dieser Stelle sollten die Methode der Normalisierung (z. B. *unified segmentation*) und das verwendete Template (z. B. MNI) spezifiziert werden. Der letzte Schritt, die räumliche Glättung *(smoothing)* zur Abschwächung interindivideller Unterschiede, kann durch die Angabe der verwendeten Größe und Art des sogenannten *smoothing kernel* (z. B. Gauß-Kernel mit 12 mm FWHM) ausreichend beschrieben werden.

Die Darstellung der tatsächlichen statistischen Auswertung muss zunächst auf das verwendete Modell für den vermuteten Signalverlauf zur Schätzung der Parameter auf der Einzelpersonenebene eingehen. Dies kann z. B. folgendermaßen beschrieben werden: „Im Rahmen des allgemeinen linearen Modells wurden alle Bedingungen mit einem separaten Regressor modelliert und gefaltet mit einer kanonischen hämodynamischen Antwortfunktion."

Es wird angenommen, dass die hämodynamische Antwortfunktion (HRF) die neuronale Antwort auf experimentelle Stimulation (reflektiert als zeitliche Änderung im MR-Signal) widerspiegelt. Die HRF erreicht ihr Maximum nach ca. 5–6 Sekunden, gefolgt von einem starken Abfall bis unter den Nullpunkt für ca. 10–20 Sekunden.

Hämodynamische Antwortfunktion

Die Spezifizierung einer Gruppenanalyse sollte dem Leser möglichst detailliert vermitteln, welche Verfahren zum Vergleich der Gruppen oder Bedingungen verwendet wurden (z. B. *fixed effects* oder *random effects* ANOVA, *t-tests*).

Fixed-Effects-Analyse: Der Großteil der frühen fMRI-Studien kombinierte Daten mehrerer Personen in einem *Fixed-Effects-Modell*. Dieses Vorgehen berechnet jedoch die Varianz zwischen den Personen nicht mit ein. Es wurde benutzt, um Ergebnisse als Fallstudien zu berichten, da es hier nicht möglich ist, Inferenzschlüsse über die zugrundeliegende Population zu ziehen.
Random-Effects-Analyse: State of the Art ist eine sogenannte *Random-Effects-Analyse*, welche beide Varianzquellen miteinbezieht: Inner- und Zwischensubjektvariabilität. Daher wird es möglich, Inferenzaussagen über die Population zu treffen, aus der die Stichproben gezogen wurden.

Tipp

Da fMRT-Ergebnisse meist auf dem Vergleich verschiedener Bedingungen/Gruppen beruhen, muss auch spezifiziert werden, welche Vergleiche (sogenannte Kontraste) von Interesse sind und wie diese berechnet wurden. Wurden die Analysen zusätzlich zum ganzen Gehirn auch in *regions of interest* (ausgewählten Regionen) durchgeführt, muss angegeben werden, wie diese definiert (funktionell, anatomisch) und gebildet (Form, Größe) wurden und wie die statistische Analyse innerhalb dieser reduzierten Regionen berechnet wurde (Extrahierung der Werte, *small volume correction*). Eines der Hauptprobleme der fMRT-Datenanalyse stellt das multiple Testproblem dar.

TiPp

Das multiple Testproblem

Im massenunivariaten Ansatz wird angenommen, dass die Zeitreihe jedes Voxels eine unabhängige Beobachtung darstellt und daher tausende Hypothesentests vorgenommen werden. Bei einer individuellen statistischen Irrtumswahrscheinlichkeit von 0.05 für jeden Test ergibt sich daraus das Auftreten zu vieler falsch-positiver Tests.

Was ist ein Voxel?

Ein Voxel ist das dreidimensionale Äquivalent eines Pixels, welches durch eine XYZ-Koordinate eines Datensatzes bestimmt ist. Die Größe eines Voxels ist durch die gemessene Schichtdicke bestimmt.

Die gewählte Methode der zufallskritischen Absicherung gegen das multiple Testproblem, also der Korrektur des Signifikanzniveaus, muss genau angegeben werden, um die Glaubhaftigkeit und Robustheit der berichteten Effekte für den Leser abschätzbar zu machen (z. B. Bonferroni/FWE; Benjamini-Hochberg/FDR).

8.3 Ergebnisdarstellung

8.3.1 Darstellung im Text

Wie in vielen anderen Forschungsfeldern auch, sollte man sich auf die Darstellung der wichtigsten Ergebnisse beschränken. Die Ergebnisse im fMRT-Bereich, signifikante Voxelcluster, sollten mit ihren jeweiligen Koordinaten (MNI, Talairach), der Anzahl der Voxel im Cluster, dem jeweiligen t- oder z-Wert und dem dazugehörigen p-Wert sowie der anatomischen Bezeichnung der Gehirnregion (unter Bezug auf den verwendeten Atlas) angegeben werden. Hilfreich für das Verständnis der Ergebnisse ist es, nochmals genau anzugeben, um welchen Vergleich (welche Bedingungen/Gruppen) es sich bei den jeweiligen Ergebnissen handelt.

8.3.2 Abbildungen und Tabellen

Die aussagekräftigste Darstellung von fMRT-Ergebnissen sind Abbildungen, welche die jeweiligen Cluster in Form einer farbcodierten statistischen Karte anzeigen. Die Abbildungen sollten so klar sein, dass sie ohne Bezug auf den Text (außer der Legende) verständlich sind. Angaben, die auf keinen Fall fehlen sollten, sind hierbei die Art der statistischen Karte (z. B. *z*- oder *t-map*), die Schwellenwerte der Farbkodierung sowie das zugrunde liegende anatomische Bild (z. B. MNI-Template). Besonders hilfreich für das Verständnis der dargestellten Effekte sind Balkendiagramme (basierend auf der prozentuellen Signaländerung), die den der Abbildung zugrunde liegenden Effekt verdeutlichen (siehe Abbildung 18).

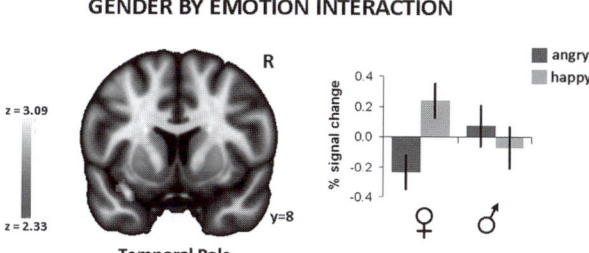

GENDER BY EMOTION INTERACTION

Abb. 18
Beispiel für die Darstellung der Ergebnisse in Form einer Abbildung (hierbei handelt es sich um ein fiktives Ergebnis): Illustration der „Geschlecht x Emotion"-Interaktion im Temporalpol, welche bei Frauen stärker assoziiert ist mit der Verarbeitung fröhlicher Gesichter, bei Männern hingegen mit der Verarbeitung wütender Gesichter (FWE-korrigierte *z-map*, MNI-Template).

In Form von Tabellen lassen sich die häufig sehr zahlreichen signifikanten Aktivierungscluster mit den jeweiligen Kennwerten (siehe Kapitel 8.3.1) wesentlich übersichtlicher darstellen als im Fließtext. So kann man sich im Text auf die Beschreibung der wichtigsten Regionen beschränken und ergänzend dazu in einer Tabelle alle weiteren, aber weniger wesentlichen Ergebnisse anführen.

1 Wieso ist es wichtig, die Methodik eines Experiments möglichst detailliert darzustellen?

2 Welche einzelnen Bereiche sollten im Methodenteil abgedeckt sein?

3 Was ist das multiple Testproblem?

4 Welche Informationen sollten in einer Abbildung enthalten sein?

Kurzfragen

Literatur

Poldrack, R. A., Fletcher, P. C., Henson, R. N., Worsley, K. J., Brett, M., & Nichols, T. E. (2008). Guidelines for reporting an fMRI study. *NeuroImage* 40, 409–414.

Weishaupt, D., Koechli, V. D. & Marincek, B. (Hrsg.) (2009). *Wie funktioniert MRI? Eine Einführung in Physik und Funktionsweise der Magnetresonanzbildgebung.* Springer: Berlin.

fMRI methods working group. (2009). *fMRI methods Wiki.* Zugriff am 4. August 2010 unter http://www.fmrimethods.org.

Weiterführende Literatur

Culham, J. (2008). *fMRI 4 newbies. A crash course in brain imaging.* Zugriff am 4. August 2010 unter http://psychology.uwo.ca/fmri4newbies/.

Huettel, S. A., Song, A. W., & McCarthy, G. (2004). *Functional Magnetic Resonance Imaging.* Sunderland, MA: Sinauer Associates.

Schneider, F. & Fink, G. R. (Hrsg.) (2006). *Funktionelle MRT in Psychiatrie und Neurologie.* Berlin: Springer.

Siedentopf, C. M. (2005). *fMRI-easy.* Zugriff am 4. August 2010 unter http://www.fmri-easy.de/.

Ulmer, S., & Jansen, O. (Hrsg.) (2010). *fMRI. Basics and Clinical Applications.* Berlin: Springer.

Methodik

9 Von Variablen zu Modellen: Einführung in die Methodik psychologischer Forschung

Oswald D. Kothgassner

Die statistische Methodenlehre ist in den Augen vieler angehender Psychologen ein unliebsamer, aber dennoch wesentlicher Bestandteil der (Klinischen) Psychologie. Klinisch-psychologische Fragestellungen haben oft einen gemeinsamen Nenner mit Fragestellungen der Medizin, nämlich dass Stichproben zu klein sind oder eben nicht die Verteilungseigenschaften bringen, die für die Verfahren der Wahl (parametrische Verfahren) nötig wären. Jedoch gibt es, speziell in der eher grundlagenorientierten Forschung, auch größere Stichproben, akzeptable Verteilungen und daher weniger Probleme bei der Wahl eines Verfahrens. Die Grundlagen sind hierbei jedoch alle gleich: ein Basiswissen über Forschungsmethoden und Grundbegriffe der Statistik (vgl. Bortz & Döring, 2005).

9.1 Variablentypen

Eine Variable repräsentiert ein Merkmal einer Untersuchungseinheit, welcher eine Ausprägung zugeordnet werden kann.

Variable

Ein erster grundlegender Begriff, der uns in jeder Untersuchung begegnet, ist der Begriff der Variable. Eine Variable kann verschiedene Merkmalsausprägungen repräsentieren. So kann eine Variable stetig oder diskret sein. Stetige Variablen haben in jedem beliebigen Intervall unendlich viele Merkmalsausprägungen (z. B. Gewicht, Körpergröße oder Zeit). Diskrete Variablen haben im Gegensatz dazu endlich viele Ausprägungen (z. B. Anzahl der Geschwister). Variablen können auch nominalskaliert, ordinalskaliert oder metrisch sein. Nichtmetrische Skalen beschränken auch die Möglichkeiten der Analyse. So ist bei Nominalskalenniveau lediglich die Bildung von Häufigkeiten und bei Ordinalskalenniveau die Berechnung von Median und Quantilen möglich. Metrische Daten ermöglichen alle arithmetischen Rechenoperationen (z. B. Mittelwertsvergleiche). Variablen kann man zudem nach der empirischen Zugänglichkeit unterscheiden. Latente Variablen sind nicht unmittelbar beobachtbar (z. B. Motivation) und sind rein hypothetische Konstrukte (siehe Kap. 9.3). Manifeste Variablen sind direkt beobachtbar (z. B. Anzahl gelöster Items). Eine Konstante ist eine Variable mit nur einer Ausprägung.

Skalierung

Nominalskala: Mögliche Ausprägungen können unterschieden werden, jedoch können die verschiedenen Ausprägungen nicht in eine logische Rangfolge gebracht werden (z. B. Bildung, Wohnform oder sexuelle Orientierung). Zudem kann eine dichotome (2 Ausprägungen; z. B. natürliches Geschlecht) und polytome (mehrere Ausprägungen; z. B. Bildung) Nominalskalierung unterschieden werden.
Ordinalskala: Mögliche Ausprägungen können in eine sinnvolle Rangfolge gebracht werden (z. B. eine Likert-Skala: viel – oft – wenig – nie). Die Ausprägungen können gruppiert und der Größe nach geordnet werden.
Metrische Skalen: Im Gegensatz zu Ordinalskalen können die Abstände zwischen den Ausprägungen gemessen werden (z. B. Körpergröße).

Im Kontext wissenschaftlicher Untersuchungen können abhängige Variablen (AV) und unabhängige Variablen (UV) unterschieden werden. Veränderungen einer abhängigen Variablen werden mit dem Einfluss einer anderen, unabhängigen Variablen erklärt. Daraus lässt sich in gewissem Maße eine kausale Beziehung herleiten. Variablen können verschiedene Beziehungen zueinander haben, so auch einen kausalen oder einen korrelativen Zusammenhang.

Kausalität und Korrelativ

Kausalität: Eine kausale Beziehung bezeichnet eine Beziehung, die durch ein Ursache-Wirkungs-Verhältnis (B folgt auf A) geprägt ist.
Korrelativ: Diese Beziehung ist nicht durch eine Richtung geprägt, sondern lediglich über einen Zusammenhang. Es können keine Aussagen darüber getroffen werden, ob A auf B wirkt oder B auf A oder ob eine wechselseitige Beeinflussung besteht.

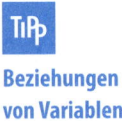

Beziehungen von Variablen

Variablen können kausale Beziehungen haben oder korrelative Zusammenhänge aufweisen. Kausale Beziehungen bedeuten, dass ein Ereignis ein anderes verursacht oder dass eine Variable die andere beeinflusst, nicht aber umgekehrt. Wenn also Variable A („Beziehungsdauer") auf Variable B („sexuelles Lusterleben") wirkt, dann ist der Zusammenhang kausal. Wirkt aber Variable A auf Variable B und Variable B wirkt zurück, dann bedeutet dies, dass eine Wechselwirkung vor-

Abb. 19 Moderator- und
Mediatorvariable

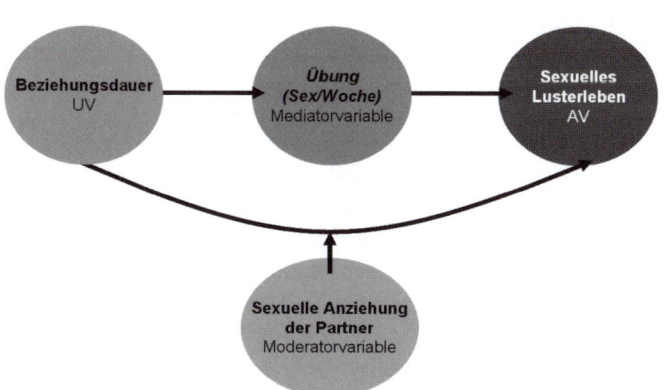

herrscht. Die Prüfung einer solchen Kausalität kann nur mittels experimenteller Methoden erfolgen. Korrelationen sind das gleichzeitige Auftreten zweier (oder mehrerer) Ereignisse und stellen – unter der Voraussetzung, dass diese konsistent sind – einen empirisch fundierten Zusammenhang dar. Hierbei kann auch Variable A und B über eine dritte Variable (siehe unten) moderiert werden oder eine dritte Variable könnte dazwischengeschaltet sein (also als Mediator fungieren). Ein dritter möglicher Zusammenhang betrifft den zufälligen Zusammenhang, welcher sich von den korrelativen Beziehungen absetzt, da dieser Zusammenhang inkonsistent auftritt und daher auch keinerlei empirische Vorhersagen erlaubt.

Eine Moderatorvariable verändert den Einfluss der UV auf eine AV. Wenn eine UV über eine andere Variable Einfluss auf die AV hat, so nennt man die dazwischengeschaltete Variable Mediatorvariable (Baron & Kenny, 1986). Eine Moderatorvariable wird zur Kontrollvariable, wenn diese vorsorglich erhoben worden ist und sie in der Analyse herausgerechnet (herauspartialisiert) werden kann. Wenn diese Moderatorvariable nicht erhoben bzw. schlichtweg vergessen wurde, so ist sie eine Störvariable. Dieser unkontrollierte systematische Zusammenhang mit der UV führt zu einer unkontrollierten Beeinflussung der AV. Wenn sich nun eine kontrollierte UV mit einer unkontrollierten UV (der Störvariablen) vermengt, so handelt es sich um eine Konfundierung.

In unserem Beispiel (siehe auch Abb. 19) können folgende Variablen identifiziert werden: „Sexuelle Anziehung der Partner" könnte als Moderatorvariable erfasst werden, da diese den Einfluss der UV („Beziehungsdauer") auf die AV („sexuelles Lusterleben") sicherlich verändern würde. Als Mediatorvariable könnten wir in

Variablen

unserem Beispiel „Übungserfolg durch Sex/Woche" heranziehen, da diese eventuell zwischen UV und AV geschaltet ist (siehe Abb. 19).

Das Spiel mit der Kovariate

Wenn wir den Effekt „Beziehungsdauer" ohne Berücksichtigung der Moderatorvariablen rechnen würden, dann hätten wir daraus eine Störvariable geschaffen. Durch unsere Erfassung und die Möglichkeit, sie als Kovariate zu berechnen, wird sie nun zu einer kontrollierten Variablen. Aber: Was ist eine Kovariate?

Der Leser möge sich vorstellen, dass er gerade eine Untersuchung plant. Er stellt fest, dass unter Umständen die Wirkung einer unserer unabhängigen Variablen dummerweise von einer Moderatorvariablen mitbeeinflusst wird. Bleiben wir bei unserem Beispiel: Die „sexuelle Anziehung der Partner" beeinflusst mit der „Beziehungsdauer" das „sexuelle Lusterleben". Nun müssen diese konfundierenden Variablen voneinander getrennt werden, und genau das vermag eine Kovarianzanalyse. Mit einer Kovarianzanalyse (vgl. ANCOVA von *analysis of covariance*) ist es nun möglich, aus den Daten die (vermeintlich) wichtigere Variable, nämlich die „Beziehungsdauer", herauszurechnen.

Was ist eine Kovariate? Oder: Wie werde ich meinen Rausch los?

Einige von uns haben Folgendes schon erlebt: Wir sind betrunken und wollen die Haustür aufsperren. Unser Blick auf das Schlüsselloch ist wie die Beziehung der unabhängigen Variablen zur abhängigen Variablen. Unser Blick auf das Schlüsselloch ist getrübt, da wir von einer anderen Größe („Alkohol") beeinträchtigt werden. Falls es uns jetzt aber gelänge, genau diesen Faktor „Alkohol" auszuschalten, dann würden wir den Rausch verlieren und das Schlüsselloch mit hoher Wahrscheinlichkeit finden. Nichts anderes macht die Kovarianzanalyse: Sie schaltet in der Betrachtung der Beziehung unabhängiger zu abhängiger Variable einen Störfaktor aus.

9.2 Datenverteilungen, Parameter und statistische Kennwerte

Es gibt in der Statistik verschiedene Verteilungsformen, welche hier allesamt nur kurz angesprochen werden sollen. Die wichtigste Form der (stetigen) Verteilungen ist die Normalverteilung (auch „Gauß'sche Normalverteilung"). Grundsätzlich sollten sich die meisten Datenstrukturen irgendwann dieser Verteilung anpassen – vorausgesetzt, der Forscher entnimmt der Population eine angemessene Stichprobe. Der

Einfachheit halber können wir uns hier des zentralen Grenzwerttheorems bedienen.

Die Verteilung von Mittelwerten aus Stichproben im Umfang von n, die allesamt aus der gleichen Grundgesamtheit gezogen wurden, gehen mit wachsendem Stichprobenumfang in eine Normalverteilung über. Da dies alles doch sehr theoretisch klingt, können wir für den praktischen Umgang damit Folgendes sagen: Wenn unsere Stichprobe größer gleich 30 ist (n ≥ 30), dann können wir davon ausgehen, dass die Daten hinreichend normalverteilt sind. Für eine weitere Vertiefung empfiehlt sich Kreyszig (1968).

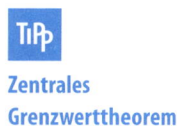

Zentrales Grenzwerttheorem

Im Gegensatz zur Normalverteilung stellt die Binomialverteilung eine diskrete Verteilung dar. Bei der Binomialverteilung sind Ereignisse von Interesse, bei welchen zwei mögliche alternative Ausprägungen auftreten können; wobei die Wahrscheinlichkeit auch ungleich sein kann (z. B. Münzwurf oder Vergleich Stadtkinder – Landkinder). Binomialverteilungen sind unimodal und für $p = q$ symmetrisch, für $p < 0.5$ sind diese linkssteil. Ähnliche oder erweiterte Formen dieser Verteilung sind die hypergeometrische Verteilung, die Polynominalverteilung, Bernoulli und noch viele mehr. Eine andere diskrete Verteilung stellt die Poissonverteilung dar. Wenn die Anzahl der Ereignisse n sehr groß und die Wahrscheinlichkeit p des alternativen Ereignisses sehr klein ist, wird häufig die Poissonverteilung herangezogen. Sie kann also als die Verteilung seltener Ereignisse betitelt werden.

Es gibt neben diesen drei wichtigsten Verteilungen jedoch noch andere stetige und diskrete Verteilungsformen, welche hier nicht ausreichend dargestellt werden können (z. B. Test-Verteilungen wie t-Verteilung, χ^2-Verteilungen etc.; oder auch die mathematisch-deduzierten Verteilungen wie die Beta-, Gamma-, logistische etc. Verteilung). Für weitere Informationen über diese Verteilungsformen siehe zum Beispiel auch Bortz (2005).

Wichtige Begrifflichkeiten im Zusammenhang verschiedener Möglichkeiten der Datenverteilung sind Population, Stichprobe, Parameter und statistische Kennwerte. Die Menge aller potenziellen Untersuchungsobjekte, die für eine Aussage herangezogen werden soll, nennt man Population. Meistens kommt es jedoch – da Populationen meist unüberschaubar und groß sind – nicht zu einem Zensus, also einer Vollerhebung aller Objekte/Subjekte einer Population, sondern zu einer stichprobenartigen Untersuchung. Eine Stichprobe ist demnach ein Ausschnitt oder eine Auswahl aus einer Grundgesamtheit (Population). Diese Ziehung aus einer Population kann probabilistisch und nichtprobabilistisch erfolgen. Die Unterscheidung richtet sich danach, ob die Auswahl randomisiert (zufällig) oder nichtrandomisiert erfolgt ist. Zufallsstichproben können unter anderem Klumpen-, Schicht- oder Ad-hoc-Zufallsauswahlen sein. Ebenfalls möglich ist die Verwendung einer systematischen Stichprobe (u. a. Quotenstichproben, theoretische Überlegungen, Cut-off-Samples, Auswahl nach Merkmalen oder die „Schneeballauswahl" für besonders schwer zugängliche Populationen). Wesentlich dabei ist aber, zu bedenken, dass jede Stichprobe für die Population repräsentativ sein sollte (vgl. Bortz & Döring, 2005; Trimmel, 2009). Zur Beschreibung der jeweiligen Stichprobe bzw. der jeweiligen Population (unter der Voraussetzung der Repräsentativität) werden verschiedene Kennwerte und Parameter herangezogen. Populationsparameter sind in der Regel unbekannt und werden anhand der Stichprobenkennwerte geschätzt (sogenannte Parameterschätzung). Diese Populationsparameter sind alle durch griechische Buchstaben gekennzeichnet.

	Populationsparameter	Statistischer Kennwert
Mittelwert	μ	M (m)
Standardabweichung	σ	SD (s)
Varianz	σ^2	Var (s^2)

Abhängige und unabhängige Stichproben

Eine abhängige Stichprobe ist eine Stichprobe, deren Merkmalsträger (Testpersonen) in den zwei zu testenden Bedingungen miteinander verbunden sind. Eine Möglichkeit wäre, dass die Testpersonen nicht randomisiert (zufällig), sondern parallelisiert (nach Alter, Geschlecht, Größe etc.) zu zwei Gruppen zugeordnet werden. Der häufigste Fall ist die Testung zu zwei (oder mehr) Zeitpunkten. Dieselbe Person wird dabei zweimal getestet.

Ein wichtiger Parameter ist hierbei die Streuung. Ist die Funktion des Mittelwertes schnell erklärt (gibt den Durchschnitt an), so hängt an der Streuung sehr oft auch die Qualität der Daten.

Streuung

Die Streuung ist das quantitative Maß für die Unterschiedlichkeit einer Menge von Messwerten.

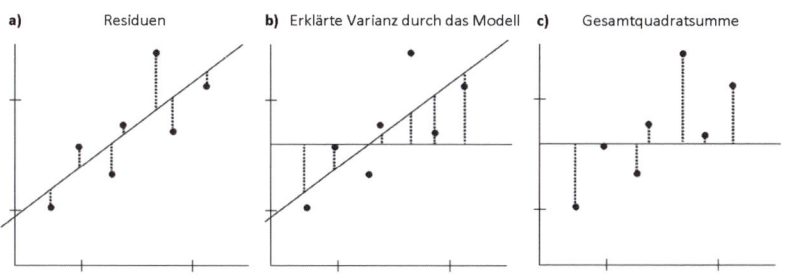

Abb. 20
Methode der kleinsten
Quadrate (vgl. Field,
2009)

Wenn die Messwerte einer Untersuchung alle identisch wären, dann wäre die Varianz Null. Durch die Quadrierung der Standardabweichung (Abb. 20) werden Verzerrungen besser sichtbar und fallen schwerer ins Gewicht. Je größer nämlich die Differenz zwischen den einzelnen Messwerten, desto größer wird die Varianz. Eine besondere Rolle bekommt die Varianz in Bezug auf die Anpassung der Daten auf ein bestimmtes Model. Als Beispiel soll ein einfaches lineares Modell herangezogen werden, da dieses die Grundlage für Mittelwertsvergleiche und andere komplexe Designs darstellt. Die Gerade soll die Punkte im Koordinatenfeld der Daten möglichst optimal repräsentieren. Die Varianz wird berechnet, indem man von jedem Messwert (Datenpunkt) den Stichprobenmittelwert abzieht und diese Differenz quadriert (Quadratsumme), um sie anschließend durch die Anzahl der Datenpunkte zu dividieren. Die Summierung dieser Quadratsummen bildet die Gesamtquadratsumme (siehe Abb. 20, Beispiel c). Wesentlich an dieser Rechenoperation ist, dass die Differenzen zuerst quadriert werden; dadurch ändert sich auch das Vorzeichen der Streuungen, sodass sie sich bei der Summierung nicht ausdifferenzieren (das wäre nämlich nicht gut). Durch die Quadrierung der Differenzen können wir im Folgenden einen Fixpunkt an der y-Achse (*intercept*, b0) definieren und auch die Steigung (*slope,* b1) bestimmen. Mit diesen Informationen ist es nun möglich, die Gerade „optimal" über die Daten zu legen. Dadurch sollen (lineare) Vorhersagen für weitere Datenpunkte ermöglicht werden. Ein weiterer wesentlicher Vorgang ist hierbei jedoch die Abklärung der sogenannten Residuen. Dies sind die Abweichungen des Modells (der Geraden) von den eigentlich erhobenen Daten (siehe Abb. 20, Beispiel a). Wie viel Varianz das Modell tatsächlich erklärt, wird in Abb. 20, Beispiel b, dargestellt. Um herauszufinden, ob das neue Modell die Daten besser beschreibt als der simple Mittelwert, sind diese beiden Modelle einander gegenüberzustellen (Division der Modellvariation durch die Abweichung vom Mittelwert).

9.3 Modelle und Konstrukte

Wenn wir nun das obige Beispiel der linearen Regression heranziehen, wird klar: Ein statistisches Modell funktioniert nach rein mathematischen Gesetzmäßigkeiten. Ziel ist es, genaue Aussagen über Erkrankungsrisiko, Heilungschancen, Operationserfolge bis hin zur Vorhersage des Toilettengangs zu treffen. Diese statistischen Modelle sind integrale Bestandteile der Theoriebildung.

i

Theorien

Theorien bestehen aus einem System von Definitionen, Annahmen, Aussagen und Schlussfolgerungen und sollen Sachverhalte umfassend beschreiben. Eine Theorie ist nur so weit gültig, wie sie empirisch belegt (oder belegbar) ist.

Grundidee eines Modells ist die Reduktion der Komplexität natürlicher Zusammenhänge. Die Wirklichkeit soll vorhersagbar, beschreibbar und verstehbar gemacht werden. Andere Arten von Modellen sind etwa topografische Modelle, Begriffsmodelle oder informationstheoretische Modelle (vgl. Trimmel, 2009).

Der Nutzen von Modellen ist umstritten. Dabei wird oft bemängelt, dass genau die Grundidee – die Reduktion der Komplexität – das eigentliche Problem darstellt und Modelle zu Vereinfachungen neigen. Auch wird öfters kritisiert, Modelle würden nur in Laborbedingungen funktionieren oder für die praktische Verwendung zu ungenau vorhersagen. Dennoch gibt es auch Vorzüge von Modellen, denn zum einen können Zusammenhänge besser und offensichtlicher in Beziehung gesetzt und dargestellt werden; manchmal können dabei gar neue Beziehungen zwischen Konstrukten erkannt werden. Zum anderen besteht auch die Möglichkeit, Modelle zu erweitern und somit die „Einfachheit" in komplexe Gefüge zu transkribieren.

Ein Konstrukt ist ein Sachverhalt, der empirisch nicht erkennbar ist. Konstrukte sind also Teile von Theorien und können in Modelle einbezogen werden. Ein Konstrukt kann nur über ein Testverfahren erfassbar gemacht werden, und selbst dann wird nur ein Teil des Konstruktes als Dimension im Test oder Fragebogen erfasst. Tests oder Fragebogen erfassen daher niemals (!) ein gesamtes Konstrukt, bestenfalls einen wichtigen Teilaspekt – in manchen Fällen können auch mehrere kleine Teilaspekte über ein und denselben Fragebogen erfasst werden.

9.4 Hypothesen

Hypothesen sind Unterstellungen im wissenschaftlichen Sinne, und diese Unterstellungen (Annahmen über einen Zusammenhang) müssen mit Beweisen versehen werden (empirische Prüfung). Bei dieser Prüfung gibt es zwei mögliche Ausgänge: Verifikation oder Falsifikation. Die Verifikation bedeutet, dass die Unterstellung mit einer (gewählten) Irrtumswahrscheinlichkeit richtig ist. Wenn diese Irrtumswahrscheinlichkeit zu groß ist, dann spricht man von der Falsifikation einer Hypothese – d. h., die Aussage konnte nicht bestätigt werden. Hypothesen können auf eine Grundgesamtheit oder auf Einzelfälle umgelegt werden. Wesentlich ist dafür, dass sie empirisch prüfbar sind. Daraus leiten sich alle wesentlichen Anforderungen einer Hypothese im wissenschaftlichen Sinne ab.

- **Operationalisierbarkeit:** Können den Konstrukten Daten zugeordnet werden, um sie zu testen?
- **Widerspruchsfreiheit:** Werden zwei Behauptungen aufgestellt, welche ihr logisches Gegenteil repräsentieren?
- **Kritisierbarkeit:** Können Hypothesen verifiziert oder falsifiziert werden, d. h., sind synthetische Aussagen möglich?

Checkliste der Anforderungen für Hypothesen (vgl. Trimmel, 2009)

Es können diverse Arten von Forschungshypothesen unterschieden werden. Zusammenhangshypothesen besagen etwa, dass zwischen verschiedenen Merkmalen eine Beziehung besteht. Kausale Zusammenhänge sollten immer in „wenn-dann"- oder „je-desto"-Aussagen ausgedrückt werden. Unterschiedshypothesen sagen aus, dass sich Populationen in Bezug auf eine (oder mehrere) abhängige Variable(n) unterscheiden, und Veränderungshypothesen postulieren, dass der Einfluss einer unabhängigen Variablen über die Zeit eine Veränderung in einer (oder mehreren) abhängigen Variablen verursacht.

Hypothesen können durch die Angabe einer gewissen Effektstärke oder einer bestimmten Richtung präzisiert werden. Dies ist v. a. dann sinnvoll, wenn Theorien oder vorherige Empirie bereits einen gewissen Effekt oder eine bestimmte Richtung postuliert hatten.

Präzision von Hypothesen

Statistische Hypothesen sind für die Überprüfung der Forschungshypothese notwendig. Es wird zwischen der H0 (Nullhypothese) und der H1 (Alternativhypothese) unterschieden. Die Nullhypothese steht im Normalfall (was auch empfohlen ist) für die Behauptung, dass die unabhängige Variable keinen Effekt auf die abhängige Variable hat. Die Alternativhypothese behauptet, dass die unabhängige sehr wohl einen Effekt auf die abhängige Variable hat (in welcher Richtung und Stärke, kann zusätzlich definiert werden).

	Zusammenhangshypothese	Unterschiedshypothese
H0 (ungerichtet)	$\rho = 0$	$\mu 1 = \mu 2$
H1 (ungerichtet)	$\rho \neq 0$	$\mu 1 \neq \mu 2$
H0 (gerichtet)	$\rho > 0.1$	$\mu 1 \leq \mu 2$ oder $\mu 1 > \mu 2$
H1 (gerichtet)	$\rho \leq 0.1$	$\mu 1 > \mu 2$ oder $\mu 1 \geq \mu 2$

i

Irrtumswahrscheinlichkeit und Fehlentscheidungen aufgrund von Hypothesen

Wie wir nun bereits wissen, kann in der Wissenschaft nichts als uneingeschränkt „wahr" oder „nicht wahr" bezeichnet werden. Es bleibt also immer ein Restrisiko, welches in der Irrtumswahrscheinlichkeit abgebildet ist. Angenommen, man entscheidet aufgrund der durchgeführten Untersuchung zugunsten der Alternativhypothese H1, obwohl in der Population die Nullhypothese gilt, so handelt es sich um einen Fehler 1. Art oder auch um den α-Fehler. Der β-Fehler (Fehler 2. Art) ist demnach jene Fehlentscheidung, wenn die H0 beibehalten wird, obwohl die H1 anzunehmen gewesen wäre.

9.5 Effektgrößen

Die Effektstärke (oder Effektgröße) ist ein statistisches Maß für die relative Größe eines Effektes bzw. einer Parameterdifferenz. Um eine spezifische Alternativhypothese formulieren zu können, muss ein gewisser Mindesteffekt im Vorhinein angegeben werden. Diese Festlegung ist auch wichtig, um für eine geplante Untersuchung den optimalen Stichprobenumfang zu bestimmten oder auch um die Teststärke eines Signifikanztests anzugeben. Vor allem bei sehr großen Stichproben können zwar unbedeutende, aber statistisch signifikante Effekte auftreten. In diesen Fällen wird die zusätzliche Berechnung einer Effektstärke empfohlen. Eine weitere Anwendungsmöglichkeit stellt die Verwendung von Effektstärken in Metaanalysen dar. Für einschlägige Literatur zum Themengebiet sei auf Cohen (1988), aber auch auf Bortz (2004) und

Bortz und Döring (2005) verwiesen. Die untenstehende Tabelle 4 fasst die wesentlichen und geläufigsten Effektstärken kurz zusammen.

Tab. 2
Effektgrößenübersicht

Effektgröße	Formel	Klassifikation			Anwendung
		Klein	Mittel	Groß	
Pearsons Koeffizient (ρ)	$\rho = B_{xy}\dfrac{\sigma_x}{\sigma_y}$	0.1	0.3	0.5	Korrelationstests
Eta-Quadrat (η^2)	$\eta^2 = \dfrac{SS_{Effekt}}{SS_{Total}}$	0.01	0.1	0.25	Varianzaufklärung
Hedges' g (g)	$g = \dfrac{x_1 - x_2}{s^4}$				T-Tests
Cohens d (d)	$d = \dfrac{x_1 - x_2}{\sqrt{(s_1^2 + s_2^2)/2}}$	0.2	0.5	0.8	T-Test
Cohens f (f)	$f = \dfrac{\sqrt{\frac{1}{k}\sum_{i=1}^{k}(\bar{x}_i - \bar{x})^2}}{s}$	0.1	0.25	0.4	F-Tests (z. B. ANOVA)
Cohens f^2 (f^2)	$f^2 = \dfrac{R^2_{included} - R^2_{excluded}}{1 - R^2_{included}}$	0.1	0.25	0.5	Regressionsanalysen
Epsilon (E)	$E = \dfrac{\sigma_{ii}}{\sigma}$	0.1	0.25	0.4	Varianzanalyse
Odds Ratio	$OR = \dfrac{a \times d}{b \times c}$				Vierfeldertafel

9.6 Untersuchungsdesigns

Das Design (Versuchsplan) stellt das Herz jeder Untersuchung dar. Die Fragestellungen müssen anhand dieser Anordnung und wissenschaftlichen Logik zufriedenstellend beantwortet werden können. Die Qualität der Untersuchung – vor allem die interne Validität – hängt stark von diesem Teilbereich der Studie ab. Im Anschluss sollen die wesentlichsten und gängigsten Untersuchungsdesigns dargestellt werden. Zur plastischen Darstellung dieser verschiedenen Designs sollen einige Beispiele gegeben werden. Hierbei handelt es sich um die Frage, inwieweit der Selbstwert vom Sexualleben (so ein ähnliches Beispiel hatten wir ja schon) abhängig ist. Genauer gesagt sind in den Beispielen verschiedene „sexuelle Anregungsmöglichkeiten" präsentiert und der Forscher will untersuchen, ob diese eine Wirkung auf den Selbstwert der Versuchspersonen haben.

9.6.1 Allgemeine Untersuchungsdesigns

Einmal-Untersuchung: Eine Gruppe wird ausschließlich unter Versuchsbedingungen beobachtet. Im Allgemeinen hat dieses Design keine Aussagekraft, da auch keine Vergleichsgruppe (Kontrollgruppe) vorhanden ist.

Einfache Prä-Post-Untersuchung: Die Versuchsgruppe wird vor und nach Versuchsbedingung getestet. Die beobachtete Veränderung muss allerdings nicht (alleinige) Wirkung der Versuchsbedingung sein. Eventuell können auch Lerneffekte, Reifung, Gewöhnung, Müdigkeit etc. einen Effekt bedingen. Das Design hat somit nur sehr eingeschränkte Aussagekraft. Analysen erfolgen mittels t-Tests für abhängige Stichproben.

Einfache Prä-Post-Untersuchungen

Wirkung einer unabhängigen Variablen (Versuchsgruppen) auf abhängige Variable (X) über Zeit hinweg		
	T1	T2
VG	.	.

Beispiel: Einfache Prä-Post-Untersuchung

Wirkung über die Zeit von Viagra auf Selbstwert		
	1 Tag vor Verabreichung	1 Tag nach Verabreichung
Viagra	.	.

Spiegelbildanordnung in einer Gruppe: Die Messung erfolgt vierfach, und zwar unter Kontroll- als auch unter Versuchsbedingung jeweils zweimal. Die Reihenfolge von Standard- und Versuchsbedingungen wird dabei vertauscht.

Einfacher Zweigruppenversuchsplan: Der Vergleich erfolgt über zwei Gruppen (Zuteilung entweder Randomisierung oder Parallelisierung). Die Genauigkeit hängt neben der Zufallszuordnung auch noch von der Stichprobengröße ab. T-Test oder U-Test kommen für die Analyse infrage.

Einfache Zweigruppenuntersuchung

Wirkung einer unabhängigen Variablen (Versuchsgruppen) auf die abhängige Variable X

	VG	KG
AV	.	.

Beispiel: Einfache Zweigruppenuntersuchung

Wirkung von Viagra auf Selbstwert

	Viagra	Placebo
Selbstwert	.	.

Klassischer Zweigruppenversuchsplan: Versuchspersonen werden dem Zufall nach (oder nach Parallelisierung) einer Versuchsbedingung bzw. der Kontrollgruppe zugeordnet. Die Versuchsgruppe wird zuerst unter Kontrollbedingung getestet, dann unter der eigentlichen Versuchsbedingung. Die Kontrollgruppe wird zweimal unter Standardbedingungen getestet. Durch die Annahme gleicher Trends in beiden Gruppen (Ermüdung, Reifung etc.) kann der Effekt der Versuchsbedingung als Differenz errechnet werden. Die Analyse kann mittels Varianzanalyse durchgeführt werden.

Klassische Zweigruppenuntersuchung

Wirkung einer unabhängigen Variablen (Versuchsgruppen) auf die abhängige Variable (X)

	Versuchsgruppe	Kontrollgruppe
T1	Kontrollbedingung	Kontrollbedingung
T2	Versuchsbedingung	Kontrollbedingung

Beispiel: Klassische Zweigruppenuntersuchung

Wirkung von Viagra auf Selbstwert

	Versuchsgruppe	Kontrollgruppe
Vorher	Sex ohne Viagra	Sex ohne Viagra
Nachher	Sex mit Viagra	Sex ohne Viagra

Balancierte Wiederholungsanordnung: Die Versuchspersonen werden dem Zufall nach oder nach Parallelisierung zwei Versuchsbedin-

gungen zugeordnet. Die Versuchsgruppe 1 wird zuerst unter Kontroll-
und dann unter Versuchsbedingung geprüft, die Versuchsgruppe 2 umgekehrt. Dieser Versuchsplan ist sehr präzise, aber nur dann anwendbar,
wenn Richtung und Ausmaß der Unterschiede zwischen 1. und 2. Testung nicht von der Reihenfolge abhängig sind. Die Differenz adäquat
zusammengefasster Gruppenmittelwerte gibt den doppelten Effekt der
Versuchsbedingung an.

Balanciertes Wiederholungsanordnungsdesign

Wirkung einer unabhängigen auf abhängige Variable

VG1	Bedingung 1	Bedingung 2
VG2	Bedingung 2	Bedingung 1

Beispiel: Balanciertes Wiederholungsanordnungsdesign

Wirkung von Viagra auf Selbstwert

VG1	Viagra-Gabe	keine Viagra-Gabe
VG2	keine Viagra-Gabe	Viagra-Gabe

Solomon-Viergruppenversuchsplan: Die Versuchspersonen werden
in vier Gruppen unterteilt. Die erste Gruppe wird sowohl vor der als
auch nach der Intervention getestet, die zweite Gruppe lediglich nachher. Die dritte Gruppe wird ohne Intervention zum selben Zeitpunkt
wie Gruppe 1 einem Vor- wie Nachtest unterzogen. Die letzte Gruppe
erhält lediglich einen Nachtest. Mithilfe des Solomon-Designs können
Priming und Lerneffekte herauspartialisiert werden (vgl. Braver & Braver, 1988).

Solomon-Viergruppendesign

Gruppe 1	Vortest	Intervention	Nachtest
Gruppe 2	–	Intervention	Nachtest
Gruppe 3	Vortest	–	Nachtest
Gruppe 4	–	–	Nachtest

Es kann sein, dass ein eventueller Vortest einen Effekt auf den Nachtest hat. Dies könnte zum Beispiel aus einem Lerneffekt entstehen. Außerdem kann der Faktor Zeit Einfluss nehmen (Testpersonen entwickeln sich weiter; z. B. kognitive Entwicklung von Kindern könnte auch ohne Intervention rapide fortschreiten).

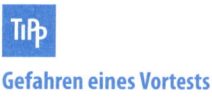

Gefahren eines Vortests

9.6.2 Komplexe Untersuchungsdesigns

Einfaktorielles varianzanalytisches Design (unabhängige Stichproben): Das Untersuchungsdesign stellt eine Verallgemeinerung des einfachen Zweigruppenversuchsplans dar. Anstelle von zwei Gruppen, die miteinander verglichen werden, sind es nun mehr als zwei (z. B. Kontrollgruppe – Versuchsgruppe 1: Therapie 1 – Versuchsgruppe 2: Therapie 2). Beim Untersuchungsdesign liegt eine unabhängige Variable (A) in $k > 2$ Abstufungen (A_1, A_2 … A_k) vor, deren Effekt auf die abhängige Variable (gemessenes Merkmal X) festgestellt werden soll. In jeder Stufe A_i der unabhängigen Variable A wird eine Gruppe von Personen getestet (unabhängige Stichproben). Die Variabilität innerhalb der Gruppe muss in allen Gruppen ähnlich sein (zufällige Variabilität).

Einfaktorielle Versuchspläne

VGk: unabhängige Variablen (Versuchsgruppen), KG: unabhängige Variable (Kontrollgruppe),
AV: abhängige Variable

	VG1	VG2	…	KG
AV	.	.	.	.

Beispiel: Einfaktorielle Versuchspläne

Beispiel: Steigerung des Selbstwertes durch verschiedene „Methoden"; AV: Selbstwert

	Viagra	Erotikkurs	Sextherapie	Placebo (KG)
Selbstwert	.	.	.	

Varianzanalytische Designs für abhängige Stichproben: Wenn in oben beschriebenem Design aber jede Person unter allen k Bedingungen/Zeitpunkten geprüft wird, müssen Verfahren für abhängige Stichproben gerechnet werden (wir kennen das bereits von den einfachen Verfahren).

Einfaktorielle Prä-Post-Untersuchungen

VG: unabhängige Variable (Versuchsgruppe), T_k: Messzeitpunkte für abhängige Variable X

	T1	T2	…	T_k
VG	.	.	.	.

Beispiel: Einfaktorielle Prä-Post-Untersuchungen

Viagra-Einnahme und deren Effekt auf den Selbstwert über 12 Monate

	1. Monat	3. Monat	6. Monat	12. Monat
Viagra	.	.	.	.

Dasselbe funktioniert natürlich auch mit mehr als nur einer Versuchs-gruppe. Wie jetzt unschwer feststellbar ist, sind die Berechnungsmetho-den und das Design z erstens dicht miteinander verwoben, und zwei-tens sind die komplexen Versuchpläne lediglich Verallgemeinerungen der oben beschriebenen einfachen Versuchspläne.

Mehr-Gruppen-Prä-Post-Untersuchungen

VG: unabhängige Variablen (Versuchsgruppen), KG: unabhängige Variablen (Kontrollgruppen), T_k: Mess-zeitpunkte für abhängige Variable (X)

	T1	T2	…	T_k
VG1	.	.	.	.
VG2	.	.	.	.
…	.	.	.	.
VGk	.	.	.	.
KG	.	.	.	.

Beispiel: Mehr-Gruppe-Prä-Post-Untersuchungen

Oben dargestellte Variablen in einem komplexen Mehr-Gruppen-Prä-Post-Design über 12 Monate.
AV: Selbstwert

	1. Monat	3. Monat	6. Monat	12. Monat
Viagra	.	.	.	.
Erotikkus	.	.	.	.
Sextherapie	.	.	.	.
Nichts (KG)	.	.	.	.
Placebo (KG)	.	.	.	.

Die Testung über mehrere (mehr als 2) Zeitpunkte hinweg ist vor allem bei katamnestischen Untersuchungen wesentlich.

Zweifaktorielles varianzanalytisches Design: Ein simultaner Effekt zweier unabhängiger Variablen (A und B) soll untersucht werden. Statistisch bedeutsame Unterschiede zwischen Haupteffekten (Faktorenstufen von A bzw. B) und in Bezug auf die Wechselwirkungen (A × B) zwischen den Faktoren A und B (d. h. spezifische Wirkung einzelner Faktorenstufenkombinationen, welche über die unabhängige Wirkung von A und B hinausgehen) sollen untersucht werden.

Zweifaktorielle Versuchspläne

A_k: unabhängige Variable (Faktor 1), Bk: unabhängige Variable (Faktor 2)

	B1	B2	...	B_k
A1	.	.	.	.
A2	.	.	.	.
...	.	.	.	.
A_k	.	.	.	.

Beispiel: Zweifaktorielle Versuchspläne

AV: Selbstwert, unabhängige Variable 1: „Methode", unabhängige Variable 2: „Attraktivität des Partners"

	hässlich	mittelmäßig	hübsch	Boah ey!!!
Viagra	.	.	.	.
Erotikkurs	.	.	.	.
Sextherapie	.	.	.	.
Placebo (KG)				

9.6.3 Unvollständige Untersuchungsdesigns

Der wesentlichste Unterschied zwischen den bisher vorgestellten Designs und den unter diesem Punkt zusammengetragenen ist, dass bei den vorliegenden Designs nicht die Kombination aller Stufen aller Faktoren erhoben wird. So werden etwa bei hierarchischen Versuchsplänen – auch *nested designs* genannt – nur einzelne Kombinationen erhoben, welche für die Untersuchung wichtig scheinen. Hierbei soll auf Bortz und Döring (2005) sowie Trimmel (2009) verwiesen werden.

Hierarchische Versuchspläne (zweifaktoriell)

A_k: unabhängige Variablen; B_k: unabhängige Variablen

	A1		A2	
B1	B2	B3	B4	B5
.	.	.	.	.

Beispiel: Hierarchische Versuchspläne

Die unabhängigen Variablen werden in Bezug auf Selbstwert untersucht.

	Männlich		Weiblich	
Viagra	Erotikkurs	Sextherapie	Nichts (KG)	Placebo (KG)
.	.	.	.	.

Literatur

Baron, R., & Kenny, D. (1986). The Moderator – Mediator Variable Distinction in Social Psychological Research: Conceptual, Strategic and Statistical Considerations. *Journal of Personality and Social Psychology*, 51, 1173–1182.

Bortz, J. (2004). *Statistik für Human- und Sozialwissenschafter*. Heidelberg: Springer.

Bortz, J. & Döring, N. (2005). *Forschungsmethoden und Evaluation*. Heidelberg: Springer.

Braver, M., & Braver, S. (1988). Statistical Treatment of the Solomon Four-Group Design: A Meta-Analytic Approach. *Psychological Bulletin, 140*, 150–154.

Cohen, J. (1988). *Statistical Power Analysis for the Behavioral Sciences* (2. Aufl.). Hillsdale: Lawrence Erlbaum Associates.

Formann, A. K. (2004). *Testtheorie und Testkonstruktion*. Wien: facultas.wuv.

Kubinger, Klaus D., Rasch, D. & Moder, K. (2009). Zur Legende der Voraussetzungen des t-Tests für unabhängige Stichproben. *Psychologische Rundschau, 60*, 26–27.

Lienert, G. A. & Raatz, U. (1998). *Testaufbau und Testanalyse* (6. Aufl.). Weinheim: BeltzPVU.

Trimmel, M. (2009). *Wissenschaftliches Arbeiten in Psychologie und Medizin*. Wien: UTB facultas.wuv.

Weiterführende Literatur

Bortz, J. & Lienert, G. A. (2003). *Kurzgefasste Statistik für die klinische Forschung* (2. Aufl.). Heidelberg: Springer.

Cohen, J. (1992). A power primer. *Psychological Bulletin, 112,* 155–159.

Kreyszig, E. (1968). *Statistische Methoden und ihre Anwendungen* (3. Aufl.). Göttingen: Vandenhoeck & Ruprecht.

Maier-Riehle, B. & Zwingmann, C. (2000): Effektstärkevarianten beim Eingruppen-Prä-Post-Design: Eine kritische Betrachtung. *Rehabilitation, 39,* 189–199.

Rasch, D., & Guiard, V. (2004). The robustness of parametric statistical methods. *Psychology Science, 46,* 175–208.

10 Methodische Beschreibung einer wissenschaftlichen Studie

Nathalie Hauk

In diesem Kapitel wird die Darstellung von wissenschaftlichen Studien behandelt, wobei besonderes Augenmerk auf die Inhalte des Abschnitts „Methode" gelegt wird. Dieser Abschnitt beschreibt, wie die Studie geplant, durchgeführt und analysiert wurde. Um die Qualität von empirischen Studien zu erhöhen und internationale Vergleichbarkeit herzustellen, ist es wichtig, einheitliche Darstellungsweisen anzuwenden. Dazu gibt es verschiedene Kriterien und Richtlinien, die in weiterer Folge genauer dargestellt und beschrieben werden. Ziel ist es, grundlegende Kenntnisse der Methodenbeschreibung zu vermitteln, die praktisch, leicht verständlich und gut umsetzbar sind.

10.1 Was ist vor der methodischen Beschreibung einer Studie zu beachten?

Grundsätzlich gilt es, schon während der Studiendurchführung alles so detailliert wie möglich festzuhalten und zu dokumentieren, was zur Replikation der Studie benötigt wird. Dies umfasst alle verwendeten Erhebungsinstrumente (Fragebogen, psychologische Testverfahren) und Geräte (inklusive Herstellername, Gerätetyp und -nummer etc.), die örtlichen und situativen Bedingungen, die Art und Weise, wie die Teilnehmer von der Studie informiert und dafür rekrutiert wurden, nach welchen Kriterien sie in die Studie aufgenommen und ausgeschlossen wurden, während der Erhebung möglicherweise aufgetretene Probleme etc. Auch Überlegungen, die der Durchführung der Studie vorausgingen, werden im Methodik-Teil angeführt, wenn sie der Nachvollziehbarkeit der gewählten Untersuchungsmethode dienen.

10.2 Wie sollte die methodische Beschreibung einer wissenschaftlichen Studie aufgebaut sein?

Der Methodik-Teil lässt sich in 4 Hauptabschnitte gliedern, die wiederum aus verschiedenen Unterkapiteln bestehen. Je nach Journalvorgaben und Autor kann die Aufteilung und Reihenfolge der einzelnen Abschnitte und Unterkapitel stark variieren, so können zum Beispiel „Datenerhebung" und „Datenauswertung" in einem Abschnitt zusammengefasst werden. Bei Unterkapiteln der Hauptabschnitte wird ein Zeilenumbruch eingefügt, eine Unterüberschrift kann zum Beispiel kursiv hervorgehoben werden.

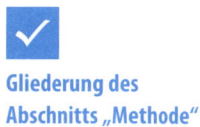

Gliederung des Abschnitts „Methode"

1 Design (Design und Setting)
2 Stichprobe (Population, Stichprobenziehung und Stichprobe)
3 Datenerhebung (Variablen, Instrumente und Vorgehen)
4 Datenauswertung (Computerprogramme und statistische Verfahren)

Grundsätzlich sollten die Hauptabschnitte in eine logische, gut nachvollziehbare Reihenfolge gebracht werden. Beim Verfassen des Methodik-Teils ist darauf zu achten, alle Informationen, die für eine Replikationsstudie nötig sind, anzuführen, den Text jedoch trotzdem kurz und bündig zu halten.

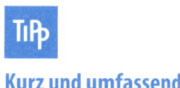

Kurz und umfassend

Das Wesentlichste und Komplizierteste zugleich ist, den Text so ausführlich wie nötig, aber so kurz wie möglich zu schreiben!

10.2.1 Design

In dem Abschnitt „Design" wird das angewendete Untersuchungsdesign erklärt (z. B. „randomisierte Parallelstudie" oder „quasiexperimentelles Prä-Post-Design") und das Setting der Datenerhebung erläutert.

Auf folgende konkrete Fragen sollte dabei eingegangen werden: Wurden die Teilnehmer über den Zweck und das Ziel der Studie informiert? Für manche Studiendesigns müssen die Teilnehmer zunächst über den eigentlichen Zweck der Studie im Dunkeln gelassen werden, was teilweise ethisch sehr bedenklich ist. Es sollte generell über vorhandene ethische Gesichtspunkte der Studie informiert werden. Wie (durch den Testleiter kommuniziert oder als Instruktion am PC-Bildschirm gelesen) und von wem wurden Teilnehmer vor der Erhebung instruiert? Es muss nicht der genaue Wortlaut der Instruktionen wiedergegeben werden, sondern es wird kurz dargestellt, was die Teilnehmer zu tun hatten und wie sichergestellt wurde, dass die Teilnehmer die Instruktionen verstanden haben. Es wird in einem Satz kurz erwähnt, dass alle

Teilnehmer über die Wahrung ihrer Anonymität aufgeklärt wurden. In welchem Rahmen fand die Erhebung statt? Die zeitlichen, örtlichen und situativen Bedingungen sowie das Testpersonal werden beschrieben.

10.2.2 Stichprobe

In dem Abschnitt „Stichprobe" sollten einerseits Angaben zur Zielpopulation gemacht werden, andererseits sollte dargestellt werden, wie Teilnehmer rekrutiert wurden und die Stichprobe zustande kam. Zunächst wird die Population beschrieben, die man untersuchen möchte (z. B. schizophrene Jugendliche, Tierbesitzer oder Freizeit-Drogenkonsumenten). Hierbei ist es sinnvoll, auf spezifische Merkmale von Angehörigen dieser Population einzugehen beziehungsweise bereits vorhandene Untersuchungsergebnisse über diese Population vorzustellen. Es folgt die Beschreibung der Kontaktaufnahme zu Mitgliedern dieser Population, das heißt, wie die Stichprobenziehung erfolgte. Beispiele hierfür wären Flyer, Inserate im Internet (auf welchen Seiten?) oder in der Zeitung (in welcher Zeitung?), Werbung in einer Psychologievorlesung der Universität (welche Vorlesung, welche Universität?) oder in diversen Schulen (in welchen Schulen?). Ebenso gilt es, die geografischen Bedingungen der Rekrutierung festzuhalten. Dies inkludiert das Land, in dem die Untersuchung stattgefunden hat, ob es ein urbanes oder ländliches Gebiet ist etc. Dabei ist die Art der vorliegenden Stichprobe erkenntlich zu machen, ob es sich dabei um eine reine Zufallsstichprobe, eine Klumpenstichprobe oder zum Beispiel nur um eine anfallende Stichprobe handelt. Um zu wissen, wie viele Personen von der Studie ausgeschlossen wurden, sollte die Anzahl aller ursprünglichen Interessenten dokumentiert werden. Anschließend wird das Prozedere der Rekrutierung dargestellt. Ein Beispiel hierfür wäre die telefonische Kontaktaufnahme mit allen Interessenten inklusive Durchführung eines Fragebogens (Titel des Erhebungsinstruments, Autoren und Erscheinungsjahr), der die vorher festgelegten Ein- und Ausschlusskriterien abfragt. Dabei sollte zumindest ein Beispielitem aus dem jeweiligen Verfahren angeführt werden und es sollten die Ein- und Ausschlusskriterien, zum Beispiel „alle Personen mit einem T-Wert kleiner gleich 60 [T $\leqq$ 60]", angegeben und wissenschaftlich fundiert gerechtfertigt werden. Als nächstes wird die endgültig gewonnene Stichprobe beschrieben. Dazu gehören einerseits die demografische Stichprobenzusammensetzung, andererseits untersuchungsspezifische Merkmale. Die gängigen demografischen Merkmale sind das Geschlecht [X Frauen, X Männer], das jeweilige Durchschnittsalter der Stichproben mit Mittelwert und Standardabweichung [z. B. M_{Alter} = 35.07 Jahre, SD = 10.16] und die jeweilige Nationalitätenzusammensetzung als Prozentangabe. Unbedingt sollten untersuchungsspezifische Merkmale der Stichprobe angeführt werden. Bei Untersuchungen von Kindern zum Beispiel die Art der Familienzusammenstellung (Zwei-Eltern-Haushalt, Alleinerziehende oder Patchworkfamilie), das Durchschnittsgehalt der Eltern pro Jahr in Euro (Range von–bis und Median: [6000 Euro–160 000 Euro (Median: 35 000 Euro)]) oder die schulische Bildung der Eltern in Jahren (Mittelwert und Standardabweichung: [M = 14.11, SD = 2.49]). Leider kommt es auch häufig vor, dass sich gesamte Datensätze bestimmter Teilnehmer nicht verwenden lassen, weil offensichtlich falsche Angaben gemacht wurden. Wenn eine Person angibt, „1 Jahr alt" zu sein, muss davon ausgegangen werden, dass auch andere Angaben nicht gewissenhaft gemacht wurden.

Nach der Dateneingabe in SPSS sollten Daten auf augenscheinliche Falschangaben überprüft werden. Sortieren Sie Ihre Daten der Größe nach: Gibt es Ausreißer, die unmöglich der Realität entsprechen können? Entfernen Sie den gesamten Datensatz, wenn Sie das Gefühl haben, die Testperson hat die Angaben nicht ernst genommen. Kapitel 11 „Die Legende perfekter Daten" bietet hierzu noch mehr Einblick.

!

Plausibilitätsprüfung

Vor allem bei längeren Zeiträumen zwischen dem ersten und zweiten Testzeitpunkt kommt es vor, dass Stichproben im Laufe des Erhebungsprozesses dadurch dezimiert werden, dass Versuchspersonen abspringen oder einfach nicht mehr erscheinen. Auch aufgrund von Nicht-Compliance können Versuchspersonen von der Studie ausgeschlossen werden. Den Verlust von Teilnehmern im Laufe der Erhebung nennt man „Drop-out". Deshalb empfiehlt es sich, die Stichprobe für alle Erhebungszeitpunkte getrennt zu beschreiben und auch mögliche Unterschiede der jeweiligen Stichprobenzusammensetzungen sowie die Drop-out-Rate explizit anzuführen. Bei Merkmalen wie dem Geschlechterverhältnis können Unterschiede in Prozent dargestellt werden, bei Berechnung eines t-Tests folgendermaßen: „signifikant höhere Bildung bei Teilnehmern, die sowohl an der Prä- als auch an der Posttestung teilnahmen [t(204) = 1.98, p = .05]". Falls eine Kontrollgruppe einbezogen wurde, wird diese ebenso anhand der wesentlichsten Merkmale beschrieben.

10.2.3 Datenerhebung

Der Abschnitt „Datenerhebung" beschreibt die Verbindung von Methode und Hypothese und geht dabei auf die erhobenen Variablen ein. Dabei lässt sich der Abschnitt in folgende Unterpunkte gliedern:

1 Variablen
2 Instrumente
3 Vorgehen

Das Wichtigste ist, dass alle Variablen der Studie erschöpfend, präzise und nachvollziehbar definiert werden. Am besten ist, man orientiert sich dabei an bereits vorhandenen Publikationen zu diesem Thema [Definition; Autor, Jahr]. Oft gibt es verschiedene Definitionen ein und desselben Konstrukts, es soll also deutlich gemacht werden, was man selbst unter der Variablen versteht und welche Kriterien dafür herangezogen werden. Hierbei wird besonderes Augenmerk auf den Zusammenhang der Variablen untereinander gelegt (wünschenswert sind natürlich eine hohe konvergente Validität bei gleichzeitig niedriger diskriminanter Validität) als auch auf ihren Zusammenhang mit dem Untersuchungsziel sowie den Erhebungsprozess. Bei der Benennung von Variablen sollte darauf geachtet werden, Namen zu wählen, die bereits auf das zu messende Konstrukt schließen lassen. So ist zum Beispiel bei der Messung des Intelligenzquotienten die Bezeichnung „IQ" der Bezeichnung „Intelligenz" vorzuziehen.

Die Beschreibung verwendeter psychometrischer Instrumente sollte den genauen Titel, die Autoren und das Erscheinungsjahr sowie den Normbereich beinhalten. In Bezug auf die Hypothesen könnte das etwa so klingen: „Um diese und jene Variable zu messen, wurde der Fragebogen XY (genauer Titel des FB; Autor/en, Jahr) verwendet, er ist genormt für den Altersbereich der ‚6- bis 10-Jährigen'. Der Fragebogen besteht aus …" Es werden die Anzahl der Items und die Skalen bzw. Subskalen sowie eine Beschreibung der Antwortskala angeführt. Zu jeder Skala bzw. Subskala sollte in Klammern ein Beispielitem ausformuliert werden. Bei Verwendung eher unbekannter Fragebogen, Testverfahren etc. werden diese detaillierter beschrieben und mit einem Literaturverweis ergänzt. Wenn sonstige Gerätschaften verwendet wurden, werden der Hersteller, Gerätetyp und andere Spezifikationen angegeben. Egal, welche Materialien verwendet wurden, sie müssen so detailliert beschrieben werden, dass eine Replikation der Studie möglich ist.

Der „Vorgehen"-Teil informiert darüber, welche Hypothesen mit welchem Instrument erhoben wurden. Wichtig ist dabei, den genauen Ablauf der Erhebung wiederzugeben. Dazu sollte man auch erwähnen, ob zwischen den verschiedenen Testverfahren Pausen stattgefunden haben oder ob Testpersonen dazu ermuntert wurden, Pausen zu machen. Um die Nachvollziehbarkeit für den Leser zu erhöhen, bietet es sich an, die Inhalte dieses Abschnitts chronologisch wiederzugeben. Es ist beispielsweise möglich, die demografische Datenerhebung in der Einleitung zu beschreiben; darauf folgen jeweils ein Abschnitt mit den erhobenen Variablen und den dafür verwendeten Testverfahren. Darüber hinaus sollte angegeben werden, wie die Verfahren vorgegeben wurden (Paper–Pencil oder PC) und ob es Zeitbeschränkungen bei der Bearbeitung der Verfahren gab. Es ist meistens sinnvoll, nach jeder erhobenen Variablen einen neuen Abschnitt zu beginnen und die „Unterüberschrift" zum Beispiel kursiv hervorzuheben. Wenn eine Randomisierung (von Experimental- und Kontrollgruppe) erfolgte, sollte unbedingt die methodische Vorgehensweise beschrieben werden – für viele klinische Studien spielt das eine wichtige Rolle, daher empfiehlt sich eine explizite Erläuterung. Gerade bei nichtrandomisierter Stichprobenzuweisung, wie sie bei klinischen Stichproben meistens der Fall ist, ist es nötig, Überlegungen zu konfundierenden Variablen oder Kovariaten darzulegen. Es sollte angegeben werden, wie man sie zu minimieren und zu kontrollieren versucht.

Wenn der Testleiter seine Erwartung oder Einstellung erkennen lässt, beeinflusst das das Antwortverhalten der Versuchsperson („Versuchsleitereffekt" oder „Rosenthal-Effekt"). Die abhängige Variable wird dadurch durch mehr Faktoren als nur die manipulierte unabhängige Variable beeinflusst. Um dem entgegenzuwirken, werden Studien als „Doppelblindstudien" durchgeführt und es wird so die interne Validität der Studie erhöht.

i

Probleme der Testleiter

Hat keine Randomisierung stattgefunden, sollten alle Kriterien aufgelistet werden, mit denen Unterschiede in der Stichprobenzusammensetzung zwischen Experimental- und Kontrollgruppe kontrolliert wurden (Alter, Geschlecht, soziale Herkunft, Nationalität etc.).

10.2.4 Datenauswertung

Im Abschnitt „Datenauswertung" wird beschrieben, mit welchen Computerprogrammen (Version angeben!) die gesammelten Daten ausgewertet wurden, häufig wird dafür das Statistikprogramm SPSS verwendet.

Es ist empfehlenswert, nach der vollständigen Dateneingabe ein *data screening* (siehe Kapitel III.10) durchzuführen. Dabei wird der Datensatz zum Beispiel auf *response sets* kontrolliert.

Es wird des Weiteren angeführt, welche statistischen Methoden zur Hypothesentestung angewendet wurden. Da die Auswertungsmethode von der Qualität der spezifischen Daten abhängt, wird die Erfüllung der jeweiligen Voraussetzungen (z. B. Normalverteilung für parametrische Tests) ebenfalls dokumentiert. Wichtig bei Hypothesentestungen ist die Angabe der α-Fehlerwahrscheinlichkeit (p-Wert). Üblicherweise wird α mit 0.5 (p < .05) oder 0.01 (p < .01) festgelegt.

Außerdem müssen die genauen statistischen Tests zur Hypothesentestung angegeben werden. Für Unterschiedshypothesen wäre das zum Beispiel ein t-Test für unabhängige Stichproben (Angabe des t-Werts, der α-Fehlerwahrscheinlichkeit und des Stichprobenumfangs [t(394) = 3.17, p < .01]). Grundsätzlich wird zu jedem statistischen Verfahren der spezifische Wert angegeben (t-Wert, F-Wert etc.), die Konfidenzintervalle (KI), die Mittelwerte (M) jeder Gruppe, die Standardabweichung (SD) sowie Freiheitsgrade (df) bei einer zweifaktoriellen Varianzanalyse.

Unverzichtbar sind Angaben über die Reliabilität der Skalen, z. B. Cronbachs Alpha oder Retest-Reliabilität. Damit die Reliabilität nicht für jede Variable einzeln angeführt wird, reicht es auch aus, den kleinsten und größten Wert anzugeben. Ein Beispiel: „Alle Skalen haben eine gute Reliabilität (Cronbachs Alpha = .59–.91)".

Leider werden selten die Teststärke (β-Fehlerwahrscheinlichkeit), die Effektgröße und der optimale Stichprobenumfang angegeben, die miteinander zusammenhängen. Wilkinson und Task Force on statistical Inference (1999) weisen darauf hin, dass die Angabe dieser Informationen essenziell für gute Forschung ist. Dabei sollte belegt werden, wie die Festlegung der Effektgröße aus bereits publizierten Forschungsergebnissen hervorgeht und wie der optimale Stichprobenumfang und die Teststärke berechnet wurden.

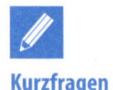

Kurzfragen

1 Über welche Inhalte sollte das Kapitel „Methode" informieren?
2 Welche statistischen Kennzahlen müssen beim Testen wissenschaftlicher Hypothesen angegeben sein?
3 Wobei ist auf Effekte von konfundierenden Variablen und Kovariaten verstärkt zu achten?
4 Welche Angaben sind zu den verwendeten psychometrischen Instrumenten nötig?

Literatur

Drummond, G. B. (1998). Methoden. In G. M. Mall (Hrsg.), *Publish or Perish. Wie man einen wissenschaftlichen Beitrag schreibt, ohne die Leser zu langweilen oder die Daten zu verfälschen* (S. 25–30). Bern: Huber.

Wilkinson, L., & Task Force on Statistical Inference (1999). Statistical Methods in Psychology Journals. Guidelines and Explanations. *American Psychologist, 54* (8), 594–604.

11 Die Legende perfekter Daten: Operationalisierung und Datenoptimierung in der wissenschaftlichen Praxis

Oswald D. Kothgassner & Birgit U. Stetina

Wenn Studierende das erste Mal eine Untersuchung durchführen, ist ihre Erwartung vielfach hoch. Wenige bedenken, dass vor, während und danach einiges an Arbeit wartet und die Untersuchung nicht das bloße Durchführen des Experiments oder Treatments mit anschließender Auswertung ist. Bereits im Vorhinein muss sich der Forscher viele Gedanken darüber machen, wie man etwas überhaupt erhebt und warum (Operationalisierung) sowie auch wie man mit seinen Daten weiter verfährt (Datenoptimierung). Ein Student fragte einst: „Muss ich mit allen Daten rechnen oder kann ich welche herauslöschen?" Dieser Frage nach hat sich der Studierende damit befasst, Daten aus seinem Datenpool zu löschen. Ob das legitim ist, kann so nicht beantwortet werden. Man muss sich in diesem Zusammenhang an gewisse Regeln halten. Schließlich können die Daten nicht derart manipuliert werden, dass ein gewünschtes Ergebnis daraus entsteht, sehr wohl aber können störende inhomogene Datensätze (Ausreißer) oder unglaubwürdige Datensätze (Plausibilität) entfernt werden. Untersuchungen brauchen zudem immer eine Art Anker, eine Kontrolle. Das kann in psychophysiologischen Studien zum Beispiel die Baseline der Person sein oder in Demenzstudien die Auspartialisierung des Alters etc.

11.1 Operationalisierung

Die Maßnahme, die zu ergreifen ist, um in einer konkreten Untersuchung von Konstrukten zu Daten zu kommen, nennt man Operationalisierung. Qualitätskriterien von Operationalisierungen sind zumeist die Gütekriterien (Lienert & Raatz, 1998; Formann, 2004). Die Hauptgütekriterien stellen klar, dass Fragebogen und Testverfahren nichts anderes messen als die fragliche Eigenschaft, welche zu messen impliziert wird *(Validität)*.

Was ist interne Validität? Validitätsanalyse allgemein kann unterschieden werden in eine theoretische Analyse der Gültigkeit (Konstruktvalidität) und eine korrelative Analyse mit bestehenden Verfahren (Kriteriumsvalidität). Konstruktvalidität ist sehr theoretisch und benötigt ein verlässliches Außenkriterium. Kriteriumsvalidität hat die Schwäche, dass man wieder nur ein Verfahren mit einem anderen Verfahren vergleicht. Die externe Validität stellt die allgemeine Gültigkeit der Ergebnisse dar: Inwiefern sind die Ergebnisse in Bezug auf die Stichprobe, die Operationalisierung, die Versuchsleiter etc. zu verallgemeinern. Die interne Validität ist ein Maß dafür, inwieweit es gelungen ist, Störeinflüsse auszuschalten, und inwieweit eine eindeutige sowie möglichst kausale Erklärung für einen bestimmten Effekt möglich ist.

Was ist Validität?

Des Weiteren sollen Fragebogen und Testverfahren exakt die fragliche Eigenschaft messen *(Reliabilität)*, und zwar unabhängig von den Rahmenbedingungen der Vorgabe *(Objektivität)*.

Es gibt verschiedene Formen von Reliabilität. Die Retest-Reliabilität beschreibt die Korrelation eines Instrumentes auf zwei aufeinanderfolgende Testvorgaben. Eine Paralleltest-Reliabilität stellt die Korrelation zweier vergleichbarer Tests dar. Die Split-half-Reliabilität ist die Genauigkeit zweier möglichst gleichwertiger Testhälften.

Reliabilität, hä?

Außerdem sollen diese Verfahren ein adäquates Bezugssystem zur Relativierung des individuellen Testergebnisses *(Normierung)* aufweisen und derart messen, dass die empirisch festgehaltenen Verhaltensrelationen zwischen verschiedenen Bedingungen und Personen adäquat abgebildet werden *(Skalierung)*. Die Verfahren sollen die teilnehmende Person nicht in motivationaler oder emotionaler, körperlicher oder zeitlicher sowie psychischer Form überlasten *(Zumutbarkeit)*. Es sollte zudem der Testperson nicht möglich sein, ihr Ergebnis zu manipulieren *(Unverfälschbarkeit)*, und schließlich sollen die Verfahren nicht bestimmte Personen aufgrund für die Testung irrelevanter Einflüsse diskriminieren *(Fairness)*.

Das Problem ist, dass jedes Konstrukt nur so gut ist wie der Test, der es erfasst. Eine adäquate Abbildung muss in Relation zu anderen Personen/Bedingungen erfolgen, da ohne Vergleichswerte Tests nicht interpretierbar sind.

„Intelligenz ist das, was ein Intelligenztest misst"

WWW

Reliabilitäten und Validitäten von Online-dates

Unter UTB-mehr-wissen.de finden Sie die Dateien „onlinedating.pdf" und „online-dating.sav". Folgen Sie den Informationen in der Anweisung und versuchen Sie, die Reliabilität des verwendeten Verfahrens sowie seine Konstrukt- und Kritieriums-validität zu errechnen. Bei Schwierigkeiten empfehlen wir Ihnen den dazugehörigen Artikel auf UTB-mehr-wissen.de.

Operationalisierung verlangt meist auch eine kritische Beurteilung der Eindimensionalität von Konstrukten. Nicht selten haben viele Testverfahren, die behaupten, etwas Bestimmtes zu messen, einige Subskalen. Es gilt, die Gütekriterien nicht nur für die Gesamtskala zu bestimmen, sondern diese auch für die Subskalen zu bestimmen und anzugeben, inwiefern diese voneinander abhängig oder unabhängig sind.

TiPP

Faktorenanalysen

Faktorenanalysen helfen, latente Dimensionen (sogenannte Faktoren) einer Variablen sichtbar zu machen. Verschiedene Items eines Tests können auf unterschiedliche Faktoren laden, d. h., dass sich somit statistisch gesicherte Subskalen ergeben können. Ein Faktor, auf den mehrere Items laden, kann als eine Skala interpretiert werden. Für jedes psychologische Verfahren, das verwendet wurde, sollte die Faktorenstruktur aufgrund der vorliegenden Daten mittels einer Faktorenanalyse neu untersucht werden. Weiters sollten auch anhand der dadurch entdeckten Faktoren die Interpretationen erfolgen, dementsprechend also auch sämtliche Gütekriterien anhand der Dimensionen (Faktoren) geprüft werden. Eine Angabe, welche Rotationsform (orthogonal oder schiefwinklig) und ob eine Faktorenanalyse explorativ oder konfirmativ durchgeführt wurde, ist jedenfalls nötig.

WWW

Faktorenanalysen

Mehr Informationen zu Faktorenanalysen sind auf UTB-mehr-wissen.de zu finden!

11.1.1 Antworttendenzen

Antworttendenzen sind in der psychologischen Diagnostik schon lange bekannt. Manche Tendenzen sind bewusst – etwa im Sinne einer absichtlichen Manipulation –, andere unbewusst. Bewusste Manipulation der Antworten kommt vielfach in der Diagnostik vor, wenn es um Versicherungsleistungen oder Auswahlsituationen geht (Simulantendiagnostik; vgl. Khorramdel & Kubinger, 2006). Beachtet werden müssen aber auch immer die Effekte von Aggravation oder Dissimulation. Unbewusste oder nur teilbewusste Antworttendenzen sind zudem noch in folgender Auflistung dargestellt.

- *Akquieszenz:* Ja-Sage-Tendenz; ist die Tendenz, prinzipiell positiv zu antworten. Dies kann auch mit sozialer Erwünschtheit einhergehen!
- *Konsistenzeffekt:* Ähnlich klingende Fragen werden gleich beantwortet.
- *Tendenz zur Mitte:* Bei mehrstufigen Skalen werden eher mittlere (neutrale) Stufen gewählt.
- *Tendenz zu Extremantworten:* Umkehrung der Tendenz zur Mitte. Der schlimmste Fall kennt nur Ja und Nein.
- *Antworten nach sozialer Erwünschtheit:* Die Antwort wird nicht nach der persönlichen Einstellung oder dem eigenen Befinden festgesetzt, sondern aufgrund der (geglaubten) sozialen Erwünschtheit, meist mit der Absicht einer positiven Selbstdarstellung. Dies kann sowohl bewusst als auch unbewusst erfolgen.
- *Retrospektionseffekt:* Manchmal werden Ausprägungen in der Erinnerung anders eingeschätzt, als sie tatsächlich auftraten (z. B. Schmerzen vor zwei Tagen stark, nun weniger negative Erinnerung).
- *Rezenzeffekt:* Später auftretende Ausprägungen bleiben stärker in der Erinnerung haften. (Beispiel: Schmerzen am Vortag nicht stark; davor 2 Wochen sehr stark. Die Antwort auf die Frage „Wie stark waren Ihre Schmerzen in den letzten 2 Wochen?" könnte sich nunmehr zu stark auf den Vortag beziehen.)

> **Antworttendenzen (vgl. Bortz & Döring, 2006; Raab-Steiner & Benesch, 2010)**

Unter Dissimulation versteht man in den klinischen Wissenschaften das bewusste Herunterspielen von Symptomen oder Ausprägungen. Im Gegensatz dazu ist das bewusste Übertreiben dieser Symptome oder Ausprägungen als Aggravation zu bezeichnen. Zu unterscheiden sind jedoch beide Begriffe vom Simulanten, der nämlich weder Symptome oder Ausprägungen herunterspielt oder übertreibt, sondern keine Symptome oder eine bestimmte Ausprägung hat, trotzdem aber vorgibt, diese aufzuweisen.

> **Aggravation und Dissimulation**

Testtheoretisch ist es nicht immer möglich, alle diese Tendenzen auszumachen. Viele verschiedene Lösungsmöglichkeiten wurden entwickelt und getestet. Die Verwendung gegengepolter Fragen, die Einführung sogenannter *Lügenskalen*, die Vorgabe eines lediglich zweistufigen Antwortformates, Kontrollfragen etc. sind eventuelle Lösungsansätze.

11.1.2 Untersuchungsaufbereitung

Wichtig für die Operationalisierung ist auch die Durchführung der Untersuchung selbst. Diese „Fehler" sind meist nicht von den Teilnehmern ausgelöst, sondern von den Untersuchern selbst. Das Experiment oder das Treatment muss so gut wie möglich standardisiert vorgegeben sein.

**Untersuchungsfehler
(vgl. Bortz & Döring,
2006; Raab-Steiner &
Benesch, 2010)**

- *Halo-Effekt (Hof-Effekt):* Beobachtungs- oder Beurteilungsfehler in psychologischen Untersuchungen
- *Rosenthal-Effekt (Versuchsleiterartefakt):* Versuchsleitereffekt, da der Untersucher bereits eine vorgefertigte Meinung oder bestimmte Erwartung an die Untersuchung hat. Er beeinflusst unbewusst oder bewusst das Ergebnis der Untersuchung.
- *Hawthorne-Effekt:* Die Teilnahme an der Untersuchung löst eine Erwartung bei den Teilnehmern aus, die die Ergebnisse verändern könnte. Die Versuchspersonen sollten nicht über das Ziel der Studie informiert sein, oder eine Placebo-Gruppe (z. B. in Medikamentenstudien) sollte zu einer vorhandenen Kontrollgruppe zusätzlich eingeführt werden.
- *Positionseffekt oder Verständnisproblem:* Die vorhergehende Frage beeinflusst alle weiteren Fragen. Dies stellt vor allem ein Problem dar, wenn die Fragen missverständlich oder in komplexer Sprache verfasst wurden.

11.1.3 Einbeziehen von Kontrollvariablen

Dass man Kontrollvariablen in eine Untersuchung miteinzubeziehen hat, liegt auf der Hand. Ohne eine entsprechende Kontrolle können Störvariablen einen signifikanten Unterschied hervorrufen oder verhindern, lediglich die Erfassung dieser potenziellen Störvariablen kann eine adäquate Interpretation ermöglichen. Die klassische Form der Kontrolle ist die Implementierung einer Kontrollgruppe. Dies bedeutet, dass eine Gruppe ein Treatment bekommt, während die andere Gruppe – nämlich die Kontrollgruppe – kein Treatment oder ein Placebo bekommt. Nun ist es nicht immer möglich, eine Kontrollgruppe zu implementieren, wie etwa bei der Vorhersage eines bestimmten Merkmals (vgl. Regressionsanalysen). Hier können neben den interessierenden Prädiktoren noch Kontrollvariablen als Prädiktoren verwendet werden. Die interessierenden Prädiktoren sollten jedenfalls besser vorhersagen als die Kontrollvariablen. Vielfach werden auch Baseline-Experimente durchgeführt. Ein Beispiel wäre die Registrierung des Hautleitwertes (SCR) in der Ruhebedingung (vor dem Experiment) und in der tatsächlichen Experimentalbedingung. Zur Kontrolle von tatsächlich auftretenden Störfaktoren gibt es die Möglichkeit, deren Effekt (bei Miterfassung) aufzuheben (z. B. Kovarianzanalyse, partielle Korrelationen).

11.2 Datenoptimierung

Im Folgenden können zwar nicht alle, aber dafür einige wesentliche Aspekte der Datenoptimierung näher beleuchtet werden.

11.2.1 Plausibilitätscheck

Der Plausibilitätscheck dient in der Regel der einfachen Kontrolle der logischen Konsistenz der Angaben. Dabei kann man speziell verschiedene demografische Angaben gegenprüfen. Drei praktische und in fast jeder Studie vergleichbare demografische Konstrukte des Plausibilitätschecks sind zum Beispiel Alter, Bildung und derzeitige Arbeit.

Eine weibliche 2-jährige Person, die katholischer Priester ist und keinen Schulabschluss besitzt, scheint auf den ersten Blick bereits auffällig. Viele ähnliche Beispiele sind jedoch nicht so einfach in den Daten zu entdecken, dennoch verdienen sie Aufmerksamkeit und sollten geprüft werden. Im Grunde ist dieses – übertriebene – Beispiel des Priesters genau das, was den Plausibilitätscheck ausmacht, nämlich nachzuprüfen, ob alle Angaben stimmig und logisch konsistent aufscheinen. Nicht so eindeutige Beispiele wären ein 18-jähriger Jugendlicher mit Doktortitel in molekularer Biologie oder ein Professor ohne Schulabschluss. Die Vorgehensweise bei Ersterem wäre, zu evaluieren, ob es im angegebenen Land (Nation) überhaupt die Möglichkeit gibt, derart schnell einen Abschluss zu schaffen, letztendlich können wir nicht ausschließen, dass es doch wahr ist. Uns fehlt die Information und deswegen sollte diese Person im Datensatz belassen werden. Beim zweiten Beispiel ist es eindeutiger, denn ohne Schulabschluss ist es gar nicht erst möglich, eine Stelle als Professor anzunehmen. Daher sollte auf die Auswertung dieses Datensatzes verzichtet werden.

zB

Plausibilitätscheck bei demografischen Daten

Jedoch beschränkt sich die Plausibilitätsprüfung nicht lediglich auf die demografischen Variablen. Komplexere Plausibilitätskontrollen beinhalten Analysen von Antwortverhalten und Ausreißern. Extreme Antworttendenzen, die als Ausreißer oder Extremwerte leicht erkennbar werden (z. B. im Boxplot; in verschiedenen statistischen Testverfahren), können aus logisch argumentierbaren Antworten resultieren (dann sind diese lediglich Ausreißer) oder aber logisch nicht konsistent sein.

Plausibilitätskontrolle mittels Ausreißeranalyse

Die wissenschaftliche Literatur berichtet von einer hohen positiven Korrelation zwischen depressiver Verstimmung und niedrigem Selbstwert. Nun gibt eine Person in der Untersuchung einen extremen Score (maximale Punktezahl) in depressiver Verstimmung an, aber gleichzeitig weist sie auch positive Extremwerte und somit einen extrem hohen Selbstwert auf. Dieses Ergebnis scheint logisch inkonsistent und bedarf weiterer Klärung. Eine wesentliche Frage ist, ob beim Vorliegen eines solchen Ergebnisses auch ein Messfehler vorliegen kann und andere Daten eventuell auch betroffen sein könnten!

Plausibilitätskontrolle

Die Löschung darf also nicht nur erfolgen, weil man selbst keine Erklärung dafür hat, jedenfalls muss nach dem Plausibilitätscheck eine zusätzliche statistische Prüfung stattfinden. Gibt es andere derartige Ausreißer oder Unstimmigkeiten, sind eventuell ein systemischer Fehler oder eine natürliche Systematik dahinter zu vermuten, deren Klärung man sich in der durchzuführenden Studie unbedingt widmen sollte.

Plausibilitätskontrolle

Unter UTB-mehr-wissen.de finden Sie die Datei „onlinedating.sav". Überprüfen Sie die Daten auf ihre logische Konsistenz und prüfen Sie erneut die Gütekriterien der verwendeten Verfahren!

11.2.2 Ausreißer

Das Thema der Ausreißer in einem Datenpool wurde bereits oben angesprochen, in diesem Kapitel soll nun eine eingehende Erklärung folgen. Was als Ausreißer definiert wird, liegt in erster Linie stark am Forschungskontext.

Ausreißer und ihre Definition

Was ist ein Ausreißer? Diese Frage lässt sich nur über den Forschungskontext beantworten, denn dieser bestimmt, was überhaupt als *extrem* anzusehen ist! So könnte beispielsweise ein extremer Wert in der Torbilanz eines Fußballspielers (7 Tore/ Spiel) im Vergleich zu 49 anderen Spielen (durchschnittlich 0.1 Tore/Spiel) ein „Ausreißer" sein oder aber der Beginn eines Formhochs. Es wäre durchaus möglich, dass er in den nächsten 50 Spielen eine Torrate von durchschnittlich 7.0 erreicht.

Der Begriff „Ausreißer" ist stets von dem Begriff der „Extremwerte" abzugrenzen. Der Boxplot ist etwa für das Entdecken von Extremwerten hilfreich, nicht aber unbedingt von Ausreißern.

Ausreißer sind immer Extremwerte, jedoch sind Extremwerte nicht immer Ausreißer!

Tipp

Faustregel zu Extremwerten und Ausreißern

i

Boxplot

Der Boxplot entlarvt Extremwerte, indem die Box die mittleren 50 % der Daten auf Basis des Medians anzeigt, was dem Interquartilsabstand entspricht. Die sogenannten Whiskers liegen außerhalb dieses Interquartilsabstandes. Die Whiskers (das sind untere und obere Liniengrenzen) haben keine einheitliche Definition, und daher ist die Länge nicht zwingend einheitlich. Tukey (1977) definierte die Whiskers als maximal das 1.5-fache des Interquartilsabstandes. Dabei endet der Whisker jedoch nicht bei der Länge, sondern beim letzten Datensatz, der noch in diesem Maßabstand liegt. Darüber hinaus können Werte jenseits des 1.5-fachen Interquartilsabstandes bis zum 3-fachen Interquartilsabstand als kleine Extremwerte, Werte über dem 3-fachen Interquartilsabstand als große Extremwerte definiert werden.

Da Extremwerte nicht unbedingt Ausreißer sind und deswegen nicht einfach entfernt werden können, ist davon auszugehen, dass der Boxplot lediglich die Aussage untermauern kann, dass es keine Extremwerte in der Datenverteilung gibt und somit auch keine Ausreißer. Wenn dennoch Extremwerte aufscheinen (siehe dazu die obige Abbildung), sind statistische Testverfahren heranzuziehen, um eventuelle Ausreißer zu identifizieren. Die meisten Testverfahren zur Identifizierung von Ausreißern im eigentlichen Sinne gehen davon aus, dass die Verteilung der erhobenen Daten aus einer Normalverteilung stammt.

a)

b)

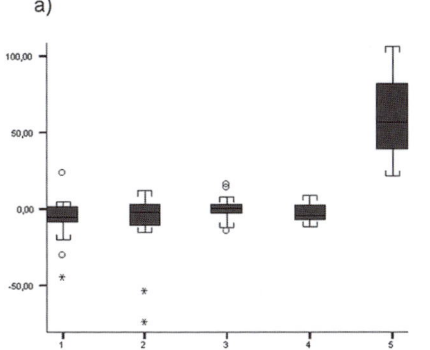
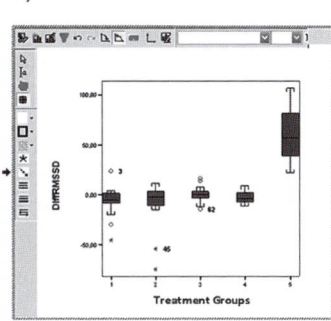

Abb. 21
a) Boxplot mit Median, Quartilen und gekennzeichneten Extremwerten
b) Aufdeckung von Extremwerten durch einen Doppelklick auf das Outputfenster (die Nummern repräsentieren die dazugehörigen Datensätze)

**Auswahl von Ausreißer-
tests für hypothetische
Normalverteilungen**

- Ausreißertest nach Dixon
- Ausreißertest nach Grubbs
- Ausreißertest nach Nalimov

Der Ausreißertest nach Walsh hingegen orientiert sich nicht an der Normalverteilung und ist daher auch weniger von den Problemen der anderen Testverfahren betroffen, dennoch braucht man für die Durchführung dieses Tests eine entsprechend große Population (vgl. Walsh, 1977). Beim Ausreißertest nach Walsh werden die Extremwerte aus dem Boxplot genauer auf ihre Signifikanz analysiert und anschließend mit den Testverfahren geprüft, bevor sie aus dem Datenset eliminiert werden.

Ausreißer

Faustregeln zur Abschätzung eines Ausreißers und der Unterscheidung von einer extremen Ausprägung des Messwertes könnten sein:
1 Werte außerhalb des Bereichs von 2 Standardabweichungen vom Mittelwert sind Ausreißer.
2 Werte außerhalb des Bereichs vom 4-fachen der absoluten Abweichung des Medians (MAD) sind Ausreißer.

Ausreißer

Unter UTB-mehr-wissen.de finden Sie die Datei „onlinedating.sav". Interpretieren Sie die Daten und identifizieren Sie die Ausreißer!

11.2.3 Interpolation

Ein Kollege fragte einst: „Wie kann ich Daten vervollständigen, ohne meinen Datensatz zu ruinieren?" Die Frage war relativ schnell beantwortet, denn eine adäquate Interpolation ermöglicht eine adäquate Interpretation. Besser man verwendet interpolierte Daten als „löchrige Daten", denn diese führen zu mannigfachen anderen Problemen. Daraufhin meinte er noch: „Aber besser ist es doch, wenn die unvollständigen Daten gelöscht werden!?" Dieser Aussage ist jedoch schwer etwas abzugewinnen, denn der Verlust an Daten wäre beträchtlich, wenn alle Daten gelöscht werden, obwohl nur ein oder zwei Prozent der Werte fehlen. Das Löschen von ganzen Datensätzen sollte immer der letzte Weg sein, dennoch sollte man nicht davor zurückschrecken. Ausreißer, inkonsistente Angaben oder verfälschte Datensätze sind ebenso zu löschen wie Daten mit Löchern so groß wie Schweizer Käse.

Für eine zuverlässige Interpolation muss ein gutes Datengerüst vorhanden sein.

Gute Schätzungen

Es sollten niemals ganze Verfahren interpoliert werden. Lediglich einzelne Items bieten sich dazu an.

Gute Schätzungen

Es können verschiedene Arten der Interpolation durchgeführt werden, nach denen unterschiedliche Herangehensweisen differenziert werden können. Dementsprechend ist zwischen einer (1) personenorientierten und einer (2) itemzentrierten Schätzung zu unterscheiden. Eine einfache Interpolation durch Einsetzen des Mittelwertes benötigt jedoch Wissen über die Datenstruktur. Metrische Daten erlauben das Einsetzen von Mittelwerten in die fehlenden Daten. Je nach Forschungskontext muss entschieden werden, ob es personen- oder sampleorientiert erfolgen soll. Ordinale Daten ermöglichen lediglich den Einsatz eines Median zur Interpolation. Bei nominalen Daten ist ein Interpolieren nicht möglich.

Das Dokument „interpolation.pdf" unter UTB-mehr-wissen.de bietet eine Anleitung zum einfachen Interpolieren fehlender Daten mithilfe von SPSS.

Interpolieren mit SPSS

Einfache Interpolation kann mittels Einsetzen von deskriptiven Werten (Mittelwert, Median, Modalwert) geschehen. Je nach Forschungskontext werden die Maße anhand der Person (personenzentriert, Zeilen im SPSS) oder anhand des fehlenden Items (itemzentriert; Spalten im SPSS), das interpoliert werden soll, berechnet.

Interpolieren! Aber wie?

Der Mittelwert/Median sollte nur auf Basis einer guten Datenstruktur berechnet werden. Fehlen also zu viele Daten innerhalb der Person oder innerhalb des Items, das es zu ersetzen gilt, dann muss auf eine Interpolation verzichtet werden. Da es keine feste Regel gibt, wie viele Prozent der Daten vorhanden sein müssen, liegt es in der Verantwortung des Forschers, vor jeder Interpolation diese kritisch zu hinterfragen.

Interpolation

Abb. 22
Lineare Interpolation
eines Datenpunktes (P0)
(auf Basis von Daten-
punkt P1 und Daten-
punkt P2 kann nach
der im Text stehenden
Formel ein dritter Wert
geschätzt werden)

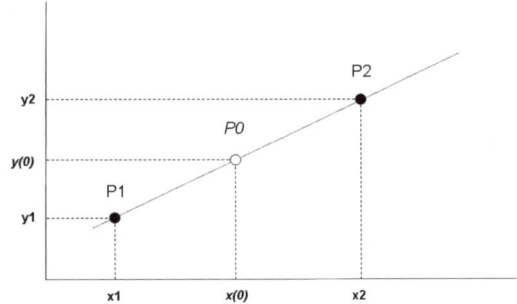

In Studien der Klinischen Psychologie sind auch oft Interpolationen von Datenpunkten aus linearen Zusammenhängen notwendig, wozu sich die folgende Formel anbietet:

$$y(0) = \frac{y_1 + (x_0 - x_1)}{(x_2 - x_1)\,(y_2 - y_1)}$$

Aufgrund dieser Formel können fehlende Datenpunkte geschätzt und die fehlenden Werte durch diese Schätzungen ersetzt werden. Dennoch besteht das Problem, dass viele Datensets keine adäquaten linearen Schätzungen ermöglichen. Die Referenzpunkte dürfen zudem nicht zu weit auseinanderliegen, andernfalls wird die Schätzung unbrauchbar.

Eine lineare Interpolation kann auch für die Schätzung der Teststärke (Power eines Verfahrens) verwendet werden (z. B. Bortz & Döring, 2006, S. 637f.).

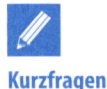

Kurzfragen

1 Erklären Sie Haupt- und Nebengütekriterien von psychologischen Verfahren. Welche Bedeutung haben sie für die Operationalisierung?
2 Welche möglichen Antworttendenzen können bei der Vorgabe von Fragebogen auftreten?
3 Welche Untersuchungsfehler können etwa bei einem psychologischen Experiment auftreten?
4 Welche beiden generellen Möglichkeiten der Interpolation kennen Sie?

Literatur

Bortz, J. & Döring, N. (2006). *Forschungsmethoden und Evaluation.* Heidelberg: Springer.

Khorramdel, L., & Kubinger, K. D. (2006). The effect of speededness on personality questionnaires – An experiment on applicants within a job recruiting procedure. *Psychology Science, 48* (3), 378–397.

Raab-Steiner, E. & Benesch, M. (2010). *Der Fragebogen. Von der Forschungsidee zur SPSS/PASW-Auswertung* (2. Aufl.), Wien: facultas.wuv (UTB).

Tukey, J. W. (1977). *Exploratory data analysis.* Massachusetts: Addison-Wesley.

Walsh, J. E. (1958). Large Sample Nonparametric Rejection of Outlying Observations. In The Institute of Statistical Mathematics, *Annals of the Institute of Statistical Mathematics* (S. 223–232), Heidelberg: Springer Science.

Weiterführende Literatur

Baur, N. (Hrsg.). (2008). *Datenanalyse mit SPSS für Fortgeschrittene. Ein Arbeitsbuch.* Wiesbaden: Verlag für Sozialwissenschaften.

Kallus, W. K. (2010). *Erstellung von Fragebogen.* Stuttgart: facultas.wuv (UTB).

Lienert, G. A. & Raatz, U. (1998). *Testaufbau und Testanalyse.* Weinheim: Psychologie Verlags Union.

12 Parameterfreie Auswertungsmethoden: „Die kleinen Verfahren"

Oswald D. Kothgassner & Birgit U. Stetina

In der klinisch-psychologischen Forschung kommt es immer wieder vor, dass die Daten nicht perfekt sind. Selbst nach einer Optimierung und guten Operationalisierung der zu erfassenden Konstrukte sind ab und an manche Voraussetzungen an die Daten nicht gegeben (z. B. Homogenität der Stichprobenvarianzen, Intervallskalenniveau, Normalverteilung oder Unabhängigkeit der Stichproben). Manche Voraussetzungen können immerhin im Vorhinein ohne Prüfung angenommen werden (z. B. Normalverteilung aufgrund des zentralen Grenzwerttheorems). Manche Designs erfordern zwar Unabhängigkeit der Stichproben, dennoch ist in der Forschung mit klinischen Populationen die Stichprobe (N) meist klein, und zwar nicht weil die Forscher „faul" sind, sondern weil die Population an sich – verständlicherweise – eher kleiner ist als die Population der Normalbevölkerung. Dies bringt einiges an Problemen mit sich, wie das folgende Beispiel schildert.

zB

Ein Problem der klinischen Forschungspraxis

Das neu konzipierte soziale Kompetenztraining (Training A) einer Gruppe geistig abnormer Rechtsbrecher soll evaluiert werden. Es wird also beschlossen, dieses Training mit einem bereits etablierten Training (Training B zu sozialer Integration) zu vergleichen. Weiters wird eine Kontrollgruppe installiert. Dieses Design klingt bislang sehr logisch. Es scheint durchdacht. Dennoch: Die Anstaltsleitung teilt die Personen in die beschriebenen drei Gruppen ein. Die meisten Rechtsbrecher befinden sich jedoch schon länger in dieser Anstalt und haben zum Großteil bereits das Training B (soziale Integration) erhalten. Nun könnte ein geschickter Beobachter herauslesen, dass diese beiden Treatmentgruppen nicht mehr voneinander unabhängig sind, da das Training B bereits von fast allen Insassen des neuen Trainings A absolviert wurde. Wer garantiert nicht einen additiven Effekt, falls sich das neue Training signifikant vom anderen Training unterscheidet? Ein neues Problem kommt hinzu, wenn eine Kontrollgruppe installiert werden muss. Die Teilnehmer der Kontrollgruppe dürfen keines der Trainings absolviert haben. Da diese aber in derselben Anstalt untergebracht sein sollen (Vermeidung anderer Störfaktoren), ist diese Gruppe vermutlich systematisch verschieden von den vorherigen, da es nötig sein wird, neue Inhaftierte (noch ohne Training) dafür zu rekrutieren, die somit kürzer in der Anstalt untergebracht sind als die Trainingsgruppen. Zudem sind die Inhaftiertenzahlen von geistig abnormen Rechtsbrechern relativ klein. Eine große Stichprobe ist also von vornherein auszuschließen (keine Normalverteilung). Die Varianzen sind aufgrund der verschiedenen Störungen nicht homogen. Die Etablierung von Kovariaten wäre sinnlos aufgrund der zu kleinen Anzahl, wenn wir davon ausgehen, dass N = 10 für jede Gruppe darstellt. Die Verwendung von einfachen klinischen Fragebogenverfahren mit dichotomem Antwortformat oder Verfahren mit wenigen Abstufungen (maximal 5-Punkte-Likert-Skala) macht es auch schwer, Intervallskalenniveau anzunehmen. Viele Antwortalternativen und Abstufungen würden einige klinisch auffällige Personen eventuell zusätzlich verwirren. Die Frage ist nun: Welche Verfahren können hier überhaupt gerechnet werden?

Parameterfreie (oder: nonparametrische) Verfahren bieten äquivalent zu den parametrischen Verfahren eine Reihe von Möglichkeiten zu Mittelwertsvergleichen, aber auch eine Reihe anderer Möglichkeiten zur Analyse von Häufigkeiten und Berechnung von Risikofaktoren.

12.1 Verteilungsfreie Maße

Viele Maße, die Populationen beschreiben, sind anfällig für Daten ohne Normalverteilungen. So etwa ist der Mittelwert als Durchschnittswert einer Stichprobe eine ungenaue Schätzung, wenn die Verteilung der Daten sehr viele Ausreißer aufweist. Dem kann vorgebeugt werden, indem man ein „faireres" Maß zur Abbildung der Daten einführt. Ein Beispiel für so ein Maß wäre der Median.

Der Median halbiert die Verteilung der Datenpunkte und bezeichnet somit die Grenze zwischen den zwei Datenhälften.

i

Der Median

Per Definition beschreibt also der Median die exakte Mitte der Verteilung, 50 % der Datenpunkte sind räumlich rechts vom Median und 50 % sind räumlich links vom Median. Der Unterschied zum Mittelwert ist, dass beim Median ein eventueller Ausreißer nicht ins Gewicht fällt, sehr wohl aber beim Mittelwert. Beim Median hat jeder Datenpunkt dieselbe Wertigkeit.

Wir lösen das Problem anhand eines einfachen Beispiels: Ausgangspunkt sind 5 Barbesucher. Alle bewerten den Geschmack der neuen Zigarre „Lustful" auf einer 10-stufigen Skala (10 repräsentiert „enormen Geschmack").
- George bewertet die Zigarre mit einer 2.

i

Was ist der Unterschied zwischen Mittelwert und Median?

- Ronald bewertet die Zigarre ebenfalls mit einer 2.
- Jimmy bewertet die Zigarre mit einer 3.
- Gerald bewertet die Zigarre ebenfalls mit einer 3.
- Bill hingegen bewertet die Zigarre mit einer 10.

Nun wird gerechnet. Der Mittelwert würde sich nun wie berechnen? Alle Werte zusammenzählen und durch 5 teilen (da es ja 5 „Juroren" sind): 20/5 = 4. 4 entspricht jedoch nun gar nicht dem Ergebnis, das die Mehrheit repräsentiert, und ist somit „unfair".

Daher verwenden wir die Berechnung mittels Median: Die Auflistung der Datenpunkte ist 2-2-3-3-10. Der Median beschreibt die mittlere Ausprägung, das ist in diesem Fall die 3 (ob diese von Jimmy oder Gerald kommt, ist mathematisch irrelevant!).

Damit können wir zusammenfassen, dass der Median die mittlere Stelle der Datenreihung darstellt. Dies jedoch nur unter der Voraussetzung, dass die Anzahl der Messwerte (im Beispiel die „Juroren") ungerade ist. Gut, was jedoch, wenn eine gerade Zahl an „Juroren" vorliegt? Jetzt wird es knifflig! Deswegen nochmals ein Beispiel.

Der knifflige Teil der Medianberechnung

Ausgangspunkt sind 4 Barbesucherinnen. Alle bewerten ebenfalls die Zigarre „Lustful" auf einer 10-stufigen Skala (10 repräsentiert „enormen Geschmack").
- Condoleezza bewertet die Zigarre mit einer 2.
- Hillary bewertet die Zigarre ebenfalls mit einer 2.
- Sarah bewertet die Zigarre mit einer 3.
- Margarete bewertet die Zigarre mit einer 9.

Der Mittelwert ist wieder schnell berechnet (16/4 = 4). Wenn wir die Datenpunkte erneut auflisten, ist auffallend, dass kein mittlerer Datenpunkt existiert (2-2-3-9). Der Median ist hier nun die Hälfte der Summe der beiden mittleren Zahlen, also (2+3)/2 = 2.5. Es zeigen sich demnach auch hier deutliche Unterschiede zum konventionellen Durchschnittswert.

Eine weitere wichtige Maßeinheit sind die Quartile. Der Median kann als das mittlere Quartil gesehen werden. Das obere Quartil beschreibt die Grenze zu den oberen 25 % der Daten, das untere Quartil beschreibt die Grenze zu den unteren 25 % der Daten. Ein sich daraus ergebendes Maß ist der Interquartilsabstand. Zudem sollten hierbei noch die sogenannten Perzentile (auch Prozentränge) angesehen werden. Diese geben an, wie viel Prozent der Personen in der erhobenen Stichprobe unter einem bestimmten Wert liegen.

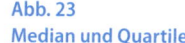

Abb. 23
Median und Quartile

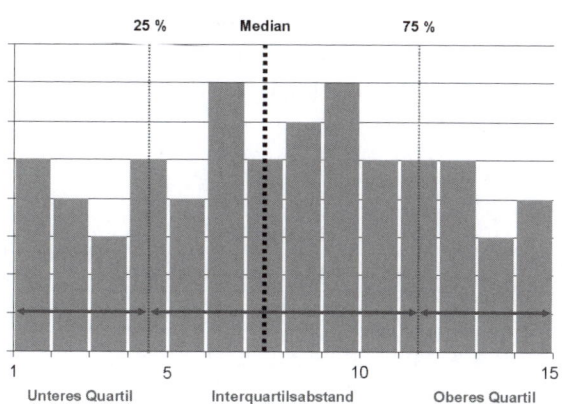

Der Interquartilsabstand (engl. *interquartile range*) bezeichnet die Differenz zwischen unterem und oberem Quartil.

i

Interquartilsabstand

	Beschreibung
Median	Der Median stellt eine Grenze aufgrund der Datenverteilung zwischen zwei gleichen Hälften dar.
Quartil	Ein Quartil stellt die Grenze zwischen zwei bestimmten Vierteln einer Verteilung dar.
Perzentile	Wie viele Beobachtungen liegen unter einem bestimmten Wert? Der Median stellt die 50. Perzentile dar.

12.2 Rechnen mit einfachen Häufigkeiten (χ^2-Tests)

Mit dem χ^2-Test (oder: Chi-Quadrat-Test) werden Verteilungseigenschaften eines statistischen Samples untersucht. Man kann jedoch verschiedene unterschiedliche Verwendungen des χ^2-Tests unterscheiden.

1 Test zur Prüfung der stochastischen Unabhängigkeit zweier Merkmale
2 Homogenitätstest zur Prüfung der Gleichheit der Verteilung (Homogenität) mehrerer Stichproben
3 Test zur Prüfung der Verteilung oder Anpassung der Daten an eine bestimmte Verteilung

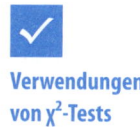

**Verwendungen
von χ^2-Tests**

Die Berechnung des Erwartungswertes beim χ^2-Test erfolgt mittels der Formel $E_{ij} = \frac{n_i \cdot n_j}{n}$. Dabei handelt es sich bei $n = \sum (n_{ij})$ um die Summe der Randverteilungen. Das Merkmal Y weist dabei $j, ..., m$ Elemente auf, Merkmal X hat $i, ..., k$ Elemente.

Merkmal Y	Merkmal X		Randverteilung
	Ausprägung X1	Ausprägung X2	
Ausprägung Y1	n_{ij}	n_{ij}	n_i
Ausprägung Y2	n_{ij}	n_{ij}	n_j
Randverteilung	n_i	n_i	n

Die Prüfung *stochastischer Unabhängigkeit* zweier oder mehrerer kategorialer Merkmale kann mittels einer Kontingenztafel erfolgen. Der Pearson χ^2 Goodness-of-fit-Test testet darauf, ob die in der Stichprobe beobachtete Häufigkeitsverteilung über die Zellen der Unabhängigkeit von den Merkmalen in den Zeilen und Spalten entspricht. Die Zahl der Freiheitsgrade wird berechnet, indem man die Anzahl der Zeilen –1 und die Zahl der Spalten –1 multipliziert. Ähnlich wird beim *Test auf Homogenität der Stichproben* vorgegangen. Wenn die Ausprägungen des Merkmals plötzlich unterschiedliche Stichproben darstellen, dann führt man nicht mehr einen Unabhängigkeitstest, sondern einen Homogenitätstest durch. Dennoch kann dieses Vorgehen auch als Unabhängigkeitstest interpretiert werden. Der χ^2-Test kann weiters zur *Prüfung der Anpassung* beitragen. Ein kritischer Wert – abhängig von der Irrtumswahrscheinlichkeit α – wird mit dem Ergebnis dieser Prüfung verglichen. Dieser Vergleich ermöglicht dann das Verwerfen oder die Annahme einer Hypothese bezüglich der geprüften Verteilungseigenschaften. Die H0 ist damit immer zu verwerfen, wenn der kritische Wert größer als der empirische Wert ist (vgl. Bortz & Lienert, 2003).

TiPp

Fisher-Yates-Test

Wenn der Erwartungswert der vier Felder kleiner als 5 ist, dann sollte statt dem χ^2-Tests der Fisher-Yates-Test verwendet werden. In SPSS wird dieser Test als der „Exakte Test nach Fisher" beschrieben.

Eine ausführliche Formelkunde ist ebenfalls in Bortz und Lienert (2003) zu finden.

- *Unabhängigkeitstest:* Dieser Test prüft aufgrund von Erwartungswerten, ob es Zusammenhänge zwischen den beiden untersuchten Merkmalen und ihren Ausprägungen gibt.
- *Homogenitätstest:* Dieser Test prüft aufgrund von Erwartungswerten, ob zwei unterschiedliche Stichproben in ihrer Ausprägung ähnlich/gleich sind.
- *Anpassungstest:* Im Grunde geht es darum, ob die Verteilung der beobachteten Werte den Erwartungswerten entspricht.

Was macht nun der χ^2-Test?

Die Anwendungen des χ^2-Tests orientieren sich also immer am Vergleich mit den Erwartungswerten und einem daraus resultierenden Vergleich mit den kritischen χ^2-Werten.

Methodisch gute Ergebnisse bietet der χ^2-Test nur, wenn man bei vielen Nullstellen in den Feldern Kategorien (Merkmale oder Stichproben) zusammenfasst. Hierzu ein Beispiel eines Ratings von internationalen Politikern (N = 40), die zwei Zigarren auf ihren Geschmack bewertet haben.

Keine Angst vor Reduktion der Kategorien

Geschmack der Zigarre	Marke „Lustful"	Marke „Grapefruit"
1 = na ja	0	10
2 = ganz okay	0	7
3 = normal	8	8
4 = recht gut	12	12
5 = sehr gut	0	2
6 = WOW!!!	20	1

Die Zahlen zeigen, dass es beim Vergleich von „Lustful" besser wäre, nur zwei (statt sechs) Kategorien zu bilden, da es sehr viele Nullstellen gibt. Methodisch sinnvoll wäre es, die Gruppen in „durchschnitt" und „WOW!" zu teilen. „Grapefruit" weist hingegen wenige Nullstellen auf und eine Berechnung ist somit ohne Probleme möglich. Eventuell ließe sich hier die eine Kategorie „gut" statt den Kategorien 4–6 einführen.

Unter UTB-mehr-wissen.de finden Sie die Dateien „auto.sav", „auto.pdf" und „auto-lösung.pdf". Interpretieren Sie die Beispiele und berechnen Sie die deskriptiven Statistiken sowie die statistische Unabhängigkeit der beiden Stichproben.

χ^2-Test

12.3 No Risk – No Fun: relative Risiken und Chancen

Im letzten Abschnitt wurde auf die Vierfelder-Kontingenztafeln eingegangen. Aus diesen können auch noch andere Berechnungen als Häufigkeitsmaße und Prüfungen nach Unabhängigkeit oder Homogenität durchgeführt werden. Eine – v.a. in der Medizin – weitverbreitete Praxis ist die Berechnung sogenannter relativer Risiken und Chancen. Im deutschen Sprachraum werden die Begriffe oft synonym verwendet, in der statistischen Forschung gibt es jedoch einen kleinen, aber feinen Unterschied zwischen den relativen Risiken (RR) und den Chancenverhältnissen, die wir ab hier Odds Ratios (OR) nennen wollen. Nähere allgemeine Informationen sind bei Bortz und Lienert (2003) oder Kvas (2005) nachzulesen.

Tab. 3
Aufbau einer Vierfeldertafel für RR und OR

	Merkmal: Burnout	
	Ja	Nein
Merkmal: Wissenschaft		
Ja	a	b
Nein	c	d

12.3.1 Das relative Risiko (RR)

Das relative Risiko ist die Auftrittswahrscheinlichkeit eines Merkmals (z.B. einer Störung oder Erkrankung) in einer exponierten Gruppe in Relation zur Auftrittswahrscheinlichkeit desselben Merkmals in einer nicht exponierten Gruppe. Daraus lässt sich eine generelle Formel ableiten:

$$RR = \frac{\left(\frac{a}{a+b}\right)}{\left(\frac{c}{c+d}\right)}$$

Tipp

Inzidenzratenvergleiche mittels RR

Das relative Risiko ist der obigen Formel nach die Inzidenz der exponierten Gruppe dividiert durch die Inzidenz der nicht exponierten Personen.

i

Inzidenz

Die Inzidenz einer Störung oder Erkrankung ist die Anzahl des Auftretens neuer Fälle einer Störung oder Erkrankung in einem vordefinierten Zeitraum in Bezug auf die Bevölkerung mit gleichem Erkrankungsrisiko.

Die Berechnung von relativen Risiken ist nur in prospektiven Untersuchungen (z.B. Kohortenstudien) zulässig, da das Resultat ohne eine vorhergehende Festsetzung einer Hypothese zu problematischen Interpretationen führen könnte. Es ist nicht möglich, die relativen Risiken für retrospektive Studien (z. B. Case-Control-Designs) anzuwenden.

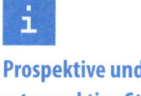

Prospektive und retrospektive Studien

Mit *prospektiven Studien* kann die Wirksamkeit eines Faktors (z. B. Behandlungsmethode) ermittelt werden. Dabei ist es wichtig, dass die Daten bereits hypothesengeleitet erhoben werden. Somit ist es möglich, Personen entweder beobachtend oder experimentell in natürliche Gruppen aufzuteilen und das Auftreten einer Störung oder Erkrankung beziehungsweise das relative Risiko einer Erkrankung für die jeweiligen Personengruppen vorherzusagen.
Bei *retrospektiven Studien* werden die Daten erhoben, und erst im Nachhinein wird eine Hypothese dazu aufgestellt (z. B. Verwendung von bereits erhobenem Datenmaterial). Somit wird von der Gegenwart aus die Vorgeschichte untersucht.

Ein einfaches Beispiel soll die Berechnung von relativen Risiken veranschaulichen. Dazu wurden junge Wissenschafter und Personen anderer Berufe auf ihren Stresspegel hin befragt. Ein Jahr nach dieser Einteilung wird nochmals erhoben, wie viele Personen nun an einem Burnout leiden.

Tab. 4
Beispiel einer Vierfeldertafel für RR

Tätigkeit in Wissenschaft	Merkmal: Burnout	
	Ja	Nein
Ja	150	9910
Nein	398	149602

Wir können nun sehen, dass 1.5 % aller in der Wissenschaft tätigen Personen nach einem Jahr an einem Burnout leiden, das bedeutet, dass das Risiko für Wissenschafter, innerhalb eines Jahres an einem Burnout zu leiden, bei 1.5 % liegt. Das Risiko anderer Personen liegt bei 0.27 %. Anschließend wird das Verhältnis dieser beiden Risiken verglichen, um das relative Risiko zu erhalten. Die Division von RR = (90/10 000)/(398/149 602) ergibt, dass das Risiko, ein Burnout zu entwickeln, für Wissenschafter 5.7-mal höher ist als bei anderen Berufsgruppen.

12.3.2 Das Chancenverhältnis: Odds Ratio (OR)

Das Chancenverhältnis gibt die Quote des Expositionsfaktors unter den Betroffenen relativ zur Quote der nicht Betroffen (z. B. Quote der Gesunden versus Quote der Erkrankten). Die Formel lautet deswegen: $OR = \frac{(a \cdot d)}{(b \cdot c)}$. Die Odds Ratio kann sowohl in prospektiven als auch in retrospektiven Studien eingesetzt werden. Oftmals werden Odds Ratios als Schätzer der relativen Risiken herangezogen.

Wann sind Odds Ratios ein guter Schätzer für das relative Risiko?

Da in Case-Control-Studien das relative Risiko nicht berechnet werden darf, weil schließlich auch die Merkmalshäufigkeit (z. B. Häufigkeit der befragten erkrankten Personen) vorgegeben ist, gibt es die Möglichkeit, die Odds Ratios als gute Schätzer für die relativen Risiken zu verwenden, wenn
- die beteiligten Fälle repräsentativ für ihre jeweiligen Gruppen ausgewählt wurden,
- das Merkmal selten auftritt.

Das folgende Beispiel soll auch hier den Lösungsweg illustrieren. Wir führen das vorherige Beispiel fort.

Tab. 5
Beispiel einer Vierfeldertafel für OR

Tätigkeit in Wissenschaft	Merkmal: Burnout	
	Ja	Nein
Ja	60	40
Nein	50	100

Die Odds (Chancen), ein Burnout zu erfahren, stehen hier 60 : 40 (also 3 : 2) für Wissenschafter und 50 : 150 (also 1 : 3) für andere Berufsgruppen. Das Verhältnis der beiden Chancen ergibt nun also bei OR = (60/40)/(50/150) eine 4.5-mal so hohe Chance, einen Wissenschafter mit Burnout anzutreffen als eine Person aus einer anderen Berufsgruppe.

Es sind mehrere Übungsblätter und auch mehrere weitere Informationen zu den RR und OR online unter UTB-mehr-wissen.de abrufbar. Weiters gibt es einen Kalkulator für RR und OR inklusive Konfidenzintervallen!

12.4 Tests für unabhängige Stichproben

Für die parameterfreien Verfahren gelten bestimmte Voraussetzungen, ohne die eine Berechnung nicht möglich ist.

- Das untersuchte Merkmal muss stetig sein.
- Die Daten müssen mindestens rangskaliert (ordinalskaliert) sein.
- Die Stichproben müssen unabhängig sein.

Allgemeine Voraussetzung für parameterfreie Tests bei unabhängigen Stichproben

Viele der dargestellten Verfahren werden für die Signifikanzprüfung mit kritischen Werten verglichen. Bei einigen ist jedoch die Stichprobengröße dafür entscheidend, mit welchen kritischen Werten sie verglichen werden. Generell gelten die z-Verteilung oder die χ^2-Verteilung als Referenz für kritische Werte, jedoch vor allem bei Stichproben unter 25 Personen ist oft in separaten Tabellen nachzulesen.

Download des Dokuments „Tabellen-&-Werte.pdf" unter UTB-mehr-wissen.de.

Kritische Werte

12.4.1 Der U-Test von Wilcoxon-Whitney-Mann

Dieser Test ist analog zum t-Test zu sehen. Der U-Test ist ein 2-Stichproben-Test zur Prüfung der Gleichheit der Form der (stetigen) Verteilungen der beiden verglichenen Stichproben. Durch eine gemeinsame Auflistung der erhobenen Messwerte für beide Stichproben können, durch den Vergleich der sich daraus ergebenden Rangsummen, Unterschiede zwischen den Stichproben identifiziert werden. Ist dies der Fall, kann davon ausgegangen werden, dass sich auch die Mittelwerte unterscheiden (z. B., dass die erste Gruppe im Durchschnitt höhere Werte aufweist als die zweite Gruppe).

Wenn zwei Zahlenwerte sich exakt entsprechen, muss der Median des Rangplatzes an beide Datensätze vergeben werden.

U-Test

Man berechnet zwei U-Werte, wobei der kleinere zur Interpretation herangezogen wird. Das Rx am Ende der Gleichung ist die Summe der Rangplätze jeder der beiden Gruppen. Die Ausdrücke *n1* und *n2* sind hingegen die Anzahlen der Zahlenreihen pro Gruppe. Demnach ergeben sich zwei Formeln:

$$U_1 = n_1 \cdot n_2 + \frac{n_1 \cdot (n_1 + 1)}{2} - R_1$$

$$\text{und } U_2 = n_1 \cdot n_2 + \frac{n_2 \cdot (n_2 + 1)}{2} - R_2$$

Notieren Sie, aus welcher Stichprobe der Messwert entspringt!

Bei manueller Berechnung sollte zum gereihten Messwert unbedingt angemerkt werden, zu welcher Stichprobe er gehört!

Es wird der kleinere U-Wert mit einem kritischen z-Wert verglichen (basierend auf Signifikanzniveau und Freiheitsgraden), um einen signifikanten Unterschied zu reklamieren. Für kleinere Stichproben gibt es eine eigene Tabelle mit kritischen Werten für den U-Test.

U-Test oder χ^2-Test?

Die Frage, ob man einen U-Test oder einen χ^2-Test anwenden soll, ist leicht beantwortet. Zum einen kommt es nämlich auf das Skalenniveau an, da der U-Test Rangskalenniveau benötigt, ein χ^2-Test nicht; zum anderen könnte man etwas über die Verteilung aussagen wollen. Falls zwar Rangskalenniveau gegeben ist, man jedoch nicht einen Unterschied zwischen den Gruppen testen will, sondern die Anpassung an die Verteilung, dann empfiehlt sich der χ^2-Test. Im Gegensatz zum χ^2-Test prüft der U-Test keine Anpassung an eine bestimmte Verteilung, der χ^2-Test hingegen prüft wie oben erwähnt Unterschiede, Zusammenhänge und die Anpassung an eine bestimmte Verteilung.

12.4.2 Kruskal-Wallis-Test (H-Test)

Der Krustkal-Wallis-Test ist eine Erweiterung des U-Tests und ein parameterfreies Pendant zur einfaktoriellen Varianzanalyse. Ähnlich dem U-Test basiert der Krustkal-Wallis-Test auf den Rangplatzsummen. Die empirische Prüfgröße H wird mit einer kritischen Größe aus der χ^2-Verteilung verglichen. Bezüglich der kritischen Größe ist Vorsicht bei zu kleinen Stichproben geboten. Ein signifikanter Unterschied besteht, wenn der nach der Irrtumswahrscheinlichkeit gewählte kritische Wert kleiner ist als die Prüfgröße H.

12.5 Tests für abhängige Stichproben

Es gibt neben den parameterfreien Äquivalenten von t-Test und ANOVA bei unabhängigen Stichproben parameterfreie Äquivalente für abhängige Stichproben, die in diesem Abschnitt besprochen werden sollen. Dabei gelten generell ähnliche Voraussetzungen wie bei den Verfahren mit unabhängigen Stichproben.

12.5.1 Wilcoxon-Vorzeichen-Rang-Test

Der Wilcoxon-Vorzeichen-Rang-Test ist das parameterfreie Pendant zum t-Test für abhängige Stichproben. Es gelten hier dieselben Voraussetzungen wie bei den Tests für unabhängige Stichproben – mit Ausnahme der Unabhängigkeit der Stichproben. Bei diesem Verfahren werden Differenzen zwischen den Testzeitpunkten gebildet und die Richtung wie die Größe der Differenzbeträge werden miteinbezogen. Diesen Differenzen wird ein Rang zugeordnet (geordnet nach ihrer Größe). Bei der Rangreihung wird die Richtung nicht miteinbezogen, jedoch werden sämtliche Nulldifferenzen (also Werte, die sich nicht verändert haben) aus dem Datenset eliminiert. Anschließend werden die T-Werte gebildet. T1 ist die Summe der Ränge mit dem Vorzeichen, das seltener ist; T2 stellt die Summe der Ränge mit dem anderen Vorzeichen dar. Erneut dient der kleinere Wert als Referenz für den Vergleich mit dem kritischen z-Wert in der Signifikanzprüfung. Bei kleineren Stichproben gibt es wie beim U-Test eine eigene Tabelle für kritische T-Werte. Auch hier wird die Signifikanz mittels eines kritischen z-Wertes ermittelt.

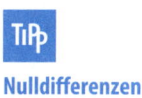

Nulldifferenzen

Müssen viele Nulldifferenzen gelöscht werden, deutet das darauf hin, dass die H0 anzunehmen ist. Das Gesamt n muss an die neue Datenmenge angepasst werden (also abzüglich der Personen ohne Veränderungen).

12.5.2 Friedman-Test

Der Friedman-Test dient der Untersuchung mehrerer abhängiger Gruppen und prüft auf Gleichheit des Lageparameters. Ähnlich dem Kruskal-Wallis-Test ist diese Prüfgröße auch asymptotisch χ^2-verteilt. Bei kleineren Stichproben ist hier eine eigene Tabelle mit kritischen Werten für den Friedman-Test heranzuziehen.

12.6 Parametrische und parameterfreie Verfahren im Überblick

Im Folgenden wird eine übersichtliche Auflistung der verschiedenen Verfahren geboten, welche im Rahmen klinisch-psychologischer Studien oft in der Analyse eingesetzt werden. Tabelle 6 gibt die jeweiligen äquivalenten parametrischen und nonparametrischen Verfahren für das jeweilige Untersuchungsdesign an (vgl. Bortz & Lienert, 2003).

Tab. 6
Parametrische versus parameterfreie Verfahren

	Parametrische Verfahren	Parameterfreie Verfahren
Vergleich zweier unabhängiger Stichproben	t-Test	U-Test von Wilcoxon-Whitney-Mann
Vergleich zweier abhängiger Stichproben	t-Test für R. M.	Wilcoxon-Vorzeichen-Rang-Test
Vergleich abhängiger dichotomer Stichproben	-	McNemar-Test
Vergleich mehrerer unabhängiger Stichproben	ANOVA	Kruskal-Wallis-Test
Vergleich mehrerer abhängiger Stichproben	ANOVA für R.M.	Friedmann-Test

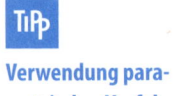

Verwendung parametrischer Verfahren

Parameterfreie Tests haben einige kleinere Einschränkungen (z. B. sind keine aussagefähigen Kontraste oder Post-hoc-Analysen möglich). Parameterfreie Tests können nen gerechnet und mit den Ergebnissen der parametrischen Verfahren verglichen werden. Viele der parametrischen Verfahren sind sehr robust gegenüber den meisten Verletzungen und kommen zu den gleichen (sehr ähnlichen) Ergebnissen. In diesem Fall ist es auch legitim, die parametrischen Verfahren anzugeben. Wenn nur einzelne Voraussetzungen (z. B. homogene Varianzen) verletzt sind, bieten Welch und Brown-Forsythe (ANOVA) Abhilfe. Bei der Verletzung der Normalverteilung gilt der zentrale Grenzwertsatz (wenn die Stichprobe groß genug ist).

Verwendung parametrischer Verfahren

Im Allgemeinen ist dem U-Test von Wilcoxon-Mann-Whitney der Welch-Test (t-Test für heterogene Varianzen) vorzuziehen. Auch im direkten Vergleich mit dem t-Test weist der Welch-Test eine wesentlich höhere Macht bei heterogenen Varianzen auf, und auch bei homogenen Varianzen konnte bereits eine vergleichsweise hohe Power nachgewiesen werden (vgl. Kubinger, Rasch & Moder, 2009).

Literatur

Bortz, J. & Lienert, G. A. (2003). *Kurzgefasste Statistik für die klinische Forschung* (2. Auflage). Heidelberg: Springer.

Formann, A. K. (2004). *Testtheorie und Testkonstruktion*. Wien: facultas.wuv.

Kubinger, Klaus D., Rasch, D. & Moder, K. (2009). Zur Legende der Voraussetzungen des t-Tests für unabhängige Stichproben. *Psychologische Rundschau, 60*, 26–27.

Lienert, G. A. & Raatz, U. (1998). *Testaufbau und Testanalyse* (6. Auflage). Weinheim: BeltzPVU.

Weiterführende Literatur

Bortz, J. (2004). *Statistik für Human- und Sozialwissenschafter*. Heidelberg: Springer.

Cohen, J. (1988). *Statistical Power Analysis for the Behavioral Sciences* (2. Auflage). Hillsdale: Lawrence Erlbaum Associates.

Kreyszig, E. (1968). *Statistische Methoden und ihre Anwendungen* (3. Auflage). Göttingen: Vandenhoeck & Ruprecht.

Kvas, E. (2005). Kennzahlen der Epidemiologie – Relatives Risiko und Chancenverhältnis (= Odds Ratio). *Journal für Kardiologie, 12* (7–8), 186–187.

Rasch, D., & Guiard, V. (2004). The robustness of parametric statistical methods. *Psychology Science, 46,* 175–208.

13 Statistische Auswertungsmethoden für klinische Studien: „Die großen Verfahren"

Romana Klee, Marisa Wipplinger & Oswald D. Kothgassner

Methodische Kenntnisse sind in der klinisch-psychologischen Forschung von großer Bedeutung, um die Qualität und Relevanz von Untersuchungen zu überprüfen. Einen besonderen Stellenwert hat die statistische Datenauswertung innerhalb der klinischen Forschung für die Implementierung und Evaluierung von Programmen. Außerdem ist sie wichtig für die Wirksamkeitsforschung sowie die damit verbundenen wirtschaftlichen Effizienzüberlegungen. Um verschiedene Interventionsformen vergleichbar zu machen und somit praktische Entscheidungen zu beeinflussen, ist die Anwendung statistischer Datenauswertungsmethoden zwingend erforderlich. Neben der Darstellung der wichtigsten Methoden zur Berechnung von Mittelwertsvergleichen werden im Folgenden einige ausgewählte multivariate Analysemethoden vorgestellt.

13.1 Lineare Regression

Die lineare Regressionsanalyse ist eines der am häufigsten eingesetzten statistischen Analyseverfahren. Die Intention der linearen Regression ist, Zusammenhänge zwischen einer abhängigen (AV) und einer oder mehreren unabhängigen Variablen (UV) zu erkennen und zu erklären („Je-desto-Beziehung"). Zusätzlich sollen anhand der Beziehungen zwischen den Variablen Prognosen für zukünftige Ereignisse gestellt werden können (Backhaus, Erichson, Plinke & Weiber, 2000).

Das „Je-desto-Problem"

Vor Beginn der Analyse ist die inhaltliche Plausibilität der Hypothesen (des Zusammenhangs) zu prüfen!

Plausibilität einer Hypothese

Als Beispiel für die Plausibilität einer Hypothese wäre wohl folgende zu hinterfragen: Je mehr Besucher im Freibad, desto höher ist die Außentemperatur. Viel eher kann man von folgendem Zusammenhang ausgehen: Je höher die Außentemperatur, desto mehr Besucher sind im Freibad zu verzeichnen.

Ziel der linearen Regression ist, die Vielzahl an Einzelbeobachtungen mittels einer einzigen Geraden zu beschreiben. Die beiden Regressionskoeffizienten sind b0 *(intercept)* und b1 *(slope)*. Im Zuge der linearen Regressionsanalyse soll nun jene Linie ausgewählt werden, die die Daten am besten beschreibt *(line of best fit)*. Eine Möglichkeit, diese Linie zu bestimmen, bietet das Prinzip der Quadratsummenzerlegung (Field, 2009).

Für die lineare Regression müssen alle Variablen metrisch skaliert sein! Andernfalls sind die Ergebnisse (sichtlich) etwas seltsam … oder wie es fachlich so schön heißt: nicht interpretierbar!

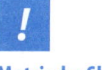

Metrische Skalierung

Die Regressionsgerade ist lediglich die am besten zu den Daten passende Linie, die ermittelt werden kann. Dies ist aber keine Garantie, dass sie die Daten auch gut beschreibt.

Das Problem mit der Linie

Die Ermittlung der Quadratsummen dient der Berechnung des Bestimmtheitsmaßes (R^2) und des F-Tests. R^2 gibt den Prozentsatz der Varianz an, der durch das Modell erklärt werden kann. Der F-Test sagt aus, wie sehr sich die Vorhersage mittels Regressionsmodell, im Vergleich zu gar keinem Modell, verbessert hat.

- Linearität zwischen AV und UV(s)
- AV metrisch und UV metrisch/kategorial
- keine perfekte Multikollinearität
- Erwartungswert der Residuen gleich 0
- Homoskedastizität
- UVs korrelieren nicht mit Residuen
- Residuen sind normalverteilt
- keine Autokorrelation

Voraussetzungen der linearen Regression

Analysieren → Regression → Linear

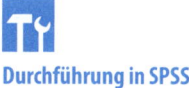

Durchführung in SPSS

13.2 Logistische Regression

Die Besonderheit bei der logistischen Regression liegt darin, dass hier kategorielle Outcomes vorhergesagt werden können. Kategorielle Daten haben Nominalskalenniveau, das bedeutet, dass Daten aufgrund ihrer Eigenschaften bestimmten Gruppen/Kategorien zugeordnet werden können (z. B. männlich/weiblich oder Prüfung bestanden/Prüfung nicht bestanden). Ziel ist, Wahrscheinlichkeiten für Outcomes (AVs) aufgrund von vorhandenen Prädiktoren zu berechnen. Die dafür verwendete Methode ist die Log-likelihood-Funktion. Die Log-likelihood-Wahrscheinlichkeit ist ein Indikator dafür, wie viel von der unerklärten Information vorhanden ist, nachdem das Modell angepasst wurde. Im nächsten Schritt werden mehrere Log-likelihoods für verschiedene Modelle berechnet, um diese dann mit einem Baseline-Modell zu vergleichen. Werden nun ein oder mehrere Prädiktoren hinzugefügt, kann die Verbesserung durch die logistische Funktion des Modells anhand der Chi-Quadrat-Verteilung (siehe Kap. 12) berechnet werden. Bei perfekter Modellanpassung ergeben sich ein Likelihood von 1 und eine Devianz (Abweichung vom Idealwert, –2LL) von 0. Mithilfe des χ^2-Tests lässt sich überprüfen, ob die Devianz nahe beim Maximalwert 0 liegt und das Modell somit eine gute Anpassung aufweist. Für die Modellbewertung wird außerdem mittels R-Statistik die partielle Korrelation zwischen dem Outcome (AV) und jeder Prädiktorvariablen (UV) berechnet. Dieser Wert sagt aus, dass mit dem Ansteigen eines Prädiktors die Wahrscheinlichkeit steigt, dass ein Ereignis auftritt. Wenn eine Variable einen kleinen R-Wert aufweist, dann trägt diese nur wenig zum Modell bei. Zur Berechnung des R^2 gibt es verschiedene Formeln, die sich in ihrem Konzept ähnlich sind. SPSS verwendet Cox und Snell's R^2. Für die Bewertung des Einflusses einzelner Prädiktoren wird die Wald-Statistik verwendet (für die lineare Regression wurden dafür t-Tests gerechnet). Besser als die Wald-Statistik ist die Berechnung der Odds Ratio (Chancenverhältnis, siehe Kap. 12), welches ein Indikator für die Wirkungsstärke bzw. für die Veränderung in der Wahrscheinlichkeit ist, wenn sich der Prädiktor um eine Einheit ändert. Es ist also ein Verhältnis zwischen der Chance, dass ein Ereignis in einer Gruppe auftritt, und der Chance, dass das gleiche Ereignis in einer anderen Gruppe auftritt (Field, 2009).

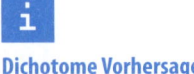

Dichotome Vorhersage

Immer noch keinen blassen Schimmer, was das ist??? Okay, das ist zugegeben nicht so einfach. Deswegen sei das noch einmal an einem Beispiel demonstriert: Angenommen, man will eine Variable vorhersagen, welche nur zwei Ausprägungen hat (z. B. „Ja" vs. „Nein", oder „bestanden" vs. „nicht bestanden"), dann können wir mit einer linearen Regression nicht mithalten und brauchen eine Alternative. Diese Alternative haben wir in der logistischen Regression, welche zwar ebenfalls lineare Zusammenhänge erklärt, nur eben, dass diese die Auftrittswahrscheinlichkeit einer dichotomen AV vorhersagen kann.

Analysieren → Regression → binär-logistische Regression

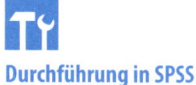

Durchführung in SPSS

13.3 Mittelwertsvergleiche

Zu den am häufigsten eingesetzten inferenzstatistischen Methoden zählen jene zur Prüfung von Mittelwertsunterschieden. Eine häufige Frage in der klinischen Forschung ist, ob sich Gruppen voneinander unterscheiden – zum Beispiel eine Gruppe, die eine Intervention erhält, im Vergleich zu einer Gruppe, die an keiner Intervention teilnimmt. Es gibt einfachere und komplexere Analyseverfahren – welches Verfahren verwendet wird, hängt von der Anzahl der zu vergleichenden Mittelwerte ab und davon, ob die zu vergleichenden Personen in verschiedenen Gruppen sind oder ob dieselben Personen in verschiedenen Bedingungen miteinander verglichen werden.

13.3.1 Der t-Test für unabhängige Stichproben

Wenn untersucht werden soll, ob sich zwei Versuchsgruppen mit unterschiedlichen Teilnehmern (also jeder Teilnehmer nimmt nur an einer

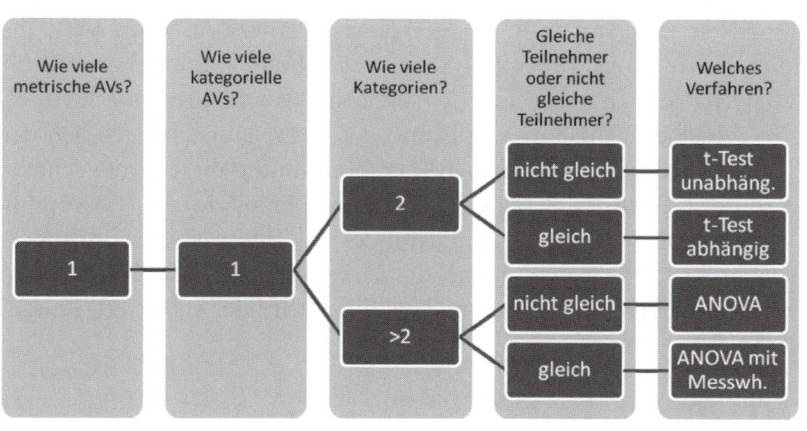

Abb. 24
Übersicht mittel-
wertsvergleichender
Verfahren

Versuchsbedingung teil) hinsichtlich einer AV unterscheiden, dann wird der t-Test für unabhängige Stichproben gerechnet.

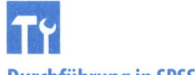

T-Test für unabhängige Stichproben

Eine Gruppe hört klassische Musik beim Auswendiglernen einer Liste von Nomen, während eine zweite Gruppe keine Musik bei dieser Tätigkeit hört. Gefragt ist, ob sich die Gruppen im freien Reproduzieren (AV) voneinander signifikant unterscheiden.

Folgende Voraussetzungen sind zur Anwendung dieses Tests erforderlich: Intervallskalierung der Daten, Normalverteilung der Daten oder hinreichend große Stichproben und Varianzhomogenität.

Durchführung in SPSS

Analysieren → Mittelwerte vergleichen → t-Test bei unabhängigen Stichproben

---

SPSS rechnet zur Prüfung der Voraussetzung der Varianzhomogenität den Levene-Test, der nicht signifikant sein sollte. Sind die Voraussetzungen verletzt, dann sollten nichtparametrische Verfahren angewendet werden (Wilcoxon-Whitney-U-Test oder Wilcoxon-Test). Zur Prüfung der Voraussetzung wird das weiterführende Studium bei Field (2009) empfohlen.

13.3.2 Der t-Test für abhängige Stichproben

Vor allem in der klinischen Forschung interessiert häufig, ob sich Teilnehmer aufgrund der Teilnahme an einer Intervention in einer bestimmten Fähigkeit (z. B. Teamfähigkeit) verbessern. Dazu wird die interessierende AV (Teamfähigkeit) vor der Intervention erhoben (Prä-Test) und danach noch einmal (Post-Test). Es wird also berechnet, ob sich dieselben Teilnehmer aufgrund der Intervention hinsichtlich der Teamfähigkeit verbessert haben. Zur Berechnung dieser Unterschiede wird der t-Test für abhängige Stichproben herangezogen. Die Voraussetzungen für diesen Test sind: mindestens Intervallskala, abhängige Stichproben, Normalverteilung der Differenzen der gepaarten Messwerte. Sind diese Voraussetzungen verletzt, wird der Wilcoxon-Test gerechnet.

Analysieren → Mittelwerte vergleichen → t-Test bei gepaarten Stichproben

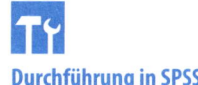

Durchführung in SPSS

Rechnen Sie einen t-Test für gepaarte Stichproben im Datenfile „teamfähigkeit1. sav" unter UTB-mehr-wissen.de.

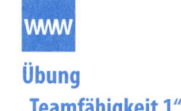

Übung
„Teamfähigkeit 1"

13.3.3 Varianzanalyse

Interessiert die Fragestellung, ob sich drei (oder mehrere) Mittelwerte voneinander unterscheiden, dann muss eine Varianzanalyse (ANOVA) gerechnet werden. Eine ANOVA untersucht die Wirkung einer (oder mehrerer) UVs (z. B. zwei verschiedene Verpackungsarten) auf eine (oder mehrere) AVs (Kaufbereitschaft und/oder Gesamtbeurteilung).

Die UVs werden Faktoren genannt, als Faktorstufen werden die einzelnen Ausprägungen des Faktors bezeichnet. Die Typen der Varianzanalyse lassen sich nach der Anzahl der Faktoren differenzieren:

Varianzanalysen

1 Einfaktorielle ANOVA: 1 AV, 1 UV
2 Zweifaktorielle ANOVA: 1 AV, 2 UVs
3 Mehrdimensionale Varianzanalyse (MANOVA): mindestens 2 AVs und 1UV/mehrere UVs

Soll herausgefunden werden, ob z. B. eine Intervention einen Einfluss auf die AV hat, dann müssen die im Modell nicht erfassten Einflüsse von den im Modell erfassten Einflüssen getrennt werden. Die Gesamtabweichung lässt sich also in zwei Komponenten zerlegen.

Gesamtabweichung = erklärte Abweichung + nicht erklärte Abweichung

Gesamtabweichung

Anhand der Gesamtabweichung werden die mittleren Abweichungsquadrate ermittelt, welche wiederum zur Berechnung des F-Werts notwendig sind.

Post-hoc-Analysen einbeziehen!

Der F-Wert sagt nur aus, ob das Modell zu den Daten passt oder ob externe Faktoren überwiegen. Um Unterschiede zwischen den Gruppen herauszufinden, müssen Kontraste oder Post-hoc-Tests gerechnet werden. Post-hoc-Tests bestehen aus paarweisen Vergleichen, um die verschiedenen Kombinationen der Behandlungsgruppen zu vergleichen.

Warum aber werden nicht einfach mehrere t-Tests gerechnet? Es muss beachtet werden, dass sich bei mehreren t-Tests die Fehlerwahrscheinlichkeit erhöhen würde und das α-Niveau angepasst werden muss. Deswegen sollten wir auf die paarweisen Analysen oder Kontraste (werden hier nicht besprochen) zurückgreifen.

Doch wann verwende ich welchen Post-hoc-Test? Ein sehr gebräuchlicher und konservativer (H0 wird eher beibehalten) Post-hoc-Test ist der Test nach Bonferroni. Dieser Test kann verwendet werden, wenn man Kontrolle über den α-Fehler haben will (hat mehr Macht bzw. Power, wenn die Anzahl der Mittelwertvergleiche klein ist). Der Tukey-Test hat ebenfalls eine gute Power (mehr Power bei vielen Mittelwertvergleichen). Bei leicht unterschiedlichen Stichprobengrößen ist „Gabriel's procedure" zu empfehlen. Dieser Test kann aber zu „liberal" sein, wenn die Stichprobengrößen zu unterschiedlich sind oder heterogene Varianzen aufweisen. Bei sehr unterschiedlichen Stichprobengrößen ist Hochbergs GT2 sehr mächtig; bei heterogenen Varianzen Dunnetts T3, Dunnetts C oder Tamhanes T2. Falls sowohl die Stichproben unterschiedlich als auch die Varianzen heterogen sein sollten, empfiehlt sich der Test nach Games-Howell aufgrund großer Power.

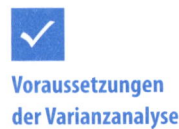

Voraussetzungen der Varianzanalyse

- Normalverteilung (NV) der Daten pro Gruppe
- NV der Residuen
- AV intervallskaliert
- Homogenität der Varianzen

Grundsätzlich ist zu sagen, dass die ANOVA robust ist, da sie vielen „Regelverletzungen" trotzt. Normalverteilung der Gruppendaten und auch der Residuen kann in Fällen von großen Stichproben vernachlässigt werden, solange die Verteilung „eingipfelig" ist. Bezüglich der Homogenität der Varianzen muss mittels Levene-Test geprüft werden, ob sich die für zwei oder eben mehr Stichproben ermittelten Varianzen in ihrer Größe unterscheiden (Heterogenität). Dies wird durch einen signifikanten Levene-Test angezeigt.

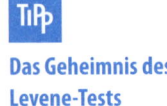

Das Geheimnis des Levene-Tests

Viele fragen sich vermutlich: Warum ist es gut, wenn der Levene-Test nicht signifikant wird? Bis jetzt war es so, dass ein signifikanter Test das Ziel der Untersuchung darstellte! Daher müssen wir wieder auf grundlegendes Wissen fokussieren. Vereinfacht gesagt, gibt die Alternativhypothese (wir nennen sie auch die „H1") immer an, dass sich etwas unterscheidet. Das Problem hier ist, dass wir gar nicht wollen, dass sich etwas unterscheidet. Wir wollen, dass die Varianzen homogen (= gleich) sind! Falls jedoch nun trotzdem die Alternativhypothese („es gibt sehr wohl Unterschiede in den Varianzen") zutreffen sollte, dann müssen wir auf sogenannte robustere ANOVAs zurückgreifen. Hier (und auch für t-Tests) empfehlen sich die Verfahren nach Welch oder Brown, welche zusätzlich immer mitberechnet werden können.

Drei Gruppen (2 VGs, 1 KG) werden hinsichtlich der Veränderung ihrer Teamfähigkeit zum zweiten Erhebungszeitpunkt miteinander verglichen. Öffnen Sie dazu das Dokument „teamfähigkeit.pdf" auf UTB-mehr-wissen.de, um nähere Informationen zu erhalten und das Beispiel zu lösen!

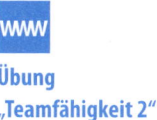

WWW
Übung
„Teamfähigkeit 2"

13.3.4 Messwiederholungsdesign *(repeated measurement design)*

Das Messwiederholungsdesign kommt dann zur Anwendung, wenn die gleichen Personen an allen Untersuchungsbedingungen teilnehmen. Dieses Verfahren wird in der Regel im Bereich von Veränderungsmessungen, Interventionsstudien und bei der Überprüfung von Therapieerfolgen eingesetzt. Es gibt also eine AV, die mehrmals bei einer Person/ einem Objekt gemessen wird, und eine oder mehrere UVs (Backhaus et al., 2000).

Die Mathematikkenntnisse der Teilnehmer werden zu drei Testzeitpunkten mittels Rechenaufgaben überprüft (siehe dazu UTB-mehr-wissen.de).

WWW
Evaluation einer Mathematik-Nachhilfe-software

Die Abhängigkeit der Daten muss berücksichtigt werden!

!
Abhängigkeit

Bei der Berechnung der ANOVA mit Messwiederholungen gelten grundsätzlich die gleichen Voraussetzungen wie bei der klassischen ANOVA. Jedoch ist die Voraussetzung der ANOVA, dass die Werte aus den verschiedenen Bedingungen unabhängig voneinander sein müssen, klar verletzt.

**Zusätzliche Vorausset-
zungen der Sphärizität**

Zusätzlich zu den Voraussetzungen der Varianzanalyse ist bei einem Messwiederholungsdesign die Bedingung der Sphärizität mittels *Mauchly's Test* (soll nicht
signifikant sein; aus gleichem Grund wie bei Levene-Test) zu prüfen.

Was aber ist Sphärizität? Sphärizität bedeutet, dass die Differenz der Treatmentgruppen konstant sein muss. Es entspricht in etwa der Annahme der Unabhängigkeit der Gruppen (UVs) in der einfachen ANOVA – und die ist ja hier verletzt. Die
einfachste Methode, um zu erkennen, ob die Annahmen der Sphärizität getroffen
worden sind, ist, die Differenz zwischen den Varianzen in den einzelnen Gruppen
auszurechnen und zu sehen, ob sie sich ähneln.

Und wenn keine Sphärizität gegeben ist? Wie immer in der Statistik gibt es auch
hier einen „Ausweg". Der F-Wert muss einfach korrigiert werden, was man mit der
Greenhouse-Geisser-Korrektur ($\varepsilon < 0.75$) oder der Huynh-Feldt-Korrektur ($\varepsilon > 0.75$)
machen kann. Das ε kann in der SPSS/PASW-Tabelle nachgelesen werden (bei
Mauchly's Test).

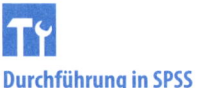

Durchführung in SPSS

Analysieren → allgemeines lineares Modell → Messwiederholung

13.4 Clusteranalyse

Die Clusteranalyse ist ein Verfahren zur Gruppenbildung, welches versucht, eine Fülle von Daten zu homogenen Gruppen zusammenzufassen. Jene Elemente, die einer Gruppe angehören, sollten auch ähnliche
Eigenschaften aufweisen. Im Gegensatz dazu sollten zwischen den
Gruppen möglichst keine Ähnlichkeiten vorzufinden sein. Klassifika-
tionsobjekte können Personen, Organisationen, Berufsgruppen etc. sein.
Die Clusterbildung kann anhand von grafischen Darstellungen erfolgen
oder berechnet werden. Dabei kann zwischen deterministischen und
probabilistischen Analyseverfahren gewählt werden. Formal betrachtet,
kann die Datenanalyse objektorientiert oder variablenorientiert erfolgen. Bei ersterer Vorgehensweise werden jene Zeilen, die sich ähneln,
zu Gruppen zusammengefasst. Es werden also Objekte aufgrund ihrer
Ähnlichkeit in bestimmten Variablen zu Clustern verbunden. Mit der
variablenorientierten Clusteranalyse werden, im Gegensatz dazu, ähnliche Spalten zu homogenen Gruppen zusammengefasst.

Clustern

Beispiel „Gesamtheit aller Schüler in Österreich": Die Schüler sollen zu verschiedenen Clustern zusammengefasst werden: Schulform, Geschlecht, Nationalität oder
Anzahl der Schüler, die eine Klasse wiederholen mussten.

Problematisch stellt sich die Bestimmung einer auszuwählenden Dimensionszahl bzw. einer Clusterzahl dar. Hierbei wird in Anlehnung an die Faktorenanalyse vorgegangen und jene Lösung ausgewählt, die zur besten Modellanpassung führt. Im Zuge der Modellprüfung gilt es in einem ersten Schritt, die Modellanpassung zu kontrollieren. Dies ist eine wichtige Voraussetzung, um inhaltliche Interpretationen durchführen zu können. Bei der Analyse werden verschiedene Prüfgrößen berechnet, welche Auskunft darüber geben, wie gut die Ergebnisse zu den Daten passen. Bei einer schlechten Modellanpassung ist eine Fehleranalyse durchzuführen. In einem zweiten Schritt ist die inhaltliche Interpretierbarkeit der identifizierten Cluster zu prüfen. Diese ist nur dann sinnvoll und zulässig, wenn eine gute Modellanpassung vorliegt. In einem dritten Schritt ist eine Validitätsprüfung durchzuführen. Weiterführende Anleitungen zur Durchführung einer Clusteranalyse bei Bacher (1996).

13.5 Diskriminanzanalyse

Die Diskriminanzanalyse ist ein strukturprüfendes Verfahren zur Analyse von Gruppenunterschieden. Wie auch bei der logistischen Regression geht es darum, die AV mit Nominal- oder Ordinalskalenniveau (z. B. welche Partei gewählt wird) durch die Werte einer oder mehrerer UVs (Einkommen, Alter, Wohnort, Anstellungsverhältnis etc.) zu erklären und vorherzusagen. Ziel ist eine möglichst genaue Klassifikation (mittels der durch die AV definierten Gruppen) anhand verschiedener UVs, welche zu diesem klassifikatorischen Zweck in Diskriminanzfunktionen gebündelt werden. Praktische Relevanz hat die Diskriminanzanalyse, wenn es um die Vorhersage von Gruppenzugehörigkeiten geht. In einem experimentellen Setting interessiert beispielsweise, anhand welcher Variablen sich Personen zu der Gruppe der Männer bzw. der Gruppe der Frauen zuordnen lassen. Solche Variablen könnten unter anderem die Körpergröße, die Schulterbreite, die Körperbehaarung oder der tägliche Bierkonsum sein. Trotz der Unvollständigkeit der Informationen kann eine Vorhersage abgegeben werden, zu welcher Gruppe eine Person zuzuordnen ist. Wenn nun eine Person verhältnismäßig kleiner ist und weniger Körperbehaarung besitzt, dann kann eher davon ausgegangen werden, dass diese Person der Gruppe der Frauen zuzuordnen ist.

Für detaillierte Anleitungen zur Durchführung einer Diskriminanzanalyse werden Backhaus, Erichson, Plinke und Weiber (2000) oder Eckey, Kosfeld und Rengers (2002) empfohlen.

Skalierung beachten

Merkmalsvariablen müssen metrisch skaliert sein, Gruppenzugehörigkeit ist eine nominal skalierte Variable.

Clusterunterschiede

Unterscheiden sich die Gruppen (Wähler verschiedener Parteien) hinsichtlich bestimmter Variablen?

Die Kenntnis von und das Wissen um die Anwendung von statistischen Analyseverfahren sind ein wesentlicher Bestandteil bei der Beantwortung klinisch-psychologischer Fragestellungen. Eine tiefer gehende Auseinandersetzung mit der Materie ermöglicht ein kompetentes und effizientes Arbeiten mit wissenschaftlich fundiertem Hintergrund.

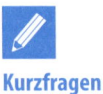

Kurzfragen

1 Mit welchem Verfahren würde Sie folgende Fragestellung prüfen? Es soll die Wirkung von drei verschiedenen Therapieprogrammen auf die Depressivität von stationär aufgenommenen Patienten erhoben werden.
2 Welches Verfahren wählen Sie aus, um in einem Untersuchungsdesign eine Veränderungsmessung über 3 Testzeitpunkte zu berechnen?
3 Welche Art von Fragestellungen können Sie anhand einer linearen Regression überprüfen? Konkretisieren Sie anhand eines Beispiels.
4 Geben Sie ein Beispiel für ein Untersuchungsdesign, bei dem ein t-Test für unabhängige Stichproben zu rechnen ist.

Literatur

Bacher, J. (1996). *Clusteranalyse*. Oldenburg: R. Oldenburger Verlag.
Backhaus, K., Erichson, B., Plinke, W. & Weiber, R. (2000). *Multivariate Analysemethoden. Eine anwendungsorientierte Einführung*. Berlin, Heidelberg: Springer.
Eckey, H.-F., Kosfeld, R. & Rengers, M. (2002). *Multivariate Statistik. Grundlagen – Methoden – Beispiele*. Wiesbaden: Gabler.
Field, A. (2009). *Discovering statistics using SPSS*. London: Sage.

Weiterführende Literatur

Baur, N. (Hrsg.). (2008). *Datenanalyse mit SPSS für Fortgeschrittene. Ein Arbeitsbuch*. Wiesbaden: Verlag für Sozialwissenschaften.
Howell, D. C. (2009). *Statistical Methods for Psychology*. Belmont: Wadsworth.
Katz, M. H. (2006). *Multivariable Analysis. A practical guide for clinicians* (2nd ed.). Cambridge: Cambridge University Press.

14 Interventionsforschung und Evaluation

Birgit U. Stetina, Nathalie Hauk & Oswald D. Kothgassner

Genauso wie in der Pharmakologie und Medizin werden für klinisch-psychologische Intervention und Psychotherapie Ansprüche an ihre Effektivität gestellt. Das heißt, es wird von klinisch-psychologischer Behandlung und Beratung erwartet, dass sich die vorhergesagten Wirkungen auch nachweisen lassen (Dick & Kringler, 2007). Wirksamkeitsuntersuchungen klinisch-psychologischer Behandlung sind aus ethischen, gesundheitspolitischen und wissenschaftlichen Gründen essenziell, um einerseits geeignete Methoden weiterzuentwickeln, zu optimieren und zu verbreiten und andererseits unwirksame oder sogar schädliche Behandlungsformen zu identifizieren und zu eliminieren.

14.1 Interventionsforschung – ein Überblick

Interventionsforschung beinhaltet Studien zur Wirksamkeit (Efficacy) von Interventionsmaßnahmen einerseits und zu deren Effektivität (Effectiveness) andererseits. Ziel und Zweck der wissenschaftlichen Fundierung ist es, vorhandene Interventionsmethoden zu überprüfen und geeignete Methoden in einem kontinuierlichen Prozess weiterzuentwickeln, wobei dabei auch gesundheitsökonomische Kriterien berücksichtigt werden (Buchkremer & Klingberg, 2001). Daraus resultierende Forschungsfragen lassen sich grob in drei Bereiche einteilen:

1. Wirksamkeit (Efficacy)

- Die Wirksamkeit einer Intervention ist an ideale, standardisierte und kontrollierte Bedingungen und somit an Studien mit experimentellem Charakter geknüpft. Das bedeutet weiter, dass die Veränderungen einer abhängigen Variablen eindeutig und kausal auf die Wirkung einer unabhängigen Variablen zurückgeführt werden kann *(interne Validität)*.
- Welche Wirkfaktoren und wirksamen Elemente einer Behandlung lassen sich identifizieren?
- Bei welchen klinischen Störungsbildern ist welche Behandlungsform wirksam?

2. Anwendungskontrolle (Effectiveness)

- Die Effektivität einer Intervention ist an naturalistische Bedingungen geknüpft und erlaubt daher, die Effektivität in einem praktischen (quasiexperimentellen) Setting zu prüfen. Diese Form der Untersuchung ermöglicht eine Generalisierung für praktische Anwendungen *(externe Validität)*.
- Ist die Umsetzung der Intervention in der Praxis, im Behandlungsalltag effektiv? (Patientenzufriedenheit, Akzeptanz von Anwendern)
- Lassen sich Behandlungsrichtlinien für die Praxis ableiten?

3. Wissenschaftliche Basis

- Entwicklung von Strategien und Methoden zur empirischen Fundierung von Interventionsmaßnahmen
- Ist die Wirkung verschiedener Verfahren durch eine gemeinsame Basis begründbar? (Metatheorien)

---

i

Efficacy – Effectiveness – Efficiency

„Efficacy" bezieht sich auf die Wirksamkeit von Interventionsmaßnahmen unter Laborbedingungen, die mittels experimenteller Studien erhoben wurde. Das heißt, das Ausmaß der Veränderung kann kausal auf die Intervention zurückgeführt werden (siehe RCT). Die Frage, die mit Efficacy in Verbindung steht, lautet: „Does it work?"

„Effectiveness" bezieht sich auf die Effektivität von Interventionsmaßnahmen unter Feldbedingungen, im Praxisalltag. Das heißt, es wird evaluiert, ob sich die Intervention auch im Behandlungsalltag bewährt. Die Frage, die mit Effectiveness in Verbindung steht, lautet: „Does it help?"

„Efficiency" bezieht sich auf die Ökonomie der Interventionsmaßnahme, also darauf, wie sie in einer Kosten-Nutzen-Analyse (Input-Output-Verhältnis) abschneidet. Die Frage, die mit Efficiency in Verbindung steht, lautet: „What does it cost?"

Die Evaluation von Therapieeffekten begann in den 1950er-Jahren mit Hans Eysenck, einem britischen Psychologen, der die Wirksamkeit von Psychotherapie grundsätzlich infrage stellte. Er behauptete, dass über 60 % aller Personen mit neurotischen Störungen eine Spontanremission erlebten. Die Annahme, die „Heilung" sei auf die Psychotherapie zurückführen, wäre also in über der Hälfte der Fälle falsch. Aus dieser Kritik heraus entstand erstmals eine Sensibilität für wissenschaftliche Evaluation von Therapieeffekten, und als Reaktion darauf wurden Kontrollgruppen in der Wirksamkeitsforschung eingeführt. Kontrollgruppen geben Aufschluss über die Grundrate *(baseline)* der spontanen Remissionen und werden mit den Versuchsgruppen verglichen. Von

Therapien oder Interventionen wird gefordert, dass sie zumindest häufigere und größere Fortschritte erzielen, als wenn nichts unternommen wird. Heute gilt die Wirksamkeit von Psychotherapie als belegt, daher konzentriert man sich in der Forschung eher darauf, allgemeine Wirkfaktoren zu identifizieren und herauszufinden, welche Interventionsmethode bei welcher Personengruppe am effektivsten ist.

Die Störung verschwindet aus einer Reihe von Gründen auch ohne professionelle Intervention.

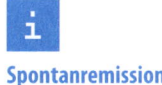

Spontanremission

Im Jahr 1971 hat Jerome Frank allgemeine Wirkfaktoren für alle Formen der Intervention in der psychologischen Behandlung und Therapie im *American Journal of Psychotherapy* veröffentlicht. Nach Frank sind die der Wirksamkeit von Interventionen zugrunde liegenden Faktoren (1) eine vertraute Beziehung zwischen dem Helfer und dem Hilfesuchenden, (2) Einbezug von Erklärungen bezüglich des vorherrschenden Problems, (3) Vermittlung von neuen Möglichkeiten der Problembewältigung, (4) Abbau von Demoralisierung und Aufbau von Hoffnung, (5) Möglichkeiten für Erfolge schaffen und fördern sowie (6) auch emotionales Erleben als unbedingte Vorgabe für Einstellungs- und Verhaltensänderungen fördern.

14.2 Methoden der klinisch-psychologischen Interventions- und Evaluationsforschung

Interventionsforschung kann anhand mehrerer Ebenen (siehe Kap. 14.4) erfolgen und durch verschiedene Arten von Studien realisiert werden. Einige Studiendesigns erfordern eine kritische Auseinandersetzung mit Fragen der Auswahl an Probanden, der Zuteilung zu verschiedenen Treatment- oder Kontrollgruppen. Studien, die eine gute interne Validität aufweisen wollen, benötigen eine randomisierte Zuordnung zu den Gruppen, um den Selection Bias möglichst gering zu halten. Ebenfalls problematisch und negativ wirkt sich das willkürliche Festsetzen von Ein- und Ausschlusskriterien aus. Meist werden sehr homogene Stichproben bevorzugt oder die Behandlungsdauer wird künstlich auf eine bestimmte Anzahl an Einheiten festgelegt. Diese Maßnahmen können die externe Validität stark gefährden. Andere Formen von Bias in Interventionsstudien können sich durch inkonsistente oder falsche Anwendung und Dokumentation des Treatments auswirken (Performance Bias; Verschlechterung der internen Validität), aber auch durch schlechte oder unstrukturierte und nicht verblindete Messinstrumente (Detection Bias) hervorgerufen werden.

---

i

Randomisierung

Randomisierung ist die zufällige Zuordnung von Testpersonen zu verschiedenen Gruppen. Diese Maßnahme kann zwar nicht garantieren, dass die Gruppen vergleichbar sind, erhöht jedoch die Wahrscheinlichkeit dafür. Das Problem in klinischen Studien ist, dass es nicht der üblichen Praxis entspricht, bei der Auswahl von Treatments zu randomisieren, und es einen enormen (finanziellen) Aufwand bedeutet. Außerdem sind dabei ethische Aspekte (siehe Kap. 20) zu beachten, wie etwa, was mit Patienten passiert, die kein Treatment bekommen, jedoch an einem schwerwiegenden Problem oder an einer Krankheit/Störung leiden.

Folgende konkrete Studiendesigns stellen eine Auswahl der in der Interventionsforschung zur Verfügung stehenden Methoden dar:

- **Metaanalysen**
  Bei Metaanalysen werden bestehende Publikationen zu bestimmten Themenbereichen bzw. Forschungsfragen zusammengefasst. Dabei werden Forschungsergebnisse verschiedener Studien so behandelt, als wären sie Ergebnisse von Einzelpersonen in Einzelfallstudien. Die jeweiligen Forschungsergebnisse werden mathematisch-statistisch aggregiert und es werden mittlere Effektgrößen berechnet, um deren Generalisierbarkeit zu überprüfen.

- **Kontrollierte Experimente mit Randomisierung (RCT – *randomized controlled trial*)**
  Durch die randomisierte Zuweisung zu Versuchs- und Kontrollgruppe und optionale Anwendung von Verblindungstechniken (Blindstudien und Doppelblindstudien) wird die Minimierung von Störvariablen und Maximierung der internen Validität angestrebt. Nur durch „echte kontrollierte" Experimente sind Kausalaussagen möglich. RCTs gelten als *golden standard* der Interventionsforschung (Buchkremer & Klingberg, 2001; Krampen, Schui & Wiesenhütter, 2008), ihre Umsetzung in der klinisch-psychologischen Praxis gestaltet sich jedoch als schwierig. Auch die Durchführung von Doppelblindstudien und Blindstudien ist in der klinisch-psychologischen Forschung nur begrenzt bis überhaupt nicht möglich.

- **Quasiexperimentelle und vorexperimentelle Designs (ohne Randomisierung)**
  Bei quasiexperimentellen Untersuchungen wird keine Randomisierung vorgenommen. Vor allem bei klinischen Untersuchungen rich-

tet sich die Zuteilung zu Kontroll- und Versuchsgruppe nach vorhandenen Merkmalen oder Eigenschaften einer Person. Durch das naturalistische Design, das heißt die Anpassung an die realen Gegebenheiten des Praxisalltags, wird allerdings eine höhere externe bzw. ökologische Validität als bei RCTs erreicht.

- **Einzelfallexperimente und -studien (Kasuistiken)**
  Einzelfallstudien können sich auf einzelne Personen oder einzelne Gruppen beziehen. Es gibt unterschiedliche Varianten: quantitativ-experimentelle Studien (Einzelfallexperiment), quantitativ nichtexperimentelle Studien (quantitative Einzelfallanalyse) und systematische Fallbeschreibungen (deskriptives Vorgehen). Diese Forschungsmethoden dienen hauptsächlich der Hypothesengenerierung.

- **Qualitative Interventions- und Evaluationsstudien**
  Qualitative Verfahren werden nicht empirisch belegt, sondern basieren in der Regel auf subjektiven Erfahrungsberichten. Zum Einsatz kommen sie überwiegend bei neuen Forschungsgegenständen zur Exploration und Hypothesengenerierung.

- **Analogieexperimente und -studien**
  Bei Analogiestudien wird die zu untersuchende Realität nur partiell oder vergleichsweise abgebildet. Durch Untersuchungen an Tieren zum Beispiel wird versucht, eine Abbildung von interessierenden Merkmalen und Prozessen in Analogie zum Menschen zu schaffen. Diese Form von Untersuchung hat bereits wichtige Erkenntnisse geliefert. Allerdings sind Ergebnisse nur schwer zu generalisieren.

14.3 *Evidence Based Practice in Psychology* (EBPP) und *Empirically Supported Treatment* (EST)

Das Konzept der Wirksamkeitsforschung ist eng verwandt mit dem Konzept der *Evidence Based Medicine* (EBM). Dieser Begriff wurde 1996 von David L. Sackett übernommen und sollte eine systematische Entscheidungsgrundlage für Mediziner bieten, um diejenige medizinische Entscheidung zu treffen, die nach wissenschaftlichen Kriterien die gegenwärtig beste Evidenz liefert (Dick & Kringler, 2007). In der Klinischen Psychologie entwickelte sich als Äquivalent dazu das Paradigma der *Evidence Based Practice in Psychology* (EBPP) beziehungsweise die evidenzbasierte Psychotherapie (EBP) (Krampen, Schui & Wiesenhütter, 2008). Durch empirische Belege in den Bereichen Prävention, Behandlung und Rehabilitation sollen Psychologen Entscheidungen treffen können, die über ihren persönlichen Erfahrungsschatz hinausgehen. Als wissenschaftlich anerkannt gelten jene Interventionsmethoden, die durch RCTs oder experimentelle Einzelfallstudien nachweislich bessere Resultate als eine angemessene Kontrollgruppe erzielen (Buchkremer & Klingberg, 2001). Die Vorgehensweise für evidenzbasierte Entscheidungen beginnt mit der Formulierung einer Forschungsfrage, inklusive Beschreibung der Population, der Interventionsmaßnahme, der Vergleichsgruppe und der Ergebnisse. Es folgt eine kritische Auseinandersetzung mit Publikationen zu diesem Thema, aufgrund der eine konkrete Entscheidung getroffen wird. Wichtig dabei ist auch die Evaluation und Publikation der evaluierten Ergebnisse, um gewonnene Erkenntnisse zugänglich und nutzbar zu machen.

Die Abteilung „Division 12" der American Psychological Association publizierte 1993 erstmals eine Liste mit *Empirically Supported Treatments* (ESTs), um Betroffenen, Anwendern und Forschern einerseits standardisierte Richtlinien für und eine Definition von ESTs zu geben und um andererseits Interventionsmethoden aufzulisten, die diesen Anforderungen genügen (Woody, Weisz & McLEan, 2005). Behandlungs- und Interventionsmethoden, die in die Liste aufgenommen werden, werden entweder als eine *well-established* (gut etablierte) oder als eine *probably efficacious* (vermutlich wirksame) Methode eingestuft. Diese Zuteilung basiert auf der Art des Untersuchungsdesigns und damit auf dem erbrachten Evidenzgrad der spezifischen Forschungsmethode. Außerdem spielen dabei folgende Kriterien eine Rolle: ob es ein Behandlungsmanual gibt oder nicht, ob die Zielgruppe ausreichend beschrieben wurde (störungsspezifisch) und ob die Evidenz von mehreren unabhängigen Forschern erbracht wurde (Chambless et al., 1998; Woody, Weisz & McLEan, 2005). Die durch das EST-Konzept ausgelöste Kontroverse bezieht sich in erster Linie auf die Stellung der RCTs als *golden standard* (Beutler, 2009; Krampen, Schui & Wiesenhütter, 2008; Buchkremer & Klingberg, 2001). Die Befürworter von RCTs argumentieren, experimentelle Studien seien für praktizierende Psychologen immanent wichtig, da sie sonst nicht dazu in der Lage wären, die beste Versorgung ihrer Klienten zu gewährleisten, und Therapeuten dazu verpflichtet seien, Klienten über gut bewährte Interventionsmethoden zu informieren, Empfehlungen auszusprechen und diese Methoden anzuwenden. Die Gegner argumentieren, Ergebnisse experimenteller „Laborstudien" seien in der Praxis unbrauchbar und beantworteten keine Fragestellungen, die Praktiker beträfen (Persons & Silberschatz, 1998). Der Ruf nach neuen empirischen Prüfmethoden, die speziell für die Psychotherapieforschung entwickelt werden und deren Rahmenbedingungen berücksichtigen, wird immer lauter. Es wird gefordert, die Umsetzung naturalistischer Designs (quasiexperimentelle Methoden, Fallstudien etc.) und Effectiveness-Studien in der Psychotherapieforschung voranzutreiben und die Stellung der RCTs als *golden standard* zu überdenken (Beutler, 2009; Krampen, Schui & Wiesenhütter, 2008). Ein anderer Kritikpunkt bezieht sich darauf, dass Personen aus Kontrollgruppen, denen Placebos verabreicht wurden, in der Regel größere Fortschritte erzielen, als wenn nichts gemacht wird. Dies würde bedeuten, eine Placebobehandlung müsste nach dem EST-Konzept als bewährte oder sogar gut bewährte Behandlungsmethode eingestuft werden (Beutler, 2009), was verdeutlicht, dass durch dieses Konzept kaum ein vollständiges Abbild relevanter Faktoren geschaffen wird.

Durch den bloßen Glauben der Patienten an Genesung wird die psychische und/ oder physische Gesundheit verbessert.

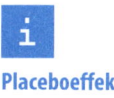

Placeboeffekt

14.4 Klassifikation von empirischen Studien – das erweiterte 4-Phasen-Prüfmodell

Für die Klassifikation von Publikationen und Studien der klinisch-psychologischen Interventionsforschung wird das 4-Phasen-Prüfmodell als Alternative zum umstrittenen EST-Konzept angewendet (Buchkremer & Klingberg, 2001). Das Modell, das ebenfalls dem Ansatz evidenzbasierter Medizin (EBM) entspringt, wird als Entscheidungsgrundlage für die Zulassung von Behandlungsmethoden und für Ethikkommissionen bei deren Begutachtung von Forschungsanträgen herangezogen und kann darüber hinaus als Argumentationsbasis für die Beantragung von Drittmitteln für klinische Studien verwendet werden.

Krampen, Schui und Wiesenhütter (2008) schlagen ein erweitertes 4-Phasen-Prüfmodell mit einer zusätzlichen Phase 0 und Phase 5 vor. Damit sollen Studien berücksichtigt werden, die innovativ wirken können und der Ideengenerierung dienen (Phase 0), sowie Studien, die den „Aufbau von Schutz- und Resilienzfaktoren, den Abbau von Vulnerabilitäts- und Risikofaktoren sowie die Selbstaktualisierung und Persönlichkeitsentwicklung" zum Inhalt haben (Phase 5). Die Autoren untersuchten die Häufigkeiten publizierter Fachartikel zur klinischpsychologischen Interventionsforschung im deutschsprachigen Raum während der Jahre 1977 und 2006 und stellten fest, dass ein Überhang an Studien aus den Phasen 0, 1, 4 und 5 besteht. Befunde zu den Phasen 2 und 3 wurden seltener publiziert, wobei die Anzahl in den letzten Jahren stieg.

Erweitertes 4-Phasen-Prüfmodell

- **Entwicklungsphase (Phase 0):** Hypothesengenerierung und Konzeptentwicklung (z. B. Kasuistik, Fallbeschreibungen, qualitative Studien, Erfahrungsberichte mit klinischer Relevanz)
- **Erkundungsphase (Phase 1):** Screening und subjektive Erfahrungsberichte (z. B. Analogstudien, vorexperimentelle Studien ohne KG, quasiexperimentelle Studien ohne Randomisierung, systematische Einzelfallstudien mit klinischer Relevanz)
- **Pilotphase (Phase 2):** Nachweis kausaler Bedingungsgefüge – Efficacy-Studien (z. B. experimentelle Designs mit Randomisierung und mindestens zwei Gruppen [VG und KG] – RCTs)
- **Testphase (Phase 3):** *Experimental Treatment Trials* und *Therapeutic Confirmatory Study* (z. B. Prüfung einer Behandlungsmethode im kontrollierten Großversuch: Multi-Center-Studien oder im indirekten, aggregierten Großtest: Metaanalysen)
- **Anwendungskontrolle (Phase 4):** Versorgungsforschung – Effectiveness-Studien (z. B. vor- und quasiexperimentelle Studien unter Routinebedingungen in der Anwendungspraxis)
- **Prävention, Rehabilitation und Persönlichkeitsentwicklung (Phase 5):** *Prevention Trials* und *Quality of Life Trials* (z. B. alle Arten von Studien zur primären und tertiären Prävention und zur Persönlichkeitsentwicklung)

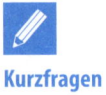

Kurzfragen

1 Welche Methoden der klinisch-psychologischen Interventionsforschung kennen Sie und welche Vor- und Nachteile resultieren aus ihrer Anwendung?
2 Was sind die Hauptkritikpunkte an *Evidence Based Practice in Psychology* und *Empirically Supported Treatment* und welche Alternativen gibt es dazu?

Literatur

Beutler, L. E. (2009). Making Science Matter in Clinical Practice: Redefining Psychotherapy. *Clinical Psychology: Science and Practice, 16* (3), 301–317.

Buchkremer, G. & Klingberg, S. (2001). Was ist wissenschaftlich fundierte Psychotherapie? Zur Diskussion um Leitlinien für die Psychotherapieforschung. *Nervenarzt, 72,* 20–30.

Chambless, L. D., Baker, M. J., Baucom, D. H., Beutler, L. E., Calhoun, K. S., Crits-Christoph, P., et al. (1998). Update on Empirically Validated Therapies, II. *The Clinical Psychologist, 51* (1), 3–16.

Dick, F. & Kringler, W. (2007). Evidenzbasierung, Methodik, therapeutische Freiheit und Kreativität. *Zeitschrift für Neuropsychologie, 18* (1), 41–54.

Krampen, G., Schui, G. & Wiesenhütter, J. (2008). Evidenzbasierte Psychotherapie und Therapie-Ressourcen. Ein erweitertes 4-Phasen-Prüfmodell und seine Anwendung auf die klinisch-psychologische Fachliteratur aus dem deutschsprachigen Bereich. *Zeitschrift für Klinische Psychologie und Psychotherapie, 37* (1), 43–51.

Persons, J. B., & Silberschatz, G. (1998). Are results of randomized controlled trials useful to psychotherapists? *Journal of Consulting and Clinical Psychology, 66* (1), 126–135.

Woody, S. R., Weisz, J., & McLean, C. (2005). Empirically Supported Treatments: 10 Years Later. *The Clinical Psychologist, 58* (4).

Weiterführende Literatur

Shapiro, J. P. (2009). Integrating Outcome Research and Clinical Reasoning in Psychotherapy Planning. *Professional Psychology: Research and Practice, 40* (1), 46–53.

Tschuschke, V., Crameri, A., Koemeda, M., Schulthess, P., von Wyl, A. & Weber, R. (2009). Psychotherapieforschung – Grundlegende Überlegungen und erste Ergebnisse der naturalistischen Psychotherapiestudie ambulanter Behandlungen in der Schweiz (PAP-S). *Psychotherapie Forum, 17*, 160–176.

Wachtel, P. L. (2010). BEYOND "ESTs" Problematic Assumptions in the Pursuit of Evidence-Based Practice. *Psychoanalytic Psychology, 27* (3), 251–272.

15 Möglichkeiten der Verwendung von Fragebogen in der klinisch-psychologischen Forschung

Martina Čarná & Verena Seelmann

Das folgende Kapitel beschäftigt sich mit der Verwendung von Fragebogen in der klinisch-psychologischen Forschung. Ziel dieses Kapitels ist es, den Einsatz von Fragebogen kritisch zu betrachten und grundlegende Fragen anzusprechen, die bei der Auswahl von Fragebogen und deren Verwendung in Bezug auf klinische Stichproben zu beachten sind.

Ziele

Welche grundlegenden Fragen sollten beim Einsatz von Fragebogen in einer klinisch-psychologischen Studie bedacht werden?

Nach welchen Kriterien kann man die Qualität von Fragebogen beurteilen?

Worauf soll man bei der Fragebogenvorgabe und Interpretation der Ergebnisse achten?

Jeder Forscher muss sich im Vorfeld seiner Untersuchung überlegen, welche Erhebungsmethode (z. B. Fragebogen, Verhaltensbeobachtung oder klinisches Interview) zur Datengewinnung am besten geeignet ist. In Abhängigkeit von der Fragestellung und dem interessierenden Konstrukt muss er abwägen, ob Fragebogen tatsächlich die Methode der Wahl darstellen und nicht nur aus ökonomischen Überlegungen vorgezogen werden. Generell werden durch den Einsatz von Fragebogen Selbstbeurteilungen der Teilnehmer gewonnen, die kontinuierliche Daten liefern (der Summenscore kann unterschiedlich viele Ausprägungen annehmen). In Anlehnung an Antonovsky und das Gesundheits-Krankheits-Kontinuum ist es mittlerweile als psychologisches Basiswissen anzusehen, dass es unzählige Ausprägungen zwischen völliger Gesundheit und extremer Störung gibt. In klinischen Klassifikationen können zwar die Ausprägung und der Verlauf bestimmt werden, Fragebogen sagen aber im Gegensatz zu einer klinischen Diagnose mehr über den Ausprägungsgrad eines psychologischen Konstrukts aus.

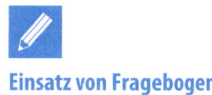

Was sind Vor- bzw. Nachteile von einem Fragebogeneinsatz im Vergleich zu klinisch-psychologischer Verhaltensbeobachtung oder klinischen Interviews?

Einsatz von Fragebogen

Bei dem Einsatz von Fragebogen sollte beachtet werden, dass sie fast immer eine relativ hohe Augenscheinvalidität besitzen, die Untersuchungsteilnehmer können also leicht durchschauen, welche Eigenschaften oder Störungen erfasst werden sollen. Insofern stellt sich die Frage, ob und wie Personen unter bestimmten Bedingungen, bei spezifischen Fragen oder aufgrund von bestimmten psychologischen Merkmalen unterschiedliche Tendenzen zur Verzerrung ihrer Antworten zeigen. Bei der Methodenwahl sollte die Verfälschbarkeit also einkalkuliert werden.

Es werden zwei grundlegende Antworttendenzen unterschieden (Taddicken, 2008):

Antworttendenzen

- **Fremdtäuschung:** Eine Person zeigt bewusste Tendenzen, die Testergebnisse zu beeinflussen.
- **Selbsttäuschung:** Eine Person ist sich nicht darüber bewusst, dass sie verzerrend antwortet.

Hat man sich für die Durchführung einer Befragung entschieden, so sollten die Fragebogen aus dem jeweiligen Themenbereich zuerst sorgfältig recherchiert werden. Die infrage kommenden Instrumente müssen anschließend auf ihre Qualität hin beurteilt werden, bevor man sie in einer Studie einsetzt. Folgende Abschnitte bieten einige Anhaltspunkte für die Recherche, Auswahl sowie Anwendung von Fragebogen in klinisch-psychologischen Untersuchungen. Abschließend wird kurz auf den Stellenwert der Ergebnisse von Fragebogen bei der Diagnoseermittlung eingegangen.

15.1 Umfassende Recherche der vorhandenen Fragebogen

Bei der Suche nach Fragebogen, die für bestimmte Forschungsfragen in Betracht kommen, bieten themenspezifische Kompendien, Übersichtswerke und Testkataloge oder Homepages der Verlage eine hilfreiche Informationsquelle. Diese werden jedoch meistens erst nach längeren Zeitabständen aktualisiert, sodass darüber hinaus aktuelle Informationen in einschlägigen Fachartikeln beachtet werden sollten. Mit einer Recherche in der PSYNDEX-Test-Datenbank (http://www.zpid.de/index.php?wahl=PSYNDEX&uwahl=Tests), die halbjährlich aktualisiert wird, können ebenfalls Informationen über die im deutschen Sprachraum veröffentlichten psychologischen Verfahren sowie über unveröffentlichte Forschungsinstrumente ermittelt werden (für weitere Informationen über Recherchemöglichkeiten siehe die weiterführende Literatur).

15.2 Qualitätsbeurteilung von Fragebogen

Die Grundlage für die Beurteilung der Qualität eines diagnostischen Prozesses oder Instruments stellen die Gütekriterien dar. Ein psychologischer Fragebogen unterscheidet sich von einem unwissenschaftlichen „Test" gerade dadurch, dass dessen Gütekriterien in empirischen Studien überprüft wurden. Zu den wissenschaftlichen Standards gehören drei Haupt- sowie mehrere Nebengütekriterien (Testkuratorium, 1986; Lienert & Raatz, 1998; Kubinger, 2009), welche auch die Basis von Richtlinien zur Anwendung psychologischer Verfahren (z. B. DIN 33430; Hornke & Winterfeld, 2004; http://www.zpid.de/redact/category.php?cat=540) bilden.

Gütekriterien

Hauptgütekriterien:
1. Reliabilität
2. Validität
3. Objektivität

Nebengütekriterien:
1. Ökonomie
2. Nützlichkeit
3. Zumutbarkeit
4. Unverfälschbarkeit
5. Fairness
6. Normierung
7. Skalierung

Neben Überlegungen zur Sinnhaftigkeit der Fragebogenanwendung und zum theoretischen Hintergrund eines Fragebogens sind die Angaben zur Reliabilität und Validität von grundlegendem Interesse. Hierbei sollte man nicht nur die Informationen im Manual, sondern auch weitere aktuelle Forschungsergebnisse in Bezug auf die Zielpopulation der durchzuführenden Untersuchung betrachten. Hinsichtlich der Fragebogenbeurteilung und -auswahl sind Kenntnisse über unterschiedliche Reliabilitäts- und Validitätsarten unumgänglich. Genaue Definitionen der einzelnen Gütekriterien sowie Informationen über die Methoden zu deren Bestimmung sind bei Kubinger (2009) zu finden.

Die *Reliabilität* bzw. Messgenauigkeit eines Fragebogens wird anhand von Korrelationen zwischen den Ergebnissen von einzelnen Testteilen (interne Konsistenz, Split-Half-Reliabilität und Paralleltest-Reliabilität) oder zu verschiedenen Zeitpunkten (Retest-Reliabilität bzw. Stabilität) bestimmt (siehe Kubinger, 2009). Generell sollte die Reliabilität von Fragebogen möglichst hoch sein. Da die Reliabilitätsschätzung jedoch von mehreren Faktoren (z. B. Anzahl und Homogenität der Items, Streuung der Rohwerte in der Zielpopulation, Zeitabstand zwischen den Erhebungen beim Retest-Design) beeinflusst wird, können hier keine allgemeingültigen Richtwerte angegeben werden. In der Literatur herrschen unterschiedliche Meinungen darüber, was als „gute" Reliabilität gilt. Weise (1975) beispielsweise bezeichnet Reliabilitätswerte zwischen 0.8 und 0.9 als mittelmäßig und über 0.9 als hoch. Nach Horn (1986) sollten die Reliabilitäten mindestens bei 0.9 liegen. Im Vergleich zur Individualdiagnostik sind in der Forschung jedoch auch Fragebogen mit etwas niedrigerer Reliabilität nicht unbedingt auszuschließen, da die Stichprobenmittelwerte auch bei größeren Messfehlern richtig geschätzt werden können. Allerdings sollte der Einsatz von Skalen mit Reliabilitätskoeffizienten unter 0.7 vermieden werden (Streiner, 1993). Zielt ein Fragebogen auf die Erfassung eines zeitlich stabilen Merkmals ab, so sollte die Information über dessen Retest-Reliabilität besonders berücksichtigt werden. Hohe interne Konsistenz ist dagegen bei jedem Fragebogen wünschenswert, unabhängig von der Art des zu erfassenden Merkmals.

Das traditionell am häufigsten verwendete Maß zur Beurteilung interner Konsistenz ist Cronbachs Alpha, welches eine Abschätzung der unteren Grenze der Reliabilität darstellt. Bei der Interpretation von Cronbachs Alpha ist zu beachten, dass es bei Stichproben, die bezüglich des untersuchten Merkmals homogen sind, sowie bei Fragebogen mit vielen Items oder mit inhaltlich nahezu gleichen Fragen höhere Werte einnimmt. Es sollte daher überprüft werden, ob sehr hohe Koeffizienten nicht auf diese Faktoren zurückgeführt werden könnten (für weitere Informationen zur Anwendung von Cronbachs Alpha siehe Streiner, 2003).

Ein Fragebogen mit hoher Messgenauigkeit ist erst brauchbar, wenn er auch tatsächlich das psychische Merkmal misst, welches er zu messen vorgibt, d. h., wenn er eine hohe *Validität* aufweist. Im Kontext der Klinischen Psychologie werden die Ergebnisse von Fragebogen herangezogen, um Entscheidungen zu treffen, die mit bestimmten Konsequenzen für die Teilnehmer verbunden sein können (z. B., ob für eine bestimmte Gruppe von Personen zurzeit eine Therapie nötig ist oder nicht). Diese Entscheidungen können erst dann als gerechtfertigt angesehen werden, wenn die Interpretationen der Fragebogenwerte durch Validierungsstudien empirisch gestützt sind. Bei der Untersuchung der Validität werden mehrere Validitätsarten (inhaltliche Validität, Konstruktvalidität, Kriteriumsvalidität; siehe Kubinger, 2009) berücksichtigt, um ein differenziertes Bild über die Gültigkeit eines Fragebogens zu erhalten. Validitätshöhen, die mithilfe von Korrelationskoeffizienten bestimmt werden, gelten nach Weise (1975) zwischen 0.4 und 0.6 als mittelmäßig und über 0.6 als hoch. Ähnlich wie bei der Reliabilität existieren jedoch auch hier keine allgemeingültigen Richtwerte. Welche Validierungsmethode am besten geeignet bzw. welche Ausprägung der Validität anzustreben ist, hängt v. a. von der diagnostischen Zielsetzung des Fragebogens ab. Bei der Beurteilung der Validität eines Fragebogens sollte nicht nur darauf geachtet werden, ob adäquate Validierungsstudien durchgeführt wurden, sondern auch, ob die Validierungsstichprobe der Population entspricht, für die der Fragebogen laut diagnostischer Zielsetzung vorgesehen ist (Streiner, 2003).

Das dritte Hauptgütekriterium *Objektivität* bezeichnet das Ausmaß, in dem die gewonnenen Fragebogenergebnisse unabhängig vom Untersucher sind, der den Fragebogen vorgibt (Untersuchungsleiterunabhängigkeit), auswertet (Verrechnungssicherheit) oder dessen Ergebnisse interpretiert (Interpretationseindeutigkeit; siehe Kubinger, 2009). Dementsprechend sollte das Fragebogenmanual standardisierte Anweisungen zur Fragebogenvorgabe, Auswertung und Interpretation der Ergebnisse enthalten.

15.3 Auswahl von geeigneten Fragebogen

Bei der Auswahl von Fragebogen für eine Studie sind folgende Punkte zu bedenken:

- Erfasst der Fragebogen diejenige/n Variable/n, deren Erhebung zur Beantwortung meiner Forschungsfragen relevant ist?
- Passt die dem Fragebogen zugrunde liegende Definition des zu erfassenden Konstrukts gut zu meinen theoretischen Überlegungen und Forschungsfragen?
- Sind die dem Fragebogen zugrunde liegenden theoretischen Annahmen empirisch begründbar?

- Wie hoch ist die Reliabilität in Hinsicht auf die Zielpopulationen der Untersuchung?
- Welche Validierungsstudien wurden anhand welcher Stichproben durchgeführt? Ist die Validität zufriedenstellend?
- Enthält das Fragebogenmanual klare Instruktionen zur Vorgabe, Auswertung und Interpretation der Ergebnisse?
- Wie lange dauern die Vorgabe und die Auswertung des Fragebogens?
- Sind die Fragebogenitems eindeutig und verständlich formuliert? Ist das Antwortformat geeignet? (Für nähere Informationen hierzu siehe die Datei „Fragebogenkonstruktion" unter UTB-mehr-wissen.de.)
- Für welche Altersgruppe ist der Fragebogen vorgesehen?
- Ist der Fragebogen für die Zielpopulation unvoreingenommen?
- Falls für die Beantwortung der Forschungsfrage ein Vergleich mit Normen nötig ist: Wurde der Fragebogen anhand repräsentativer Stichproben normiert? Sind die Normen aktuell?
- Wird durch den Einsatz meiner Fragebogen die Vergleichbarkeit mit anderen Studien aus demselben Forschungsbereich gewährleistet? Beziehungsweise wird durch meine Fragebogen auch ein relevanter, jedoch bisher nur wenig erforschter Aspekt beleuchtet?

Wenn es noch keinen Fragebogen gibt, der das gewünschte Konstrukt erfasst, oder kein geeigneter Fragebogen in Bezug auf Gütekriterien oder theoretischen Hintergrund vorhanden ist, sollte ein Fragebogen selbst erstellt bzw. aus einer anderen Sprache übersetzt werden.

Mehr Informationen zur Fragebogenkonstruktion und Translation von Fragebogen sind unter UTB-mehr-wissen.de zu finden!

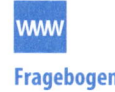

Fragebogen

15.4 Durchführung der Studie

Ziel einer Studie ist es immer, objektivierbare Daten zu erheben. Wenn Fragebogen vorgegeben werden, sollte die Instruktion also möglichst standardisiert erfolgen, da es sonst zur Beeinflussung der Antworten durch Interaktionseffekte zwischen dem Teilnehmer und dem Untersuchungsleiter kommen kann. Im Allgemeinen und selbstverständlich speziell auch bei Personengruppen mit gesundheitlichen oder psychischen Problemen muss der Untersuchungsleiter sicherstellen, dass jede Person die notwendige Unterstützung bekommt, um an der Studie teilnehmen zu können. Gerade in der klinisch-psychologischen Forschung ist es unumgänglich, spezifischen Bedürfnissen der Teilnehmer in angemessener Weise zu entsprechen. Selbstverständlich sollte der Untersuchungsleiter eine wertschätzende Grundhaltung vermitteln und stigmatisierende Formulierungen konsequent vermeiden. Ebenfalls sollte eine neutrale Haltung gegenüber der Fragestellung vermittelt werden, sodass die vom Untersuchungsleiter erwartete Richtung der Ergebnisse für die Teilnehmer nicht erkennbar ist.

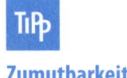
Zumutbarkeit

Damit Zumutbarkeit gewährleistet ist, dürfen die Teilnehmer durch das Bearbeiten der Fragebogenbatterie weder zeitlich noch inhaltlich übermäßig beansprucht werden.

Die Frage, welche Befragungsdauer zumutbar ist, kann nicht generell beantwortet werden, sondern muss jeweils unter Berücksichtigung des Untersuchungssettings und der Zielpopulation (beispielsweise: Personen mit psychischen Störungen oder körperlichen Erkrankungen, Kinder, ältere Personen) erwogen werden. In Anlehnung an die Bedürfnisse der Teilnehmer können kurze Pausen während der Untersuchung eingeplant werden.

Außerdem stellt sich in Bezug auf die Zumutbarkeit die Frage, inwieweit ein Eingriff in die Intimsphäre der Teilnehmer vertretbar ist. Die Anonymität einer Studie trägt generell zu der Bereitschaft der Teilnehmer bei, auf persönliche Fragen zu antworten. Es spielen hier jedoch nicht nur objektive Faktoren (wie etwa keine Erhebung der Kontaktdaten), sondern auch die subjektive Wahrnehmung der Anonymität vonseiten des Teilnehmers eine Rolle (Strassing, 2007). Üblicherweise wird ein expliziter Hinweis auf Datenschutz in die Instruktion am Anfang der Untersuchung inkludiert, um den Teilnehmern die Anonymität ihrer Angaben zu garantieren.

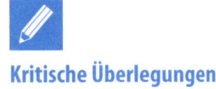
Kritische Überlegungen

Was wäre bei einer Fragebogenerhebung
- bei Personen, die über 70 Jahre alt sind,
- bei Personen, die zum Erhebungszeitpunkt unter Depression oder Angstzuständen leiden,
- bei Personen mit Migrationshintergrund
in Bezug auf die Zumutbarkeit zu beachten?

15.5 Ergebnisse durch den Einsatz von Fragebogen in der klinisch-psychologischen Forschung

Die Vorgabe eines Fragebogens ermöglicht noch keine Diagnosestellung!

Diagnosestellungen werden auf der Grundlage des „klinischen Urteils" eines erfahrenen Klinischen Psychologen gestellt. Selbstbeurteilungen von Personen liefern auf jeden Fall enorm wichtige Informationen über die subjektive Einschätzung des Einzelnen. Um die diagnostische Entscheidung zu ermöglichen, ist jedoch auch fundiertes klinisch-psychologisches Wissen notwendig. Die korrekte Vorgehensweise ist also, die mittels Selbstbeobachtung erhobenen Daten im Sinne eines Screenings für eine Diagnosestellung zu werten. Eine Ausdrucksweise, die auf die Erhebung des momentanen Zustands sowie den Screeningstatus verweist, hilft dabei, diesem Umstand Rechnung zu tragen und Hypothesen über Etikettierungstendenzen zu vermeiden.

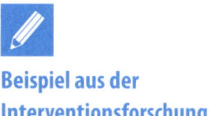

Beispiel aus der Interventionsforschung

Sie haben ein neues Interventionskonzept für Personen, die schon länger als ein Jahr arbeitslos sind, entwickelt und möchten nun sehen, ob Sie relevante Aspekte, wie z. B. die häufig traurige und gedrückte Stimmung Ihrer Interventionsgruppen, verringern konnten.

- Ist es für die Untersuchung notwendig, Depression zu klassifizieren, oder ist eine quantitative Beschreibung des Ausprägungsgrades ausreichend bzw. wünschenswerter?
- Ist eine Fragebogenuntersuchung die geeignetste Methode, um diese und andere Variablen, wie z. B. soziale Kompetenzen oder das Selbstkonzept, zu erfassen?

Die Qualität und Plausibilität der mittels Fragebogen erhobenen Daten sollte nach Beendigung der Erhebung unter Anwendung der in Kapitel 11 „Die Legende perfekter Daten" beschriebenen Methoden kontrolliert werden, bevor man mit einer statistischen Auswertung beginnt.

Die Antwort auf die Frage, ob die Verwendung von Fragebogen für eine bestimmte klinisch-psychologische Forschungsfrage geeignet ist, kann nicht global gegeben werden. Der Forscher sollte seine Vorgehensweise immer kritisch reflektieren und im Einzelfall abwägen. Die Fragebogen für eine Studie sollten unter Berücksichtigung des theoretischen Hintergrunds und der Gütekriterien sorgfältig ausgewählt werden. Besonders in der Arbeit mit belasteten Personen oder klinischen Stichproben ist der Forscher dazu angehalten, über den gesamten Studienverlauf hinweg auf Zumutbarkeit zu achten und Etikettierungstendenzen zu vermeiden.

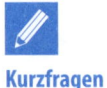

Kurzfragen

1 Wo kann man Informationen zu Fragebogen recherchieren?
2 Welche grundlegenden Fragen sind bei der Qualitätsbeurteilung von Fragebogen zu beachten?
3 Was muss bei der Durchführung einer Befragung in Bezug auf die Zumutbarkeit berücksichtigt werden?
4 Sind die aus Selbstbeurteilungsfragebogen gewonnenen Daten für eine Diagnosestellung hinreichend?

Literatur

Horn, R. (1986). *Alle wichtigen Tests zur Auswahl von Bewerbern*. München: Heyne.

Hornke, L. F. & Winterfeld, U. (Hrsg.). (2004). *Eignungsbeurteilungen auf dem Prüfstand: DIN 33430 zur Qualitätssicherung*. Heidelberg: Spektrum.

Kubinger, K. D. (2009). *Psychologische Diagnostik. Theorie und Praxis psychologischen Diagnostizierens*. Göttingen: Hogrefe.

Lienert, G. A. & Raatz, U. (1998). *Testaufbau und Testanalyse*. Weinheim: Psychologie Verlags Union.

Strassnig, B. (2007). *Subjective Anonymity in Online-Surveys*. Vortrag, 9. Tagung für General Online-Research (GOR 07), Leipzig, Deutschland.

Streiner, D. L. (1993). A checklist for evaluating the usefulness of rating scales. *Canadian Journal of Psychiatry, 38,* 140–148.

Streiner, D. L. (2003). Starting at the beginning: An introduction to coefficient alpha and internal consistency. *Journal of Personality Assessment, 80,* 99–103.

Taddicken, M. (2008). *Methodeneffekte bei Web-Befragungen*. Köln: Herbert von Halem-Verlag.

Testkuratorium der Föderation deutscher Psychologenverbände. (1986). Beschreibung der einzelnen Kriterien für die Testbeurteilung. *Diagnostica, 32*, 358–360.

Weise, G. (1975). *Psychologische Leistungstests*. Göttingen: Hogrefe.

Weiterführende Literatur

Kubinger, K. D. (2009). *Psychologische Diagnostik. Theorie und Praxis psychologischen Diagnostizierens*. Göttingen: Hogrefe.

Folgende Werke bieten eine Übersicht psychologisch-diagnostischer Verfahren mit unterschiedlichen inhaltlichen Schwerpunkten:

Bengel, J., Wirtz, M. & Zwingmann, C. (Hrsg.). (2008). *Diagnostische Verfahren in der Rehabilitation.* Göttingen: Hogrefe.

Brähler, E., Schumacher, J. & Strauß, B. (Hrsg.). (2003). *Diagnostische Verfahren in der Psychotherapie.* Göttingen: Hogrefe.

Kupfer, J., Schmidt, S. & Augustin, M. (Hrsg.). (2006). *Psychodiagnostische Verfahren für die Dermatologie.* Göttingen: Hogrefe.

Petermann, F. & Holling, H. (Hrsg.). (2000–2010). *Kompendien Psychologische Diagnostik.* (Bde. 1–13). Göttingen: Hogrefe.

Schumacher, J., Klaiberg, A. & Brähler, E. (Hrsg.). (2003). *Diagnostische Verfahren zu Lebensqualität und Wohlbefinden.* Göttingen: Hogrefe.

Strauß, B. & Schumacher, J. (Hrsg.). (2005). *Klinische Interviews und Ratingskalen.* Göttingen: Hogrefe.

Westhoff, G. (1993). *Handbuch psychosozialer Messinstrumente. Ein Kompendium für epidemiologische und klinische Forschung zu chronischer Krankheit.* Göttingen: Hogrefe.

16 Gestaltung von Onlinefragebogen

Oswald D. Kothgassner, Anna Felnhofer, Doris Weber & Birgit U. Stetina

Im Bereich sozialwissenschaftlicher und sozialpsychologischer Forschung sind Onlineuntersuchungen bereits seit über zehn Jahren etabliert. Die Anzahl klinischer Studien über das Medium Internet wird aber immer größer. Der Nutzen dieser Erhebungsmethode für klinische Studien geht dabei weit über die bisher oft zitierten Vorteile von Onlinestudien hinaus (z. B. Reips, 2002). Im Bereich klinischer Studien geht es etwa auch darum, verschiedene Populationen zu erreichen, die offline nicht oder nur schwer erreichbar sind oder verstärkt nur über das Internet kommunizieren beziehungsweise aus verschiedenen Gründen unerkannt bleiben wollen (Joinson, 1999; Rhodes, Bowie & Hergenrather, 2003). Zu diesen Gruppen von Personen zählen auch die *hidden populations*, also Personengruppen, die vermehrt nur über das Internet erreichbar sind und auch nur über dieses offen kommunizieren. Personen mit spezifischen Störungsbildern (z. B. soziale Phobien), Personen mit devianten Verhaltensweisen oder Drogenkonsumenten sind vorrangig in großer Zahl nur über das Internet zu erreichen. Zudem ist auch die Möglichkeit, das Internet als Plattform für Kommunikation und Intervention zu verwenden, eine für die Klinische Psychologie attraktive und niederschwellige Methode, um eine flächendeckende Versorgung zu gewährleisten. Die Evaluation dieser Maßnahmen sowie auch die Erfassung von relevanten (klinisch-)psychologischen Konstrukten in diesem Zusammenhang eröffnen neben der Erreichung von speziellen Personengruppen einen großen Einsatzbereich für klinisch-psychologische Onlinefragebogen. Weiterführend sei hier auf das Herausgeberwerk „Gesundheit und Neue Medien" verwiesen (Stetina & Kryspin-Exner, 2009).

16.1 Einführung in Onlineuntersuchungen

Onlinefragebogen (auch Online Surveys) unterliegen denselben testtheoretischen Bestimmungen wie klassische Tests (z. B. Gütekriterien, Qualitätssicherung, ethische Überlegungen etc.). Die Übertragung von Normen oder Gütekriterien von Offline- auf Onlineverfahren ist jedoch genauso wenig zulässig wie die Übertragung von Computertests im Labor auf Onlinetests, die „im Feld" stattfinden (diesbezüglich sei auf Kap. 15 verwiesen).

16.1.1 Vorteile und Nachteile

Vorteile einer Onlinebefragung sind neben dem ressourcenschonenden Einsatz auch die stärkere Offenheit der Probanden, adäquatere und reflektiertere Antworten und die zusätzliche Erhebung nichtreaktiver Daten (d. h. Paradaten) sowie die bereits erwähnte Erreichbarkeit von spezifischen Gruppen. Ein bereits der Computerdiagnostik zugeordneter Vorteil ist auch die Möglichkeit, adaptive Tests zu entwickeln und vorzugeben oder zumindest die Fragen adaptiv (im Sinne von flexibel) zu gestalten. Weiters können Onlinebefragungen dazu beitragen, Testleitereffekte zu vermeiden und objektivere Testvorgaben zu implementieren (vgl. Hewson, 2007; Reips, 2002; Rhodes et al., 2003). Joinson (1999) hat zudem festgestellt, dass sozial erwünschte Antworten in Onlinestudien seltener vorkommen als in herkömmlichen Studien.

Paradaten

Paradaten sind Daten, die nebenbei in Onlineuntersuchungen erhoben werden. Sie ergänzen die eigentlichen Daten und sind nonreaktiv. Als Beispiel ist die Aufzeichnung von Mausbewegungen, aber auch die Analyse von Bildschirmeinstellungen oder der zur Beantwortung benötigten Zeit etc. zu erwähnen.

Als Nachteile werden sehr oft mangelnde Repräsentativität und hohe Drop-out-Raten erwähnt, die zu einer schwachen Datenqualität führen. Dem muss entgegengehalten werden, dass es bereits Methoden und Möglichkeiten zur Reduzierung von Drop-outs gibt und dass Repräsentativität in erster Linie vom Recruiting abhängt (siehe unten). Ein weiterer negativer Aspekt wären die mangelnden Möglichkeiten des Testleiters, zu intervenieren, daher sollte jede Onlineuntersuchung im Vorfeld kritisch auf diesen Aspekt hin reflektiert werden. Viele der früher oft angeführten Probleme, wie der Coverage-Bias (nicht alle Personen sind Internetnutzer, somit können diese Personen nicht über das Internet erreicht werden), sind heute aus differenzierten Blickwinkeln zu sehen. So haben immer mehr Personen in den westlichen Ländern einen Internetzugang, es gibt kaum Personen, die sich dem Medium komplett verschließen können. Nonresponse- und Measurement-Errors sind zu vermeiden, wenn dementsprechend Maßnahmen dagegen ergriffen werden, wie etwa ein einheitliches, schlichtes und selbsterklärendes Design (Usability) und minimale Anforderungen an Systeme.

16.1.2 Recruiting

Prinzipiell können zwei Arten der Rekrutierung unterschieden werden. *Aktives Rekrutieren* ist zum einen aufwendig, da die Personen direkt angesprochen werden (z. B. via E-Mail), zum anderen kann die Repräsentativität der Stichprobe durch gezielte Stichprobenauswahl (z. B. nach einer Quote) erhöht werden. Beim *passiven Rekrutieren* wird es dem Teilnehmer überlassen, auf die Studie aufmerksam zu werden. Birnbaum (2004) stellt einige Rekrutierungsstrategien zusammen, welche für Onlineuntersuchungen geeignet sind.

Erweiterte Liste an Rekrutierungsstrategien, adaptiert nach Birnbaum (2004)

- **Persönliche Kontaktaufnahme** durch E-Mails, Newsgroups, Foren, Briefpost oder mündlich
- **Link-Rekrutierung** über Posten eines Links auf diversen Internetseiten: Probleme mit Kontrolle der Personen und Probleme durch ungewollten Zulauf
- **Rekrutierung mit Intercepts** (z. B. Pop-ups): kann Probleme mit Software (z. B. Pop-up-Blockern) verursachen und auch eher als „lästige Werbung" wahrgenommen werden
- **Rekrutierung über Bannerwerbung:** kann eine Verwechslung mit kommerzieller Werbung nach sich ziehen
- **Rekrutierung über Schneeballsysteme oder Gruppensysteme,** bei denen Personengruppen angeschrieben und gebeten werden, den Link weiterzuschicken: Dies könnte Probleme mit der Stichprobenzusammensetzung mit sich bringen, wenn nicht mehrere heterogene Gruppen angeschrieben werden bzw. eine sehr heterogene oder repräsentative Stichprobe erreicht werden soll.
- **Rekrutierung über Panels:** Diese können Probleme mit der Stichprobenzusammensetzung verursachen und es könnte systematische Verzerrungen durch Störvariablen (z. B. Selbstdarstellung, Testübung, Incentive-orientierte Teilnehmer) geben.
- **Rekrutierung über Suchmaschinen,** indem die Onlinefragebogen mit Begriffen versehen werden, die in den Suchmaschinen aufgenommen werden.

Interest-Group-Strategy

Eine besondere Form der Rekrutierung ist in einem zusätzlichen Kapitel online beschrieben. Die Interest-Group-Strategy versucht gezielt, möglichst heterogene oder homogene Gruppen mittels Gruppen in Social Networks für das Sample zu rekrutieren. Mehr darüber ist auf UTB-mehr-wissen.de nachzulesen.

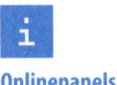

Onlinepanels

Ein Onlinepanel ist eine Ansammlung von in einer Plattform registrierten Personen, die sich bereit erklärt haben, wiederholt an Onlinestudien teilzunehmen. Dabei können Forscher nach soziodemografischen Daten verschiedene Personen auswählen, die an der Onlinestudie teilnehmen sollen. Die ökonomische Nutzung und kurzen Umsetzungszeiten sind Vorteile der Panels. Jedoch kommt es durch eine starke Selbstselektion der Teilnehmer im Panel zu Problemen der Repräsentativität und auch zu einer unkontrollierbaren Miterfassung vieler Störvariablen (z. B. Selbstdarstellungsbedürfnis). Der Paneleffekt (Bewusstheit über Manipulation, veränderte Erwartungshaltung nach vielen Tests, Testübung) stellt neben dem regelmäßigen Warten und Aufrechterhalten der Panels ebenfalls ein großes Problem dar.

16.1.3 Arten der Erhebung

Kommunikation über das Internet kann auf zwei Arten erfolgen: synchron und asynchron. Synchron ist die Möglichkeit eines direkten Kontaktes gegeben, asynchron nicht. Asynchron sind etwa Befragungen oder E-Mail-Verkehr; Chats oder Video-Streams sind hingegen als synchron zu bezeichnen. Eine andere Einteilung neben direkter und indirekter Kommunikation ist die Einteilung nach der Rolle des Teilnehmers in einer Untersuchung. Die Erhebungsverfahren im Internet können eingeteilt werden in reaktive und nonreaktive Verfahren. Zur ersten Gruppe gehören Onlinebefragungen (über E-Mail oder als Onlinefragebogen), Onlineinterviews (über Video, Text-Chat) und Web-Experimente. Nonreaktive Verfahren beinhalten Beobachtungen von textbasierten Medien (Chat, Foren etc.) sowie von virtuellen Simulationen (z. B. MMOs), aber auch die Analyse von Onlineinhalten und Serveraktivitäten (vgl. Hewson, 2007).

16.1.4 Bestandteile von Onlinefragebogen

Onlinefragebogen bestehen in der Regel aus mehreren Elementen. Damit man einen Fragebogen online stellen kann, benötigt man zunächst einen Webspace. Die Gestaltung eines Fragebogens kann mittels eigener HTML-Programmierung mit JAVA-Script oder PHP-Elementen oder aber auch mittels eines Tools (z. B. LimeSurvey®) erfolgen. Im Hintergrund werden die Daten an eine zuvor angebundene Datenbank (z. B. mittels MySQL) gesendet und gespeichert. Eine Speicherung kann durch einen Befehl, der durch das Betätigen eines Buttons (z. B. „Absenden" oder „Weiter") ausgelöst wird, oder erst am Ende des Fragebogens durch Aufruf der letzten Seite erfolgen. Darüber hinaus wird eine Zwischenspeicherung empfohlen (z. B. seitenweise durch Betätigung eines „Weiter"-Buttons). Auswahlboxen, welche Mehrfachantworten erlauben, nennt man Checkboxen. Diese Checkboxen müssen so angelegt sein, dass sie in verschiedene Variablen der Datenbank einen Wert schreiben. Radiobuttons ermöglichen keine Mehrfachauswahl, sondern erfordern eine Entscheidung (z. B. bei Ratingskalen 1–5; es wäre nicht sinnvoll, 1 und 5 angeben zu können). Der angegebene Wert wird in eine Variable gespeichert, dabei ist für jeden Radiobutton der Wert auf der Skala anzugeben, den er repräsentiert (d. h. Vorsicht, wenn es bei Fragebogen zu Umkodierungen kommt!). Zudem gibt es noch die Möglichkeit von VAS (visuellen Analogskalen) und offenen Antwortfeldern, die hier jedoch aus Platzgründen nicht genauer erörtert werden können.

zB

Buttons

Checkbox: In die Variable „Student" bei angeklickter Checkbox muss Wert „1" für „Ja" eingegeben werden, genauso wie in die gleichzeitig angeklickte Variable „Abitur" der Wert „1" eingegeben werden muss. In allen anderen Variablen muss der Wert „0" für „Nein" eingegeben sein, wenn nicht ausgewählt.

Radiobutton: In der Variablen „Item 1" wird der Button „4" angeklickt, d. h., in Variable „Item 1" muss der Wert „4" vergeben werden.

16.2 Ethische Stolpersteine psychologischer Onlineforschung

Indem das Onlinemedium grundlegende Aspekte menschlicher Existenz wie beispielsweise die Sprache, Identität und räumliche sowie zeitliche Orientierung transformiert, trägt es dazu bei, dass sowohl die Reichweite als auch die Gültigkeit bestehender ethischer Richtlinien für herkömmliche Offlineforschung im Onlinekontext hinterfragt werden müssen (Capurro & Pingel, 2002). Allein die Tatsache, dass virtuelle Identitäten zumeist nicht auf deren Offline-Counterparts zurückzuführen sind und sich Forscher daher selten sicher sein können, ob diejenige Person, die an einer Onlinestudie teilnimmt, ein Mann, eine Frau, ein Kind, ein Jugendlicher, blond, brünett, groß oder klein ist, hat zahlreiche ethische Konsequenzen, die über die Grenze traditioneller Face-to-Face-Forschung hinausreichen (Ess, 2007).

Kürzlich initiierte Bemühungen, darunter diejenigen der AoIR (Association of Internet Researchers), greifen diesen Mangel an ethischen Richtlinien auf und erstellen entsprechende Empfehlungen für eine ethisch korrekte Durchführung wissenschaftlicher Forschung im Internet (AoIR, 2002). Auch der Arbeitskreis Deutscher Markt- und Sozialforschungsinstitute (2001) nennt Standards zur Qualitätssicherung für Onlinebefragungen, die eine erste ethische Orientierung für im Internet forschende Psychologen bieten.

- Informed Consent („Einwilligung nach Aufklärung") und „Debriefing"
- Kosten und Nutzen der Teilnahme
- Datenschutz
- Vertraulichkeit und Privatsphäre
- Anonymität und Publikation von Ergebnissen

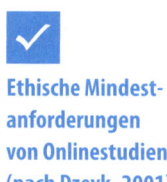

**Ethische Mindest-
anforderungen
von Onlinestudien
(nach Dzeyk, 2001)**

Ein Charakteristikum ethischer Argumentationsmuster ist es, dass sich diese selten in Form allgemeingültiger Sätze formulieren lassen, sondern stets in Bezug auf eine spezielle Situation und einen bestimmten Umstand zu reflektieren sind (Ess, 2007). Daher sollen, bevor die oben angeführten ethischen Aspekte genauer betrachtet werden, zunächst fundamentale Fragen nach der Art des Forschungsunterfangens sowie der diesem inhärent zugrunde liegenden Prämissen geklärt werden.

16.2.1 Wo und wie findet die Untersuchung statt?

Onlineuntersuchungsmethoden lassen sich, ähnlich traditioneller psychologischer Forschungsmethoden, in zwei Bereiche unterteilen: Beobachtung und Befragung. Zu Ersterer zählt die synchrone Beobachtung von (sprachlich vermitteltem) Verhalten in Chatforen, MUDs (Multi User Dungeons; heute besser bekannt als MMOs: Massively Multiplayer Online-Games) und die asynchrone Aufzeichnung von Kommunikationsprozessen via Logfiles, Cookies etc. (Dzeyk, 2001). Die Befragung hingegen umfasst zum einen den Einsatz von digitalisierten Fragebogen und zum anderen das Onlineinterview, welches entweder synchron in Chatrooms oder asynchron per E-Mail durchgeführt werden kann (Hewson, 2007). All diese Herangehensweisen stellen unterschiedliche Anforderungen sowohl an die Teilnehmer als auch an die Untersuchungsleiter und ziehen folglich ein unterschiedlich großes Potenzial an Nutzen und Risiken sowie variierende ethische Fragestellungen nach sich. In ihrer Übersicht zu oben genannten Methoden und deren möglichen ethischen Problembereichen verdeutlicht Dzeyk (2001) beispielsweise, dass bei Onlinebefragungen ein Informed Consent („Einwilligung nach Aufklärung") mit den Teilnehmern zwingend durchgeführt werden muss, während dies z. B. bei der Beobachtung des Chatverhaltens in einem öffentlich zugänglichen Forum nicht immer der Fall ist. Eine Anonymisierung der Untersuchungsteilnehmer sowie der Schutz der erhobenen Daten hingegen muss bei all den genannten Verfahren sichergestellt sein. Im Folgenden soll in Übereinstimmung mit dem

Schwerpunkt dieses Kapitels die Methode der Onlinebefragung mittels Fragebogen den Kern ethischer Überlegungen bilden.

16.2.2 Informed Consent

Um dem ethischen Grundprinzip des Respekts vor der Autonomie einer Person gerecht zu werden, sollte auch in einem Onlinesetting ein Informed Consent eingeholt werden (Holmes, 2009). Da es jedoch aufgrund der mangelnden Interaktion zwischen Versuchsleiter und Teilnehmer meist unmöglich ist, festzustellen, ob die dargebotene Information gelesen und verstanden wurde, und außerdem eine rechtlich bindende elektronische Unterschrift problematisch ist, sind mehrere Arten der Einholung abzuwägen: ein Button, den der Teilnehmer betätigen kann, wenn er die Information gelesen hat, oder die Aufforderung an den Teilnehmer, die erhaltene Information zu paraphrasieren, bzw. die Möglichkeit, mit dem Versuchsleiter etwaige Fragen zum Versuchsdesign in einem Chatforum zu klären (Mathy, Kerr & Haydin, 2003). Beim Einsatz von Täuschung ist darauf zu achten, dass Probanden zum frühestmöglichen Zeitpunkt darüber aufgeklärt werden, auch diejenigen, die frühzeitig die Studie abbrechen. Nosek Banaji und Greenwald (2002) führen mehrere Wege an, auf denen trotz der mangelnden Face-to-Face-Interaktion das Debriefing, d. h. die Aufklärung über eine stattgefundene Täuschung, erreicht werden kann, darunter die Option der Benachrichtigung via E-Mail.

16.2.3 Kosten und Nutzen der Teilnahme

Zweifelsohne zählt zu den Vorteilen der Onlineforschung die Überwindung geografischer, physikalischer und zeitlicher Barrieren, welche es Personen, die aufgrund ihres Wohnsitzes oder beispielsweise wegen einer körperlichen Einschränkung von einem Forschungsvorhaben ausgeschlossen wären, ermöglicht, dennoch teilzunehmen. Des Weiteren fällt es Personen leichter, sich in einem virtuellen Raum zu öffnen und private sowie intime Details zu enthüllen. Auch besteht eine – verglichen mit traditionellen Forschungssettings – ungleich größere Freiheit, die Teilnahme jederzeit zu beenden, was – bedenkt man den mitunter starken Druck in Face-to-Face-Situationen – keineswegs einen trivialen Vorteil konstituiert (Kraut, Olson, Banaji, Bruckman, Cohen & Couper, 2004). Zu den Gefahrenquellen hingegen zählt Holmes (2009) vor allem zwei Umstände: das Evozieren von Emotionen bei den Teilnehmern und die Verletzung der Vertraulichkeit. Ersteres ist nicht an sich ein Risiko, sondern wird erst durch die mangelnde Möglichkeit zur Interaktion zwischen Versuchsleiter und Teilnehmer zu einem Problem. Der Forscher kann die Reaktion des Teilnehmers auf seine Fragen nicht wahrnehmen und folglich nicht entsprechend (beispielsweise mit der Weiterempfehlung an einen Kollegen) darauf reagieren. Auf das zweite Risiko, die Verletzung der Vertraulichkeit, soll in Kapitel 16.2.4 näher eingegangen werden.

16.2.4 Datenschutz

Um in einem Onlinesetting Datenschutzverletzungen zu vermeiden, empfiehlt es sich, die Webseite, auf der sich ein Onlinefragebogen befindet, zu verschlüsseln, weitestgehend technisch zu sichern und alle auf die Identität der Probanden hinweisenden Angaben zu anonymisieren. Dies stellt nicht nur ein datenschutzrechtlich konformes Vorgehen dar; die transparente Darstellung der Bedingungen, unter welchen eine Studie durchgeführt wird, trägt ferner zu einer vertrauensvollen Beziehungsbasis zwischen dem Versuchsleiter und seinen Probanden bei (Mathy, Kerr & Haydin, 2003).

16.2.5 Vertraulichkeit und Privatsphäre

Die Möglichkeit, sowohl die Vertraulichkeit zu wahren als auch die Privatsphäre der Teilnehmer zu schützen, ist untrennbar an die Beantwortung der Frage gebunden, ob das Internet als öffentlicher oder als privater Raum anzusehen ist. Diese sehr kontroversiell diskutierte Frage beantwortet Elgesem (2002) damit, dass eine Verletzung der Vertraulichkeit dann stattfindet, wenn persönliche Information in einer Art und Weise verbreitet oder verwendet wird, die mit der Erwartung des Teilnehmers im Konflikt steht. So wird die Erwartung an einen vertraulichen Umgang mit Daten beispielweise in geschlossenen Chatgruppen, die eine Registrierung ihrer Gruppenmitglieder erfordern, höher sein als bei einer Teilnahme an einer offenen Diskussionsgruppe.

16.2.6 Anonymität und Publikation von Ergebnissen

Um die Anonymität der Teilnehmer einer Onlinebefragung zu gewährleisten, sind bei der Publikation von Ergebnissen alle auf die Identität der Person hinweisenden Daten (Name, Geburtsdatum, Nicknames etc.) zu anonymisieren. Im Gegensatz zur Offlineforschung birgt dies jedoch das Risiko, dass die virtuelle Identität der betreffenden Person beispielsweise mittels Suchmaschinen im Internet dennoch zurückverfolgt werden kann. Dieses Faktum ist sowohl im Informed Consent für die Teilnehmer als auch in der Handhabe der Daten im Zuge der Analyse und Publikation zu berücksichtigen (Ess, 2007).

Abschließend sollen die oben ausformulierten ethischen Aspekte von Onlineforschung zu einer ethischen Checkliste für den Einsatz von Onlinefragebogen (siehe UTB-mehr-wissen.de) zusammengeführt und übersichtlich dargestellt werden, sodass sich künftig im Internet forschende Psychologen einen raschen Überblick über die Eckpfeiler ethischen Forschens verschaffen und ihre Studie dementsprechend ausrichten können. Für eine vertiefende Lektüre sei auf die oben erwähnten Richtlinien der AoIR (2002) und die ethischen Standards des Arbeitskreises Deutscher Markt- und Sozialforschungsinstitute (2001) verwiesen.

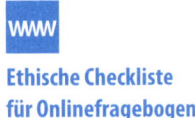

Ethische Checkliste für Onlinefragebogen

Eine vollständige ethische Checkliste für Onlinefragebogen finden Sie unter UTB-mehr-wissen.de.

16.3 Verringerung von Drop-outs

Einer der methodisch gravierenden Unterschiede zwischen Onlinefragebogen und herkömmlichen Papier-Bleistift-Fragebogen oder auch Computerfragebogen im Labor des Forschers ist, dass der Teilnehmer jederzeit den Browser schließen und die Testung abbrechen kann. Was wir also oben noch als Vorteil angeführt haben (Anonymität), kann sich jederzeit ins Gegenteil verkehren. Personen fühlen sich unauffindbar und anonym, was in Untersuchungen vor Ort in dieser Form nicht gegeben ist. Es ist wesentlich unangenehmer, während einer Offlinetestung dem Testleiter persönlich zu sagen, dass der Fragebogen oder die Untersuchung zu lang, zu unverständlich oder zu langweilig ist. Tatsächlich verweisen Studien darauf, dass die Drop-out-Rate in Onlinestudien sehr wohl um einiges höher ist als in herkömmlichen Offlinestudien (z. B. Fricker, Galesic, Tourangeau & Yan, 2005). Onlinefragebogen sollten daher dementsprechend attraktiv gestaltet werden, nicht zu lang sein und keine demotivierenden Pausen (z. B. Ladephasen) beinhalten (vgl. Frick, Bächtinger & Reips, 2001; Reips, 2002). Techniken wie die *high hurdle technique* (z. B. Reips, 2002) fokussieren hierbei auf eine Verringerung dieser Drop-outs durch verschiedene Maßnahmen. Diese Technik hat den Vorteil, dass jene Personen in Studien ausselektiert werden, welche die Studie nicht ernst nehmen oder aber die Studie sowieso abbrechen würden. Der große Nachteil dabei ist, dass sie auch viele der Personen ausselektiert, welche die Studie zu Ende führen würden.

Diese Technik dient der Reduzierung von Drop-outs während der eigentlichen Onlineuntersuchung und kann auf Onlinefragebogen wie auch auf Webexperimente angewendet werden. Am Ende sollen nur Personen teilnehmen, die tatsächlich genügend (internal) motiviert sind, um die Untersuchung abzuschließen.

Die *high hurdle technique* weist verschiedene Komponenten auf, wie etwa Vertrauenswürdigkeit oder den Verweis, dass die Wissenschaft an guten Daten interessiert ist. Weitere Komponenten sind die Personalisierung (z. B. sollen Teilnehmer dem Forscher Kontaktdaten zur Verfügung stellen) – es soll auch die Vorstellung erzeugt werden, dass die Teilnehmer vom Forschenden nachverfolgt werden können (z. B. über ihre IP-Adresse) – und auch die Angabe der Dauer der Untersuchung. Sensible Informationen (z. B. über die finanzielle Situation, die sexuelle Orientierung etc.) sowie Systemvoraussetzungen (z. B. Software) und Kompatibilität sollen im Vorhinein angekündigt werden. Eine weitere Komponente ist die Strapazierung der Geduld des Teilnehmers durch zuerst hohe (später sukzessiv niedriger werdende) Ladezeiten und lange Texte und Fragenkataloge.

Der Einsatz dieser Technik ist jedoch problematisch, denn viele motivierte Teilnehmer werden dadurch abgeschreckt. Die reflektierte Anwendung einzelner Komponenten kann aber dennoch zu guten Ergebnissen führen (siehe dazu auch Stieger, Reips & Voracek, 2007).

i

High hurdle technique
(vgl. Reips, 2002)

Ergebnisse von Frick et al. (2001) zeigen, dass sowohl finanzielle Entschädigungen (finanzielle Incentives) wie auch die Position der demografischen Daten, die im Fragebogen erfragt werden, einen Einfluss auf Drop-outs haben. Tatsächlich scheinen am Beginn vorgegebene demografische Daten vollständiger beantwortet zu werden als am Ende des Fragebogens. Ein weiter Punkt, der im Zusammenhang mit Drop-outs oft erwähnt wird, sind sogenannte erzwungene Antworten *(forced entry)*. Hier müssen Antworten gegeben werden, die den Nachteil haben, dass der Teilnehmer willkürlich eine Antwort gibt oder aber auch demotiviert und schließlich frustriert wird. *Forced entry* kann nicht nur demotivieren, sondern auch starke Reaktanz beim Teilnehmer erzeugen und somit entweder die Antworten verfälschen oder zum Abbruch führen. Dennoch könnte die Methode der *forced entry* für die Vermeidung hoher Drop-outs im Sinne der *high hurdle technique* zum

Einsatz kommen, wenn diese Pflichtangaben bereits am Beginn der Studie implementiert werden (Stieger, Reips & Voracek, 2007). Die Verringerung von hohen Drop-outs während der Testung und die Selektion von Personen mit niederer Motivation können ebenfalls zu einer Verbesserung der Datenqualität führen. Weitere Faktoren, die eine bessere Datenqualität und gleichzeitig niedrigere Drop-outs versprechen, sind die Benutzerfreundlichkeit der Untersuchung (Usability), die Zugänglichkeit (Accessability) sowie auch die bereits mehrfach angesprochene Motivation des Probanden.

16.4 Erhöhung von Usability und Motivation

Um die Motivation zu stärken, gibt es in der Literatur zahlreiche Herangehensweisen. Aus obigen Überlegungen zur Vermeidung von Drop-outs während der Untersuchung sind hier wesentliche Punkte angeführt, welche darauf fokussieren, bessere Datenqualität und Rücklaufquoten über die Schaffung von positiven Anreizen für Personen mit hoher internaler Motivation und voluntären Motiven an der Teilnahme zu erzielen. Anreize für die Teilnahme nach Theobald (2000) können (1) die attraktive Gestaltung, (2) das Interesse an der Thematik, (3) das Mitteilungsbedürfnis, (4) die Anonymität und (5) monetäre und nichtmonetäre Incentives sein. Die meisten dieser Informationen sollte der Teilnehmer bereits auf der ersten Seite oder im Recruitingprozess erhalten. Deswegen scheint es wesentlich, die wichtigsten Informationen kurz, aber attraktiv zusammenzufassen. Incentives sollen so angepriesen sein, dass sie zur Teilnahme motivieren, und die Gestaltung des Hintergrunds soll attraktiv, jedoch schlicht bzw. zielgruppenangepasst erfolgen. Außerdem ist es wesentlich, kritische Inhalte, Situationen und Informationen im Vorhinein kritisch zu reflektieren.

16.4.1 Informationen

Die Informationen am Beginn jeder Onlineuntersuchung sind wesentlich für die weitere Motivation der Teilnehmer. Informationen können motivierende, aber auch kritische Inhalte transportieren. Deswegen sollte für jede Studie neu kritisch reflektiert werden, welche Informationen für die entsprechende Studie relevant sind und welche weniger.

1 zielgruppenorientierte Begrüßung und Anrede
2 Thema der Untersuchung nennen und erklären
3 Zusicherung der Anonymität ohne widersprüchliche Information
4 Verweis auf die Verwendung der Daten
5 durchführende Institution nennen
6 Kontaktmöglichkeit oder -person angeben
7 Klärung, was bei Abbruch geschieht
8 Angabe der voraussichtlichen Dauer
9 Angabe der Dauer in einem Zeitraum
10 Bitte, ehrlich zu antworten
11 Versicherung, dass es keine „richtigen" und „falschen" Antworten gibt
12 Bitte, nur einmalig an dieser Studie teilzunehmen
13 Dank für die Teilnahme/Verweis auf die Wichtigkeit der Teilnahme

Wesentliche Information

Eine der wichtigsten Informationen für einen Teilnehmer ist die klare und ohne Widersprüche versehene Zusicherung der Anonymität. Falls Daten an Dritte weitergeleitet werden müssen, z. B. zur statistischen Auswertung, muss dies den teilnehmenden Personen mitgeteilt und die Verschwiegenheitsverpflichtung des dritten Partners als getrennt aufscheinendes Statement angeführt werden. In diesem Zusammenhang ist auch die Verwendung der Daten bereits am Beginn anzuführen. Die Frage, ob die Daten wissenschaftlichen oder kommerziellen Zwecken dienen, muss von Beginn an geklärt sein. Zudem ist dem Teilnehmer mitzuteilen, was mit den Daten bei einem Abbruch geschieht. Werden die Daten, die bis zum Abbruch gespeichert wurden, wieder gelöscht oder bleiben sie auf dem Server gespeichert? Ebenfalls wesentlich ist die Angabe von Kontaktdaten zu dem oder den Forschern sowie die Präsentation der Institution in einer bestimmten Art und Weise (z. B. durch das Logo).

Die Angabe persönlicher Daten kann – speziell bei sensiblen Themen – zu ernsthaften Problemen führen. Es kann dabei sowohl zu Bedrohungen, Angriffen und auch mannigfachen Hilferufen kommen, die der Testleiter nicht mehr bewältigen kann. Die Lösung des Problems kann durch die Angabe der Institution und einer anonymisierten Kontakt-E-Mail-Adresse (z. B. sozialphobie-studie@univie.ac.at) erfolgen.

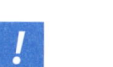

Eigene Personendaten

Die Nennung des Untersuchungsthemas und die Erklärung desselben ist ein wesentlicher Punkt, wenn auch nicht immer möglich. Falls das

Design der Studie es nicht erlaubt, das Untersuchungsthema vorab preiszugeben, kommt es zu einer kritischen Situation. Diese Situation kann jedoch gelöst werden, indem der Teilnehmer eine Zusage für die Desillusionierung am Ende der Studie erhält. Weiters kann zu Beginn darauf verwiesen werden, dass es am Ende zu einer genaueren Erklärung der Studie kommt, was auch als mögliches Incentive eingesetzt werden kann.

Eine weitere wesentliche motivationale Komponente ist die der aufzubringenden Zeit. Die Angabe der Zeit kann insofern als motivationssteigernde Komponente gesehen werden, als dass das Wegbleiben der Zeitangabe zu Unsicherheit und hohen Drop-outs führen kann. Die Angabe der Zeit sollte aufgrund starker inter- und intraindividueller Unterschiede in Form einer Zeitspanne angegeben werden.

Zeitangaben als Zeitspanne

Die Angabe einer Zeitspanne (z.B. 15–20 Minuten) statt einer statischen Zeitangabe (z.B. 15 Minuten) ist insofern sinnvoll, da es zum einen zwischen den unterschiedlichen Teilnehmern zu Unterschieden in der Bearbeitungsdauer kommen kann und zum anderen ein und dieselbe Person in verschiedenen Situationen mehr oder weniger Zeit benötigen könnte. Zum Beispiel füllen ältere Personen einen Fragebogen langsamer aus als jüngere oder auch ein und dieselbe Person kann aufgrund verschiedener Aufmerksamkeitsstadien (z.B. Ermüdung vs. Aktivierung) starke Unterschiede zeigen.

Große Zeitspannen

Zu große Zeitabstände (z.B. 20–50 Minuten) sind nicht förderlich, sondern könnten sogar demotivierend wirken. Zeitangaben sind in einer angemessenen Zeitspanne (z.B. 5–10 Minuten) anzugeben.

Zielgruppenorientierung

Eine an der Zielgruppe orientierte Begrüßung und auch Anrede wirken beim Einstiegstext als eine beziehungsfördernde Maßnahme zwischen Teilnehmern und der – für die Teilnehmer – (fiktiven) Person hinter dem Fragebogen. Im Regelfall soll nicht nur bei Anrede, Begrüßung und auch Design eine Zielgruppenorientierung erfolgen, sondern die gesamte Studie soll diesbezüglich kritisch reflektiert werden. Als Beispiel: Ist ein Ausflug nach Disneyland für erwachsene Personen mit Sozialphobie als Incentive geeignet?

16.4.2 Incentives

Incentives

Incentives sind Belohnungen oder Entschädigungen, die eine Teilnahme an einer Studie honorieren. Es kann zwischen monetären und nonmonetären Incentives unterschieden werden.

Incentives werden immer wieder als motivierende Elemente gehandelt (vgl. Reips, 2002; Göritz, 2006), können aber wie an obigem Disneyland-Beispiel sichtbar auch demotivierend oder stichprobenverzerrend wirken, manchmal auch schlichtweg gar keine Wirkung haben. Ein Incentive kann durch seine Eigenschaft als externale Belohnung die internale Motivation der Teilnehmer korrumpieren (O'Neil & Penrod, 2001), was ebenfalls dem eigentlichen Zweck entgegenläuft. Incentives können zudem zu vielen Ausschlüssen (z. B. „sich durchklicken" endet in Erkennung von Antworttendenzen, Ausschluss nach Plausibilitätskontrolle etc.) und Verfälschungen von Datensätzen führen und somit die Datenqualität mindern.

Durch die falsche Auswahl an nonmonetären Incentives können – wie oben erwähnt – vielfach nur spezielle Stichproben abgedeckt werden, was nur dann zielführend ist, wenn genau diese Stichprobe untersucht werden soll. Dennoch muss den Incentives zugutegehalten werden, dass Personen, welche die Untersuchung beginnen, diese tatsächlich eher beenden (Göritz, 2006).

16.4.3 Gestaltung

Die von Reips (2002) angeführte Komponente der seriösen, aber attraktiven Präsentation kann durch ein an die Zielgruppen orientiertes Farb- und Textdesign sowie klare Strukturierung und geringe technische Anforderungen wie auch das Verweisen auf die durchführende Institution (z. B. Logo, Verweise auf Adresse, Homepage etc.) umgesetzt werden.

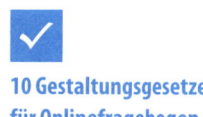

10 Gestaltungsgesetze für Onlinefragebogen

1 Schrift und Farbe optimieren (z. B. ruhige Farben, serifenlose Schrift)
2 Sicherstellung, dass der gesamte Text im Fenster sichtbar ist
3 klare Sprache, kurze Sätze und Absätze
4 seriöse Präsentation
5 kurze Ladezeiten, keine Pop-ups, keine multiplen Frames
6 Kompatibilität für verschiedene Browser

7   Status-Feedback und Fortschrittsbalken (z. B. grafisch und/oder als Prozentzahl)

8   klarer Vermerk zur Studie oder Befragung

9   Hervorheben wichtiger Informationen (z. B. Fett oder Farbe)

10 zielgruppenspezifisches Design

16.4.4 Erhöhung der Benutzerfreundlichkeit

Nielsen (2005) stellt zur Evaluation der Usability 10 Punkte vor, welche auch bei der Verwendung von Onlinefragebogen berücksichtigt werden können:

Nielsens Usability-Ten (2005)

1   Vermittlung des Fortschrittsstatus (z. B. mit Fortschrittsbalken)

2   Anpassung an die Userumwelt (bezüglich Sprache, logische Abfolgen)

3   Userkontrolle und Userfreiheiten (z. B. Klarheit über Konsequenzen eines Abbruchs)

4   Konsistenz und Standards (z. B. gleiche Ausdrücke in einer Instruktion für ein und dasselbe Objekt verwenden; klare Regeln bei Bedienung)

5   Fehlerprävention

6   Gedächtnisauslastung minimieren (Wiedererkennen statt Reproduzieren)

7   Flexibilität (z. B. User können auch nebenbei andere Aktionen setzen)

8   ästhetisches und einfaches Design

9   Userhilfe und Verständnis bei Fehlern und Anbieten von möglichen Lösungen (z. B. Fehlernachricht als Text statt als Code)

10 Dokumentation und Hilfe (z. B. Bereitstellung von Hilfebuttons und Dokumentation der Aktionen)

16.4.5 Vermeidung kritischer Inhalte, Situationen und Informationen

Kritische Inhalte, Situationen und Informationen

- Verschleierung
- Incentives
- unnötige Informationen
- Passworteingaben
- redundante/widersprüchliche Informationen
- Untersuchung verlangt besondere Fähigkeit
- Erhebung von Paradaten

Kritische Situationen können auftreten, wenn die Testsituation eine Verschleierung erfordert. Daher muss ein Verweis gegeben sein, dass am Ende der Studie eine Aufklärung erfolgt, sowie auch sichergestellt sein, dass diese Aufklärung auch dann stattfindet, wenn die Person die Teilnahme vor dem Ende abbricht. Lügen oder Fehlinformationen sind problematisch, da auch der Spielraum des Testleiters zur Intervention beschränkt ist. Die Frage, ob Incentives nötig sind oder nicht bzw. in welcher Form sie erfolgen und präsentiert werden, ist vorab zu beantworten. Da die Informationen so kurz wie möglich sein sollten, ist es wichtig, unnötige, redundante, widersprüchliche und auch für Teilnehmer verwirrende Information zu vermeiden und eine strukturierte und klare Sprache zu verwenden. Unbedingt zu kommunizieren ist, wenn die Teilnahme besondere Fähigkeiten (z. B. Reaktionsvermögen) erfordert. Dies dient in erster Linie dazu, dass die potenziellen Probanden nicht mit der Testung beginnen, wenn sie bereits wissen, dass sie in einer bestimmten Fähigkeit oder Fertigkeit beeinträchtigt sind. Bei der Verwendung von Paradaten ist dem Teilnehmer mitzuteilen, welche Daten erhoben werden. Wichtig in diesem Zusammenhang ist auch, die notwendigen Schritte zu setzen, um dessen Privatsphäre zu wahren (z. B. Registrierung der Browsereinstellung vs. Kopie der Facebook-Freundesliste).

Beobachtungen im Web

Bei Beobachtungen im Web sind wesentliche Informationen abzuklären: Wer beobachtet wie, warum, wann und wo? Längerfristige Beobachtungen (z. B. Analyse von Online-Tagebucheinträgen) dürfen (sofern nicht öffentlich im Internet) nur mit ausdrücklicher Einwilligung des Probanden erfolgen!

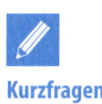

Kurzfragen

1   Welche Vor- und Nachteile hat Onlineforschung?
2   Welche Methoden der Onlinerekrutierung gibt es?
3   Welche Probleme bergen Incentives?
4   Welche Aspekte sind bei der Zusicherung von Anonymität zu bedenken?
5   Wie können Drop-out-Raten in Onlineuntersuchungen verringert werden?

Literatur

Birnbaum, M. H. (2004). Human Research and Data Collection via the Internet. *Annual Review of Psychology*, 55, 803–832.
Capurro, R., & Pingel, C. (2002). Ethical issues of online communication research. *Ethics and Information Technology, 4* (3), 189–194.

Dzeyk, W. (2001). Ethische Dimensionen der Online Forschung. *Kölner Psychologische Studien, VI* (1), 1–30.

Elgesem, D. (2002). What is special about the ethical issues in online research? *Ethics and Information Technology, 4*, 195–203.

Ess, C. (2007). Internet research ethics. In A. N. Joinson, K. Y. A. McKenna, T. Postmes & U.-D. Reips (Eds.), *The oxford handbook of internet psychology* (pp. 487–502). Oxford, UK: Oxford University Press.

Frick, A., Bächtiger, M. T., & Reips, U.-D. (1999). Financial Incentives, Personal Information and Drop-Out Rate in Online Studies. In U.-D. Reips, B. Batinic, W. Bandilla, M. Bosnjak, L. Gräf, K. Moser & A. Werner (Eds.), *Current Internet Science, Trends, Techniques, Results.* Zugriff am 7. November 2010 unter http://www.dgof.de/tband99/pdfs/a_h/frick.pdf.

Fricker, S., Galesic, M., Tourangeau, R., & Yan, T. (2005). An Experimental Comparision of Web and Telephone Surveys. *Public Opinion Quarterly, 69* (3), 370–392.

Göritz, A. (2006). Incentives in Web Studies: Methodological Issues and a Review. *International Journal of Internet Science, 1* (1), 58–70.

Hewson, C. (2007). Gathering data on the internet. Qualitative approaches and possibilities for mixed methods research. In A. N. Joinson, K. Y. A. McKenna, T. Postmes & U.-D. Reips (Eds.), *The oxford handbook of internet psychology* (pp. 487–502). Oxford, UK: Oxford University Press.

Holmes, S. (2009). Methodological and ethical considerations in designing an Internet study of quality of life: A discussion paper. *International Journal of Nursing Studies, 46* (3), 394–405.

Joinson, A. (1999). Social desirability, anonymity, and Internet-based questionnaires. *Behavior Research Methods, Instruments, & Computers, 31* (3), 433–438.

Kraut, R., Olson, J., Banaji, M., Bruckman, A., Cohen, J., & Couper, M. (2004). Psychological research online – Report of board of scientific affairs' advisory group on the conduct of research on the Internet. *American Psychologist, 59* (2), 105–117.

Mathy, R. M., Kerr, D. L., & Haydin, B. M. (2003). Methodological rigor and ethical considerations in Internet-mediated research. *Psychotherapy, 40* (1–2), 77–85.

Nielsen, J. (2005). *Ten Usability Heuristics. useit.com.* Zugriff am 7. November 2010 unter http://www.useit.com/papers/heuristic/heuristic_list.html.

Nosek, B. A., Banaji, M. R., & Greenwald, A. G. (2002). E-research: Ethics, security, design, and control in psychological research on the Internet. *Journal of Social Issues, 58* (1), 161–176.

O'Neil, K. M., & Penrod, S. D. (2001). Methodological variables in Web-based research that may affect results: Sample type, monetary incentives, and personal information. *Behavior Research Methods, Instruments, & Computers, 33* (2), 226–233.

Reips, U.-D. (2002). Standards for Internet-based experimenting. *Experimental Psychology, 49* (4), 243–256.

Rhodes, S. D., Bowie, D. A., & Hergenrather, K. C. (2003). Collecting behavioural data using the world wide web: considerations for researchers. *Journal of Epidemiology and Community Health, 57*, 68–73.

Stieger, S., Reips, U.-D., & Voracek, M. (2007). Forced-Response in Online Surveys: Bias from Reactance and an Increase in Sex-Specific Dropout. *Journal of the American Society for Information Science and Technology, 58* (11), 1653–1660.

Theobald, A. (2000). *Das World Wide Web als Befragungsinstrument.* Wiesbaden: DUV.

Weiterführende Literatur

AoIR. Association of Internet Researchers. (2002). *Ethical Guidelines for Internet Research.* Zugriff am 10. November 2010 unter http://www.aoir.org/reports/ethics.pdf.

Arbeitskreis Deutscher Markt- und Sozialforschungsinstitute. (2001). *Standards zur Qualitätssicherung für Online-Befragungen.* Zugriff am 10. November 2010 unter http://www.admev.de/quali_online.html.

Joinson, A. N., McKenna, K. Y. A., Postmes T., & Reips U.-D. (Hrsg.). (2007). *The oxford handbook of internet psychology.* Oxford: Oxford University Press.

Kaczmirek, L. (2009). *Human-Survey Interaction. Usability and Nonresponse in Online Surveys.* Köln: Halem.

Stetina, B. U. & Kryspin-Exner, I. (Hrsg.). (2009). *Gesundheit und Neue Medien.* Wien: Springer.

17 Psychophysiologische Methoden der Stressmessung

Lisa M. Glenk

Stressbedingte oder mit Stress assoziierte Erkrankungen und Beeinträchtigungen des Wohlbefindens sind nicht nur medizinisch und psychologisch gesehen relevant, sie spielen auch im politischen und wirtschaftlichen Kontext eine beachtliche Rolle. Die Klinische Psychologie wird durch die zunehmend als wichtig anerkannte Tatsache beeinflusst, dass stressbedingte körperliche Prozesse in komplexer Wechselwirkung mit dem psychischen Wohlbefinden stehen. In diesem Beitrag werden folgende Verfahren zur nichtinvasiven Messung von Stress vorgestellt: Biofeedback bzw. Analyse von Herzfrequenz- und Herzfrequenzvariabilität, Hautleitwert und Hauttemperatur, Elektroenzephalogramm und Elektromyogramm sowie die Analyse von Cortisol im Speichel. Im folgenden Kapitel wird besonderes Augenmerk auf die Bedeutung und Messbarkeit von klinisch bedeutsamen physiologischen Stressparametern gelegt.

17.1 Stress?

Im täglichen Leben sind wir zahlreichen Belastungen ausgeliefert. Mit jedem Ärgernis, jeder negativen Wahrnehmung, jeder Erinnerung an etwas Unbehagliches, jedem Vorwurf, jeder Kritik, diversen Sorgen und Ängsten oder auch Medienberichten vom Unglück und Unheil in der Welt wird im Körper eine Stressreaktion generiert. Zu den prominentesten Stressoren im Alltag zählen u. a. Ausbildung, Beruf, soziale Beziehungen, physische und psychische Faktoren, Umwelt, Verkehr.

> **i**
>
> **Stress**
>
> Führen charakteristische Reaktionen innerhalb eines biologischen Systems, hervorgerufen durch unspezifische Veränderungen aufgrund interner oder externer Stimuli, zu einem Zustand erhöhter Alarmbereitschaft, so spricht man von einer Stressreaktion.

Zumeist induziert die Reaktion auf einen äußeren oder inneren Stimulus (Stressor) eine kurzfristige Veränderung des physiologischen Gleichgewichts auf hormoneller, zellulärer und energetischer Ebene. Mit Beendigung der Einwirkung des Stressors spielen sich die Systeme wieder auf dem ursprünglichen Niveau ein. Akuter Stress ist für einen gesunden Menschen in der Regel gut kompensierbar. Eine kontinuierliche Belastung des Systems führt hingegen häufig unbemerkt zu einer erheblichen Erschöpfung des Gesamtorganismus, Regulationskreise werden gestört, Energiereserven verbraucht. Es kommt zur Manifestation von stressassoziierten Krankheiten (Chrousos, 2009). Besonders in den letzen Jahrzehnten rückten die Erforschung der Entstehung, Ursache und Wirkung von Stress sowie die Frage nach zugrunde liegenden physiologischen Systemen und deren Messbarkeit im Körper zunehmend ins Visier der Psychologie, Biologie und medizinischen Wissenschaften.

17.2 Physiologische Mechanismen

Maßgeblich an der Entstehung psychophysiologischer Vorgänge ist neben dem Zentralnervensystem und dem peripheren Nervensystem das endokrine System beteiligt. Prinzipiell gibt es zwei Stressachsen, die für die Regulation des Stressgeschehens zuständig sind. Die Stimulation der Hypothalamus-Hypophysen-Nebennierenrinden-Achse (HHN-Achse) resultiert innerhalb weniger Minuten in einer gesteigerten Produktion von Glucocorticoidhormonen. Cortisol ist in Bezug auf Stress das wichtigste menschliche Glucocorticoidhormon, es wird in den Blutstrom abgegeben und kann auch als endokriner Parameter im Speichel nachgewiesen werden. Die Ausscheidung von Glucocorticoiden ist allerdings ebenso an positive Emotionen und körperliche Betätigung gekoppelt und daher nicht ausschließlich an die Stressreaktion gebunden. Das zweite System unterliegt dem Einfluss des sympathischen Nervensystems und aktiviert das Nebennierenmark, die sogenannte sympathikoadrenomedulläre Achse (SA-Achse). Die Aktivierung der SA-Achse kann in einem Anstieg von Blutdruck, Herzfrequenz und Hautwiderstand gemessen werden.

Ob und wie eine tatsächliche Reaktion auf Stress ausfällt (Stressreaktivität), ist individuell verschieden, und auch die Beziehung zwischen Hormonen und Verhalten ist komplex und wirkt bidirektional: Hormone beeinflussen das Verhalten eines Individuums, während umgekehrt das Verhalten auf den Hormonstatus rückwirkt. Es ist bekannt, dass die emotionale Bewertung eine ebenso wesentliche Rolle spielt (Nelson, 2005). Um stressbedingte Effekte nachzuweisen, ist eine gewissenhafte Herangehensweise notwendig. Des Weiteren sind Faktoren zu berücksichtigen, die das physische und psychische Befinden eines Klienten im Zuge einer Messung beeinträchtigen könnten. Um unerwünschte Einflüsse auf das Wohlbefinden von Patients gering zu halten, sind für die Stressmessung Methoden anzuraten, die ihrerseits wenig (bzw. idealerweise keinen) Stress hervorrufen. Derartige Verfahren werden im naturwissenschaftlichen Sprachgebrauch als nichtinvasiv bezeichnet.

17.3 Biofeedback

Biofeedback ist eine nichtinvasive Messmethode, die mittels Sensoren an der Hautoberfläche kontinuierlich Veränderungen physiologischer Parameter registriert. Körpersignale werden gefiltert, digitalisiert, verstärkt und via Bluetooth an einen Computer gesendet. Informationen über innere Prozesse werden dem Klienten über den Computer optisch, akustisch oder haptisch rückgemeldet. Die Darstellung der externen Signale ermöglicht eine bewusste Kontrolle und Regulationen der eigenen Physiologie. Sukzessives Erlernen der selbstregulativen Beeinflussung innerer Vorgänge erfolgt über operante Konditionierung und positive Verstärkung. Es werden Strategien trainiert, die durch das Biosignal zu erwünschten Rückmeldungen führen (Martin & Rief, 2009).

Biofeedback

Welche messbaren Größen lassen sich durch Biofeedback beeinflussen?
- Herzfrequenz und Herzfrequenzvariabilität
- Hautleitfähigkeit und Hauttemperatur
- Atemfrequenz und Atmungstiefe
- Muskelspannung
- Gehirnwellen

Das Verfahren eignet sich besonders zur Behandlung stressbedingter psychischer und physischer Symptome (Pop-Jordanova & Demerdzieva, 2010). Des Weiteren findet Biofeedback Anwendung bei zahlreichen psychischen, psychosomatischen und körperlichen Symptomen: u. a. bei Migräne und Spannungskopfschmerzen, Rückenschmerzen, Schlafstörungen, Inkontinenz, Bluthochdruck, Herzrhythmusstörungen, Angststörungen, Aufmerksamkeits- und Konzentrationsstörungen, neuromuskulärer Rehabilitation (Martin & Rief, 2009).

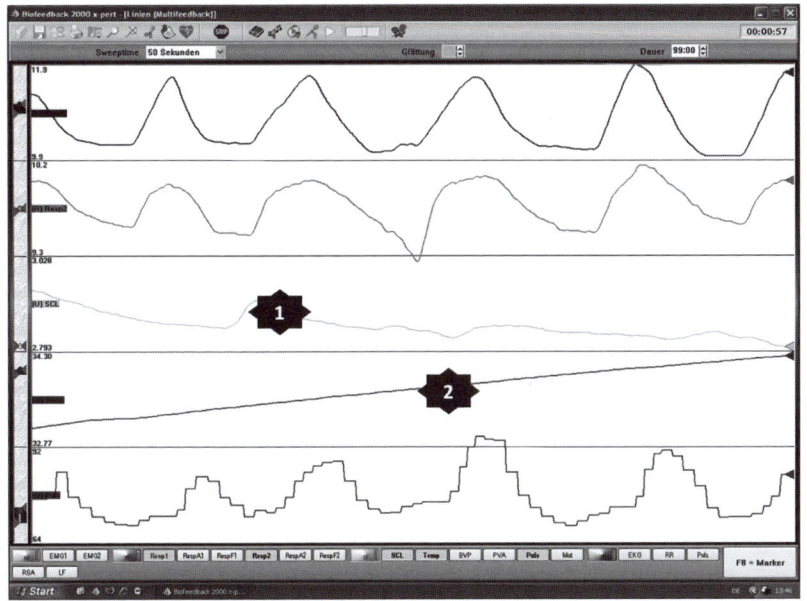

Abb. 25
Biofeedback 2000
x-pert-**Diagramm:**
Von oben nach unten:
Atemkurve 1 (Brust-
atmung), Atemkurve 2
(Bauchatmung), Haut-
leitwert, Hauttempe-
ratur und Pulsfrequenz
werden im Zeitverlauf
über eine Sitzung visuell
dargestellt.

Für den Stressabbau wird pro Sitzung möglichst nur ein Parameter fokussiert, um die Konzentration auf die Veränderung des Wertes zu verbessern. Auch die anderen Funktionen können dabei (für den Klienten unsichtbar) mitlaufen und nach Beendigung des Trainings im Diagramm dargestellt werden. In der vorliegenden Abbildung wurde versucht, den Hautleitwert zu senken (siehe Sternmarkierung 1), gleichzeitig kam es zu einer Erhöhung der Handtemperatur (siehe Sternmarkierung 2).

Mehr Informationen zu Biofeedback sind auf UTB-mehr-wissen.de zu finden!

17.3.1 Hautleitwert und Hauttemperatur

Durch die Kontrolle von Hautleitfähigkeit und Hauttemperatur sollen Erregungszustände über das sympathische System reguliert werden. Der Hautleitwert wird über elektrodermale Messung mit Elektroden an einem mittleren Fingerglied abgenommen und gilt im Allgemeinen als Maß für Entspannung. Die elektrische Leitfähigkeit der Haut verändert sich mit der Aktivität der Schweißdrüsen, die wiederum sympathisch kontrolliert werden. Elektrodermale Aktivitäten sind individuell varia-

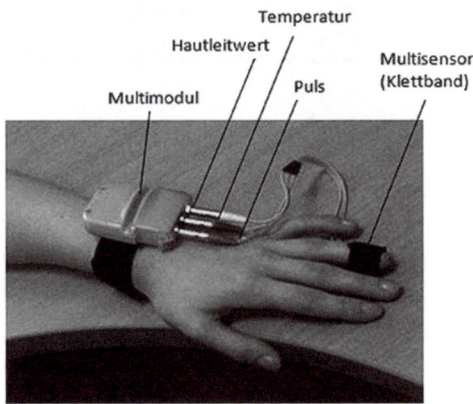

bel und reagieren schnell und sensibel auf psychische Einflüsse, Bewegung und Atmung. Ein niedriger Hautleitwert kennzeichnet den Entspannungszustand (Schuhfried, 2010).

Die an der Hautoberfläche gemessene Temperatur unterliegt den Aktivitäten des sympathischen Nervensystems und wird durch periphere Gefäßkonstriktion, also das Zusammenziehen der Blutgefäße, beeinflusst. Die Hauttemperatur ist umso höher, je besser die Durchblutung des jeweiligen Hautareals ist. Eine steigende Hauttemperatur gilt im Biofeedback als Indikator für Entspannung (Schuhfried, 2010).

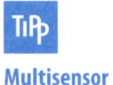

Multisensor

Ein sogenannter „Multisensor" im Biofeedback ermöglicht, die Parameter Hautleitwert, Hauttemperatur, Herzfrequenz und Herzfrequenzvariabilität an nur einer Fingerkuppe abzuleiten (Aufbau, Eigenschaften und Funktionalität der Einzelelemente siehe Kap. 17.3.1 und 17.3.2 bzw. Abb. 25).

17.3.2 Herzfrequenz und Herzfrequenzvariabilität

Die Herzfrequenz wird im Biofeedback als *beats per minute* (bpm) wiedergegeben und von einem Reflexpulssensor an Fingerkuppe oder Schläfe abgeleitet. Der Sensor beinhaltet auch eine Infrarotlichtquelle und einen Infrarotempfänger. Aufgrund der Tatsache, dass rote Blutkörperchen Infrarotlicht absorbieren, können Intensitätsunterschiede im transmittierten Licht über den Blutstrom analysiert werden. Aus der Messung der oberflächennahen Durchblutung lassen sich Blutvolumenpuls und Pulsvolumenamplitude als Maß für die periphere Durchblutung berechnen (Schuhfried, 2010).

Die Fähigkeit eines Individuums, je nach Situationserfordernis entsprechend mit einer Frequenzänderung des Herzrhythmus zu reagieren, bezeichnet man als Herzfrequenzvariabilität. Prinzipiell bedingen die Aktivitäten des autonomen Nervensystems in einem gesunden Organismus, dass die Herzfrequenz nicht gleichförmig ausfällt wie beispielsweise die Schläge in einem Metronom, sondern Schwankungen unterliegt. Diese Unterschiede des zeitlichen Abstandes zwischen zwei Herzschlägen treten auch spontan im Ruhezustand auf. Infolge einer Anspannung erhöht sich die Herzfrequenz, bei Entlastung sinkt sie wieder. Bei Stress und diversen Belastungen des Organismus verändert sich diese Variabilität des Herzschlags: Der Herzrhythmus wird starrer, durch beständig hohe Anspannungen ist die Flexibilität des Systems eingeschränkt. Die kausale Beziehung zwischen Gesundheit und Herzfrequenzvariabilität ist schon lange bekannt, positive Effekte lassen sich z. B. bei Patienten mit Angst- und Panikstörungen sowie Tachykardien (Herzrasen) finden (Waschulewski-Floruß, 2000).

17.3.3 Atmung und Atemtiefe

Entspannung durch Atemtraining erfolgt über Regulierung der Atemfrequenz und Amplitude. Für die Atemmessung werden zwei Atemgürtel an Brust und Bauch angebracht, dazugehörige Funkmodule registrieren das aktuelle Atemmuster. Die ideale Atemkurve besteht zu 30 % aus der Einatmungsphase, in der Herzfrequenz, Blutdruck und Muskeltonus ansteigen. Weitere 60 % fallen in die Ausatmungsphase, wo durch Reduktion sympathischer Aktivitäten die genannten Parameter gesenkt werden. Die restlichen 10 % dienen der Atempause vor dem neuerlichen Einatmen. Das Atemtraining bewährt sich insbesondere bei Symptomen, die mit einer verkürzten Ausatmungsphase einhergehen. Durch eine Verbesserung der Ausatmung werden z. B. Asthma bronchiale, Hypertonie, Migräne und Panikattacken positiv beeinflusst (Schuhfried, 2010).

17.3.4 Elektromyogramm (EMG)

Als Elektromyografie bezeichnet man die Aufzeichnung der elektrischen Muskelaktivität. Diese wird mittels Elektroden gemessen und als Registrierkurve im Elektromyogramm (EMG) dargestellt. Die quergestreifte Muskulatur unterliegt willkürlicher Steuerung, bei psychischen Belastungen kommt es auch zu einem unwillkürlichen Anstieg des Muskeltonus. Eine Verringerung des Muskeltonus führt über die Reduktion der Sympathikusaktivitäten zu Entspannung. Die Stärke des abgeleiteten Signals wird in hohem Maß von der Position der Elektroden und deren Abstand beeinflusst. Dies ist insbesondere bei Messwiederholungen zu beachten, um eine optimale Reproduzierbarkeit zu gewährleisten (Schuhfried, 2010).

17.3.5 Elektroenzephalogramm (EEG)

Der Einsatz des Elektroenzephalogramms (EEG) im Neurofeedback ermöglicht eine Steuerung der Gehirnaktivitäten durch Verhalten. Zusammenhänge zwischen den EEG-Wellen und emotionalen und Bewusstseinszuständen sind bekannt, psychische Vorgänge und Verhalten sind vollständig von elektrochemischen Prozessen im Gehirn abhängig (Birbaumer & Schmidt, 2005). Um mentale Effekte bzw. deren zugrundeliegende elektrische Aktivität im Gehirn zu messen, werden für EEG-Ableitungen Elektroden an der Kopfhaut angebracht. Im entspannten Zustand (mit geschlossenen Augen) gemessene rhythmische Oszillationen, die EEG-Alpha-Wellen, liegen im Bereich von 8–13 Hz. Bei gesteigerter Aufmerksamkeit oder Erregung erfolgt eine Frequenzzunahme, man spricht nun von Beta-Wellen (13–30 Hz). Theta-Wellen von 4–8 Hz treten im dösenden Wachzustand auf, und Delta-Wellen von 0.5–4 Hz im Tiefschlaf (Heinrich, Gevensleben & Strehl, 2007; Schuhfried, 2010). Neurofeedback kommt vielfach in der Behandlung von ADHS (Aufmerksamkeitsdefizit-/Hyperaktivitätsstörung) und Epilepsie zum Einsatz. Der neuromodulatorische Lernprozess erfolgt durch kontinuierliches Training bestimmter Frequenzen (Heinrich et al., 2007).

17.4 Cortisol

Das Nebennierenrindenhormon Cortisol, das umgangssprachlich auch als „das" Stresshormon bekannt ist, kann im Blut (invasiv) oder Speichel (nichtinvasiv) gemessen werden. Die Sekretion von Cortisol unterliegt beim Menschen einem zirkadianen Rhythmus, die Ausscheidung des Hormons erfolgt pulsatil und episodisch (Kirschbaum, 1991).

Im Zuge biopsychologischer Verfahren ist die nichtinvasive Analyse von Cortisol aus dem Speichel vorzuziehen, da die Speichelgewinnung für den Klienten weitgehend angst- und stressfrei abläuft. Da eine Blutabnahme für die Mehrzahl der Patienten mit unangenehmen Gefühlen verbunden ist, könnte der Effekt der Blutabnahme selbst gemessen werden. Neben der ethischen Relevanz im Umgang mit Patienten beugt die Verwendung nichtinvasiver Verfahren somit auch einer möglichen Verfälschung der Messergebnisse vor.

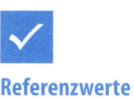

Referenzwerte

Referenzwerte für Cortisol im Speichel (nmol/l) (Kirschbaum, 1991):
- 7–9 Uhr: 14.32 +/– 9.1
- 15–17 Uhr: 4.50 +/– 3.5
- 20–22 Uhr: 1.96 +/– 1.7

Die nächtliche Produktion von Cortisol führt zu erhöhten Werten morgens nach dem Aufstehen, zwischen 7.00 und 9.00 Uhr (*Cortisol Awakening Response*, CAR). Die höheren Werte am Morgen sind zugleich eng an EEG-Phasen gebunden und gelten als charakteristisch für das Erwachen. Der Körper soll somit auf mögliche Belastungen im Tagesverlauf vorbereitet werden. Üblicherweise sinken Cortisolwerte im weiteren Tagesverlauf ab und erreichen nachts Minimumwerte. Bei einer Cortisolbestimmung sind daher die Beachtung dieser zirkadianen Rhythmik und die Auswahl eines optimalen Bestimmungszeitpunktes notwendig. Des Weiteren sind wiederholte Messungen (vorher – nachher) bzw. die Ermittlung von Baseline-Werten anzuraten, um vergleichbare Ergebnisse zu erzielen (Kirschbaum, 1991).

Für die nichtinvasive Messung von Speichelcortisol gibt es vorgefertigte Plastikgefäße mit einer Einhängevorrichtung für eine Watterolle, die den Speichel aufnimmt. Die Watterolle wird unter die Zunge gelegt oder leicht gekaut, bis sie mit Speichel komplett durchtränkt ist (ca. 1–2 Minuten). Die eingespeichelte Watterolle wird in das Einhängegefäß zurückgegeben und verschlossen. Derartige Systeme sind bei einschlägigen Firmen wie z. B. Sarstedt (Salivette®) erhältlich (siehe Abb. 27).

Nach Entnahme der Speichelprobe sollte diese bis zur Zentrifugation des Speichels bei –20 °C gelagert werden, um hormoneller Degradation und Kreuzreaktionen mit anderen Substanzen vorzubeugen. Die Auswertung des Speichelcortisols erfolgt üblicherweise mittels eines Enzymimmunoassays, eines biochemischen Standardverfahrens, das Substanzen wie z. B. Cortisol quantitativ bestimmt.

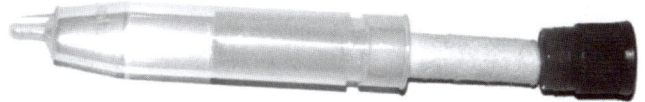

**Abb. 27
System zur
Speichelgewinnung**

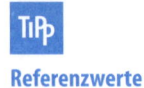

Referenzwerte

Anstatt der kommerziell erhältlichen Speichelprobensysteme können auch Watte-stäbchen für die Speichelgewinnung herangezogen werden. Es ist auf jeden Fall auf ausreichende Einspeichelung zu achten, um genügend Speichel für eine Corti-solanalyse zu sammeln.

17.5 Zusammenfassung

Die beschriebenen Methoden können dazu verwendet werden, klinisch relevante Parameter zu untersuchen und deren Verlauf über einen be-stimmten Zeitraum zu dokumentieren. Ein Vergleich der ersten Testung mit der Auswertung einer späteren Sitzung gibt Aufschluss über eventu-elle Verbesserungen und den Lernerfolg der Klienten. In der Klinischen Psychologie sind nichtinvasive Methoden der Stressmessung nicht nur aus ethischen Gründen zu bevorzugen, sie minimieren auch das Risiko unerwünschter Messverfälschungen. Ferner gilt es zu beachten, dass psychische und physische Reaktionen auf Stress durch diverse unkon-trollierbare Variablen wie Tagesverfassung, Umwelteinflüsse, Zyklussta-dium bei Klientinnen etc. beeinflusst werden können und somit beson-dere Sorgfalt bei der Interpretation der gewonnenen Daten erforderlich ist.

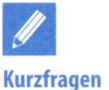

Kurzfragen

1 Was geschieht physiologisch, wenn Sie an etwas denken, bei dem Sie sich wohl-fühlen? Was geschieht, wenn Sie an etwas denken, das Sie ärgert oder belastet?

2 Welche physiologischen Achsen sind an der Stressregulation beteiligt?

3 Welche messbaren Parameter geben Aufschluss über die Aktivitäten des auto-nomen Nervensystems? Wie werden diese durch Biofeedback beeinflusst?

4 Welche Vorteile haben nichtinvasive Methoden in der Messung von Hormonen und was ist bei der Handhabung des gewonnenen biologischen Materials zu beachten?

Literatur

Birbaumer, N., Schmidt, R. F. (2005). *Biologische Psychologie* (6., vollständig überarbeitete und ergänzte Auflage). Berlin: Springer.

Chrousos, G. P. (2009). Stress and disorders of the stress system. *Nature Reviews Endocrinology, 5* (7), 374–81.

Heinrich, H., Gevensleben, H., & Strehl, U. (2007). Annotation: Neurofeedback – train your brain to train behaviour. *Journal of Child Psychology and Psychiatry, 48* (1), 3–16.

Kirschbaum, C. (1991). *Cortisolmessung im Speichel – eine Methode der biologi-schen Psychologie.* Bern: Verlag Hans Huber.

Martin, A. & Rief, W. (2009). Charakterisierung der Biofeedbackbehandlung. In A. Martin & W. Rief (Hrsg.), *Wie wirksam ist Biofeedback? Eine therapeutische Methode* (17–23). Bern: Verlag Hans Huber.

Nelson , R. J. (2005). *An introduction to behavioral endocrinology* (3rd ed.). Sinauer Associates: Sunderland, MA.

Pop-Jordanova, N., & Demerdzieva, A. (2010). Biofeedback Training for Peak Performance in Sport – Case Study. *Macedonian Journal of Medical Sciences, 3*(2), 113–118.

Schuhfried. (2010). BIOFEEDBACK 2000 *x-pert Hardware Bedienungsanleitung. Version 4.0.*

Waschulewski-Floruß, H., Miltner, W. H. R. & Haag, G. (2000). Biofeedback. In M. Linden & M. Hautzinger (Hrsg.), *Verhaltenstherapiemanual* (4. Aufl., S. 121–127). Berlin: Springer.

Weiterführende Literatur

Cram, J. R. (1990). *Clinical EMG for surface recordings* (Vol. 2). Nevada City: Clinical Resources.

Rief, W. & Birbaumer, N. (Hrsg.). (2006). *Biofeedback-Therapie. Grundlagen, Indikation und praktisches Vorgehen.* Stuttgart: Schattauer.

Schwartz, M. S. & Andrasik, F. (2003). *Biofeedback: A practitioner's guide* (3rd ed.). New York: The Guilford Press.

18 Verhaltensbeobachtung in der Klinischen Psychologie

Iris G. Schöberl

Bisher bestand die Tendenz, zwischen den Disziplinen der Psychologie und Biologie stark zu unterscheiden, doch besonders die Synthese von Psychologie und Verhaltensbiologie scheint möglich. So ist die klassische Ethologie eine wichtige Basis in verschiedenen wissenschaftlichen Disziplinen, denn warum sich Tiere beziehungsweise Menschen verhalten, ist nicht ohne die vorangestellte Frage zu beantworten, wie sich Tiere beziehungsweise Menschen überhaupt verhalten (Kotrschal, 2003). So beschäftigen sich Verhaltensbiologen in erster Linie mit der Frage des Seins, kümmern sich jedoch nicht um das Sollen (Kotrschal, 2003). Hier setzt die Klinische Psychologie an, die anhand der Frage des Sollens diagnostiziert, um die Voraussetzung zu Veränderungen zu schaffen. Die Frage, warum sich ein Tier beziehungsweise Mensch verhält, wird in der Psychologie oft gestellt. Die Frage nach dem Wie kann durch systematische Verhaltensbeobachtung eruiert werden. Daher widmet sich dieses Kapitel den Erklärungsebenen von Verhalten, dem Erstellen eines Verhaltenskataloges sowie möglichen Beobachtungs- und Protokolliermethoden.

18.1 Die vier Erklärungsebenen von Verhalten

Um Verhalten möglichst vollständig zu erklären, sind die vier Tinbergen'schen Ebenen (Tinbergen, 1963) unerlässlich.

1 **Warum und wozu gibt es dieses Verhalten?** Diese Ebene fragt nach der Funktion, dem Selektionswert eines Verhaltens. Wie hat ein Verhaltensmuster zum Überleben einer Art beigetragen? Welchen Vorteil hat es gebracht?

2 **Wie funktioniert Verhalten?** Diese Ebene fragt nach dem Mechanismus des Verhaltens. Welche physiologischen und anatomischen Hintergründe hat ein Verhalten? Hierzu zählen genetische oder neurobiologische Aspekte.

3 Die Ebene der Ontogenie beschäftigt sich mit der Individualentwicklung. Hier stellt sich die Frage, woher ein Verhalten kommt. Ein wichtiger Aspekt ist die Beschreibung der Entwicklung eines Verhaltens.

4 Die phylogenetische Ebene beschreibt die Entwicklung des Verhaltens im Laufe der Evolution. Hierbei wird ebenso nach dem Woher gefragt. Wie hat die Evolution ein artentsprechendes Verhalten verändert?

- Die Ebene der Funktion: Wozu gibt es dieses Verhalten?
- Die Ebene des Mechanismus: Wie funktioniert dieses Verhalten?
- Die Ebene der Ontogenie: Woher kommt dieses Verhalten?
- Die Ebene der Phylogenie: Woher kommt dieses Verhalten?

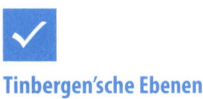

Tinbergen'sche Ebenen

Im Kontext dieser Ebenen ist Konkurrenz um die Erklärung menschlichen Verhaltens zwischen Psychologen und Biologen nicht haltbar, sofern man den Menschen als tierisches Wesen mit evolutionären Wurzeln betrachtet (Kotrschal, 2003). Es wäre für die Disziplinen der Naturwissenschaften von Vorteil, nicht mehr nebeneinander, sondern miteinander zu wachsen und somit die Integration interdisziplinären Wissens zu ermöglichen.

18.2 Wissenschaftliches Beobachten

Wir alle beobachten ständig unsere Mitmenschen und „Mittiere", ohne selbst darauf zu achten, dass wir dies tun. Beobachtungen waren und sind überlebenswichtig, um das Gegenüber einschätzen zu können und rechtzeitig zu agieren oder zu reagieren. Die Wissenschaft unterscheidet sich jedoch von Alltagsbeobachtungen, indem sie Annahmen überprüft, bestimmte Aspekte systematisch auswählt, die erhobenen Daten analysiert und vor allem Beobachtungen objektiviert, messbar und replizierbar macht (Greve & Wentura, 1991).

Verhalten kann auf wissenschaftlicher Ebene auf unterschiedliche Art beschrieben werden (Martin & Bateson, 2006). Wird die Struktur des Verhaltens beobachtet, so wird auf Verhaltensmuster, Bewegungen und physikalische Veränderungen fokussiert. Zum Beispiel beschreibt „den Lichtschalter mit dem Zeigefinger hinunterdrücken" die genaue Struktur, den Bewegungsablauf des Verhaltens. Diese Art der Verhaltensbeobachtung kann sehr ins Detail gehen, teilweise zu sehr. Ebenso können die Konsequenzen eines Verhaltens von Relevanz sein, wie der Einfluss des Verhaltens auf die Umwelt und auf andere Individuen. Hierbei wird nicht unbedingt auf Bewegungsmuster geachtet. So beschreibt zum Beispiel „Licht aufdrehen" eine Konsequenz, jedoch nicht, wie das Licht aufgedreht wird. Hierbei ist es besonders wichtig, neutrale Formulierungen zu wählen und nicht interpretativ zu definieren. Eine weitere Möglichkeit ist die Beschreibung von räumlichen Gegebenheiten zur Umwelt oder zu anderen Individuen, wie die Position oder Orientierung relativ zu einem Objekt oder Subjekt. Dabei liegt der Fokus nicht darauf, was das Individuum macht, sondern wo und mit wem (Martin & Bateson, 2006).

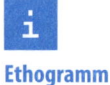

Verhalten

Verhalten bezieht sich auf alle wahrnehmbaren und somit erfassbaren aktiven Veränderungen eines Individuums.

Da Verhalten kontinuierlich ist, das heißt, Verhaltensweisen sehr schnell aufeinander folgen, kann nur eine spezielle Auswahl an Verhaltensweisen, die voneinander unterscheidbar sind, aus dem Verhaltensfluss quantitativ protokolliert werden. Diese Auswahl sollte in einem Verhaltenskatalog, einem sogenannten Ethogramm, genau definiert werden. Das Ethogramm ist die Grundlage einer Verhaltensbeobachtung und beinhaltet idealerweise alle bei einer Tierart vorkommenden Verhaltensweisen. Die gewählten Verhaltenseinheiten sollten dabei nicht zu klein, sprich merkmalsarm sein, aber auch nicht zu groß und somit nicht variabel (Eibl-Eibesfeld, 1999).

Ethogramm

Ein Ethogramm ist eine beschreibende Darstellung der charakteristischen, beobachtbaren Verhaltensweisen einer Art oder Rasse.

Bei Definition und Beobachtung des Verhaltens ist besonders darauf zu achten, beschreibend zu bleiben und nicht in die Bewertung zu gehen. Beobachtungen sind generell subjektiv, können jedoch durch genaue Definition und standardisierte Beobachtung möglichst objektiviert werden. Besonders Verhaltensbeobachtungen verführen dazu, subjektiv zu deuten, daher ist es umso wichtiger, mit exakter wissenschaftlicher Methodik an die Beobachtung heranzugehen (Naguib, 2006).

18.3 Methodik wissenschaftlichen Beobachtens

Es ist wichtig, die für die jeweilige Studie relevanten Verhaltensweisen zu erfassen. Bei der Definition dieser Verhaltensweisen sollte der Bezug zur Fragestellung beachtet werden: „Welchen Beitrag zur Beantwortung einer Fragestellung soll eine Verhaltensweise liefern? Wie differenziert muss sie hierfür definiert und registriert werden?" (Naguib, 2006, S. 71). Diese Verhaltensweisen werden zu Verhaltenskategorien zusammengefasst. Es sollten genügend Kategorien gewählt werden, um das Verhalten genau beschreiben zu können. Die Kategorien sollten detailliert definiert sein und möglichst viel relevante Informationen zusammenfassen. Weiters ist es wichtig, dass die Kategorien unabhängig voneinander sind, also unabhängig voneinander auftreten können. Jede Kategorie sollte für sich homogen sein, sprich Verhaltensweisen innerhalb einer Kategorie sollten die gleichen Eigenschaften teilen (Martin & Bateson, 2006).

Es ist empfehlenswert, eine Einteilung der Verhaltenskategorien bereits vor der Datennahme vorzunehmen, um unbewusste Beeinflussung zu verringern (Naguib, 2006; siehe Probleme der Verhaltensbeobachtung). Somit entsteht ein Ethogramm, das sich aus Verhaltenskategorien zusammensetzt, die sich wiederum aus einzelnen für die Art charakteristischen Verhaltensweisen ergeben. Die einzelnen Ethogrammelemente beschreiben und definieren abgrenzbare Einheiten des Verhaltensflusses. Hierbei sollten keine Interpretationen enthalten sein, um ein möglichst wertfreies Beobachten vorab zu ermöglichen. Die Definitionen der Verhaltensweisen sollten präzise genug sein, damit mehrere Beobachter anhand der Beschreibung das Gleiche beobachten und protokollieren können (Martin & Bateson, 2006).

Nach der Abklärung, welche Verhaltensparameter für die Fragestellung von Relevanz sind, ist es ebenso wichtig, die Messgrößen zu bestimmen, das heißt, wie die Verhaltensweisen registriert werden können. Hierbei können die Latenz, die Dauer, die Intervalle, Pausen, Häufigkeiten und Raten beziehungsweise die Frequenz von Verhalten erfasst werden (Naguib, 2006).

- Bei der *Latenz* wird jene Zeit erfasst, die ein Individuum benötigt, um eine spezielle Verhaltensweise zu zeigen, zum Beispiel Explorationsverhalten in einer neuen Umgebung oder Annäherung an ein Objekt in Neophobietests. Hierzu muss der Startpunkt zur Messung der Latenz definiert werden, denn im Neophobietest wird der Startpunkt zur Messung der Latenz nicht unbedingt jenem im Explorationstest gleichen. Diese Messgröße findet besonders in experimentellen Studien ihren Einsatz (Martin & Bateson, 2007; Naguib, 2006).

- Weiters kann die *Dauer* einer Verhaltensweise gemessen werden. Diese wird vom Einsetzen bis zum Ende des Verhaltens angegeben (Martin & Bateson, 2007; Naguib, 2006).
- *Intervalle* werden von Beginn bis zum nächsten Beginn einer Verhaltensweise gemessen. Diese Messung ist für Verhalten geeignet, das in der Dauer nicht sehr stark variiert und bei dem der Beginn klar definierbar, das Ende des Verhaltens jedoch schwer erkennbar ist (Naguib, 2006).
- Bei der Protokollierung von *Pausen* kann besonders die Veränderung von Pausen zwischen Verhaltensweisen bedeutungsvoll für die Interpretation des Verhaltens sein (Naguib, 2006).
- Die *Häufigkeit* des Auftretens eines Verhaltens kann gemessen werden, ohne dabei die Dauer zu berücksichtigen. Dies kann bei Verhaltensweisen von Bedeutung sein, die sehr oft und kurz auftreten (Naguib, 2006).
- *Raten* bzw. *Frequenz* sind Häufigkeiten pro Zeiteinheit, das heißt, wie oft ein Verhalten innerhalb eines gewissen Zeitrahmens auftritt. Diese Messgröße ist besonders dann geeignet, wenn das Auftreten des Verhaltens relativ gleichmäßig über die Zeit verteilt ist (Martin & Bateson, 2007; Naguib, 2006).

Wenn man sich für die relevanten Messgrößen entschieden hat, ist es hilfreich, die Verhaltensweisen in zwei Typen einzuteilen. *Events* sind Verhaltensweisen, die sehr kurz andauern, die zu Zeitpunkten auftreten, wie Springen oder Bellen. *States* sind Verhaltensweisen, die länger andauern, also über einen Zeitabschnitt, wie Gehen oder Schlafen (Martin und Bateson, 2006).

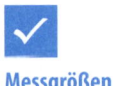

Messgrößen

- Latenz
- Dauer
- Intervalle
- Pausen
- Häufigkeit
- Frequenz

Aufgrund von Dauer und Frequenz der interessierenden Verhaltensweisen im Verhaltensfluss und der gewählten Messgrößen zur Registrierung der Verhaltensweisen sollte die Methode, die eine repräsentative Aufnahme erlaubt, gewählt werden.

18.3.1 Regeln der Probennahme

Je nach Fragestellung können während Verhaltensbeobachtungen unterschiedliche Individuen oder ganze Gruppen beobachtet werden. Hierzu zählen „Ad-libitum Sampling", „Focal Sampling", „Scan Sampling" und „Behaviour Sampling" (Martin & Bateson, 2006; Naguib, 2006).

- **Ad-libitum Sampling:** Es wird aufgezeichnet, was sichtbar ist – also alle Verhaltensweisen – und was relevant erscheint. Es gibt keine Beschränkungen. Die Verhaltensweisen, die hier beobachtet werden, müssen nicht unbedingt zuvor definiert worden sein. Diese Art der Beobachtung ist geeignet für Vorversuche bzw. Vorbeobachtungen. Die Beobachtung kann für die Entwicklung von Fragestellungen und die Planung der weiteren Datenerhebung wichtig sein. Da das Ad-libitum-Sampling jedoch keine quantitative Methode ist, kann sie nur zur Ergänzung dienen und nicht als alleinige wissenschaftliche Methodik.
- **Focal Sampling:** Hierbei wird nur ein Individuum für einen definierten Zeitraum beobachtet, das sogenannte „Fokustier". Im Zuge dieser Methode kann das Verhalten eines Individuums genauer beobachtet werden. Da nur ein Individuum gleichzeitig beobachtet wird, kann eine systematische Beobachtung über mehrere Zeitpunkte auch andere Individuen erfassen. Es können abwechselnd unterschiedliche „Fokustiere" beobachtet werden. Zu einem Zeitpunkt wird jedoch immer nur ein Individuum beobachtet. Wenn sich das „Fokustier" aus dem Blickfeld entfernt, sollte dies protokolliert werden.
- **Scan Sampling:** Eine Gruppe wird in regelmäßigen Zeitabständen durch den Blick des Beobachters abgerastert und die Zahl der Individuen, welche die zuvor festgelegten Verhaltensweisen zeigen, wird protokolliert. Somit ist das Protokollieren von Verhalten mehrerer Individuen zeitgleich möglich, wobei meist nur wenige Kategorien gleichzeitig erfasst werden können.
- **Behaviour Sampling:** Die ganze Gruppe wird beobachtet und immer dann protokolliert (einschließlich Begleitumständen), wenn ein bestimmtes Verhalten auftritt. Diese Methode ist gut geeignet für Verhaltensweisen, die selten auftreten, wie Kämpfe oder Fortpflanzung.

18.3.2 Protokollierregeln

Auch die Protokolliermethode kann, angepasst an die Fragestellung, gewählt werden. Verhalten kann durch „Continuous Recording" oder „Time Sampling" protokolliert werden (Martin & Bateson, 2006; Naguib, 2006).

- **Continuous Recording / kontinuierliche Datenregistrierung:** Alle interessierenden Ereignisse werden über einen gewissen Zeitraum in ihrer Frequenz, Dauer, Beginnzeit und in ihrem Ende protokolliert. Diese Methode ist die genaueste Methode. Schwierig wird diese Methode dann, wenn mehrere Verhaltensweisen oder mehrere Individuen zeitgleich dokumentiert werden sollen: Hierfür wäre eine Videoaufnahme notwendig, die mittels diverser Computerprogramme analysiert werden kann.
- **Time Sampling / intervallstrukturierte Registrierung:** Die Daten werden periodisch genommen und die Zeitachse der Beobachtung wird in Registrierungspunkte oder Registrierungsintervalle gegliedert. Die Intervalle sind gut auszuwählen und eventuell in Vorversuchen zu testen. Es gibt generell zwei Möglichkeiten des Time Samplings:
  - **Instantaneous Sampling (Momentregistrierung):** Das Verhalten wird dann gezählt, wenn es zu einem bestimmten Zeitpunkt (Registrierungspunkt) vorkommt. Diese Methode ist dann geeignet, wenn Verhaltensweisen länger andauern als das gewählte Intervall.
  - **One-Zero Sampling (Ja-Nein-Verfahren):** Verhalten wird dann gezählt, wenn es im vorhergehenden Intervall vorkam. Diese Methode ist besonders dann geeignet, wenn die Verhaltensweisen kurz andauern und schlecht zählbar sind.

Möglichkeiten der Probennahme und des Protokollierens

- Ad-libitum Sampling
- Focal Sampling
- Scan Sampling
- Behaviour Sampling
- Continuous Recording
- Time Sampling
  - Instantaneous Sampling
  - One-Zero Sampling

Übung zur Verhaltensbeobachtung mittels Videoanalyse und Ethogramm

Lesen Sie auf UTB-mehr-wissen.de die Beschreibung von Videoanalysen. Downloaden Sie dann das Dokument „ethogramm.pdf" und den Film zur Videoanalyse „observer.mpeg". Füllen Sie das Ethogramm mit den Beobachtungen aus. Einen Vergleich mit einem Expertenethogramm finden Sie unter „ethogramm_experts.pdf".

18.3.3 Ratingverfahren – Beurteilung von Verhaltensweisen

Diese Methode wird in der Psychologie häufig verwendet und gehört in dieser wissenschaftlichen Disziplin zu einer der ältesten Quantifizierungsmethoden. Hierbei wird der Ausprägungsgrad – wie Intensität oder Häufigkeit – einer Verhaltensweise vom Beobachter abgeschätzt und auf einer Messskala eingetragen. Die Messskala wird zumeist in Streckeneinheiten eingeteilt, die eine ungerade Skalenaufteilung ergeben (Faßnacht, 1995). Skalen mit ungerader Skalenaufteilung enthalten eine neutrale Mittelkategorie. Dies ermöglicht ein Ausweichen auf eine Neutralkategorie (Bortz & Döring, 2003). Am häufigsten werden 5-, 7-, 9- oder 11-Punkte-Skalen verwendet. Es besteht auch die Möglichkeit einer Streckeneinteilung, dann muss der Wert direkt abgemessen werden (Abb. 28). Diese Methode erfordert weniger organisatorischen und technischen Aufwand als andere Beobachtungsmethoden. Jedoch fehlt es an einer standardisierten Referenzgröße, an der sich der Beobachter orientieren könnte. Weiters besteht ein Objektivitätsproblem durch einen Mangel an intersubjektiver Übereinstimmung bei der Verwendung von Skalen und eine mögliche Bedeutungsüberschneidung der Ratingskalen (Faßnacht, 1995). Besonders hier sind ein intensives Beobachtertraining und der Nachweis einer Beobachterübereinstimmung notwendig (Greve & Wentura, 1991).

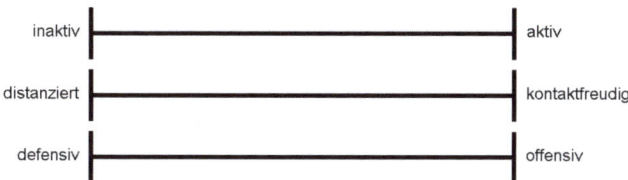

inaktiv ———————————— aktiv

distanziert ———————————— kontaktfreudig

defensiv ———————————— offensiv

Abb. 28
Streckenskala oder auch visuelle Analogskala (VAS)

18.4 Probleme der Verhaltensbeobachtung

Durch Voreingenommenheit des Beobachters können Daten unbewusst verfälscht werden. Hierzu zählt der *Erwartungseffekt* des Beobachters, also das Einordnen eines Verhaltens in eine Verhaltenskategorie, die nicht das Verhalten des Menschen oder des Tieres reflektiert, sondern die Erwartungshaltung des Beobachters. Dies geschieht, wenn der Beobachter hypothesenkonform beobachtet und somit sämtliche Beobachtungen in eine Richtung verzerrt, und tritt besonders dann auf, wenn Verhaltensmerkmale im Vorfeld nicht eindeutig definiert wurden (Naguib, 2006). „Grenzen zwischen zwei Verhaltenskategorien sollten so klar definiert sein, dass der Entscheidungsrahmen durch den Beobachter bei der Datenprotokollierung möglichst gering ist" (Naguib, 2006, S. 40). Weiters besteht die Gefahr der Anpassung des Beobachteten an das Verhalten des Beobachters, auch *„Kluger Hans"-Effekt* genannt. Dabei können unbewusste Bewegungen des Beobachters dazu führen, dass der Beobachtete sein Verhalten der Erwartungshaltung des Beobachters anpasst. Um diesem Problem vorzubeugen, gibt es verschiedene Möglichkeiten. Einerseits bieten sich Videoaufnahmen an, andererseits die Möglichkeit, den Beobachter nicht wissen zu lassen, wie die Fragestellung lautet (Naguib, 2006). Manche Aktivitäten oder auch manche Individuen werden eventuell stärker durch die Anwesenheit eines Experimentators beeinflusst als andere und somit kann es zu einer ungleichmäßigen Beeinflussung bereits während der Datennahme kommen. Psychologen und Soziologen sind sich schon seit langem darüber im Klaren, dass Veränderungen im Verhalten der Probanden alleine durch die Aufmerksamkeit, die ihnen der Experimentator schenkt, entstehen können. Man spricht dabei vom *Hawthorne-Effekt* (Martin & Bateson, 2006). Ein weiterer Beobachtungsfehler ist der *Halo-Effekt*. Bei diesem Wahrnehmungseffekt erzeugen einzelne Eigenschaften einer Person, häufig besonders hervorstechende, ausgeprägte Eigenschaften, einen Eindruck, der den Gesamteindruck unverhältnismäßig beeinflusst. Bei der *zentralen Tendenz* werden seitens des Beobachters extreme Urteile vermieden und tendenziell mittlere Skalenbereiche gewählt. Der *Primacy-Recency-Effekt* führt dazu, dass der erste und letzte Eindruck beziehungsweise Information gegenüber anderen Informationen bevorzugt wird und somit die Gesamtbeobachtung beträchtlich beeinflussen kann. Eine weitere Fehlerquelle ist der *Milde-Härte-Fehler*, bei dem die zu beobachtende Person zu positiv oder zu negativ beurteilt wird. Die *Rater-Ratee-Interaktion* beschreibt eine Urteilsverzerrung, bei der der Beobachter eine Merkmalsausprägung einer Person entweder in gegensätzliche Richtung (Kontrastfehler) in Bezug auf eine eigene Merkmalsausprägung oder in die gleiche Richtung (Ähnlichkeitsfehler) in Bezug auf eine eigene Merkmalsausprägung beurteilt. Unter *Observer Drift* versteht man die Veränderung des Standards eines Beobachters im Laufe der Datennahme. Dies kann durch geringere Motivation, Müdigkeit, aber auch durch steigende Routine geschehen.

Bei der Planung und Durchführung von Beobachtungen ist es besonders wichtig, sich dieser Beobachtungsfehler bewusst zu sein und das Versuchsdesign so aufzubauen, dass Fehler möglichst vermieden werden können. Dies ist zum Beispiel durch besonders genaue Definitionen der Verhaltensweisen möglich, die mittels Vorversuchen eingeübt und bei Bedarf noch verfeinert werden können.

18.5 Zusammenfassung

Dieses Kapitel über Methoden der Verhaltensbeobachtung soll dazu dienen, einen Einblick in mögliche Zugänge der Beobachtung von Mensch und Tier zu bekommen und die der Forschungsfrage entsprechende, optimale Methode zur Dokumentation von Verhalten kennenzulernen. Hierbei ist es wichtig, Vorversuche zu machen, um die gewählte Methode zu testen und eventuell zu optimieren. Quantität und Qualität der Beobachtung sollten nicht beliebig gewählt werden, sondern in Anbetracht dessen, was notwendig ist, um auswertbare Daten zu bekommen, mit denen die zuvor aufgestellte Hypothese bestätigt oder falsifiziert werden kann. Beobachtungen sind besonders gut geeignet, um Interaktionen und Körpersprache möglichst objektiv zu dokumentieren und um Verhalten zu beurteilen. Hierbei ist jedoch immer zu beachten, dass eine Vielzahl an Beobachterfehlern mitspielen kann. Eine Reliabilitätsanalyse zwischen und innerhalb der Beobachter ist bei der Beobachtung und Beurteilung von Verhalten wesentlich.

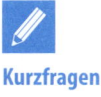

Kurzfragen

1 Was sind die Tinbergen'schen Ebenen?
2 Was ist ein Ethogramm? Wie sollte es aufgebaut sein?
3 Welche Messgrößen gibt es? Wozu dienen sie?
4 Welche Methoden der Probennahme gibt es? Wann wird welche Methode verwendet?
5 Wie kann ich Verhalten protokollieren?
6 Welche möglichen Probleme/Fehler sind bei Verhaltensbeobachtungen zu beachten?

Literatur

Bortz, J. & Döring, N. (2003). *Forschungsmethoden und Evaluation für Human- und Sozialwissenschaftler.* Berlin: Springer Verlag.

Eibl-Eibesfeld, I. (1999). *Grundriss der vergleichenden Verhaltensforschung.* München: Piper Verlag.

Faßnacht, G. (1995). *Systematische Verhaltensbeobachtung.* München: Ernst Reinhardt Verlag.

Greve, W. & Wentura, D. (1991). *Wissenschaftliche Beobachtung in der Psychologie.* München: Quintessenz Verlag.

Kotrschal, K. (2003). *Im Egoismus vereint? Tiere und Menschentiere – das neue Weltbild der Verhaltensforschung.* Fürth: Filander Verlag.

Martin, P., & Bateson P. (2007). *Measuring Behaviour. An Introductory Guide.* Cambridge: Cambridge University Press.

Naguib, M. (2006). *Methoden der Verhaltensbiologie.* Berlin: Springer Verlag.

Tinbergen, N. (1963). On aims and methods of ethology. *Zeitschrift für Tierpsychologie, 20*, 410–433.

Weiterführende Literatur

Alcock, J. (2006). *Animal Behavior. Das Original mit Übersetzungshilfen* (8. Aufl.). Heidelberg: Spektrum Akademischer Verlag.

Eibl-Eibesfeld, I. (2004). *Die Biologie des menschlichen Verhaltens: Grundriss der Humanethologie. Grundlagen der Humanethologie.* Vierkirchen: Blank Media.

19 Psychologische Gesprächsführung in der Klinischen Psychologie

Julia C. McElheney & Oswald D. Kothgassner

„Man kann nicht *nicht* kommunizieren!" (Watzlawik, 1969)

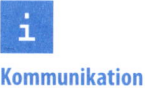

Kommunikation

Ziel dieses Kapitels ist die Vermittlung theoretischen Wissens und praktischer Anwendung hinsichtlich des wohl wichtigsten Werkzeuges der Klinischen Psychologen und Psychotherapeuten: Kommunikation und Gesprächsführung. Zum einen werden Theorien näher erläutert, die als Grundlage für den praktischen Alltag im Umgang mit Klienten dienen, zum anderen werden konkrete Beispiele für Formulierungen im Gespräch mit Klienten im Rahmen der klinisch-psychologischen Arbeit dargestellt. Paul Watzlawik (1969) hat die psychologische Gesprächsführung mit dem oben zitierten Satz geprägt, welcher vermittelt, dass jedes Verhalten (verbal und nonverbal) Mitteilungscharakter hat. In diesem Zusammenhang wird auch die Körpersprache immer wieder miteinfließen, um ihre Wichtigkeit in Verbindung mit der psychologischen Gesprächsführung zu unterstreichen.

19.1 Die Anatomie einer Nachricht / vier Seiten einer Nachricht

Der Grundvorgang der zwischenmenschlichen Kommunikation besteht aus einem Sender, einem Empfänger und der Nachricht. Der Sender möchte dem Empfänger mittels seiner Nachricht etwas mitteilen. Dem Empfänger obliegt es, diese Nachricht zu entschlüsseln und darauf zu reagieren. In der Regel stimmen gesendete und empfangene Nachricht überein, sodass eine Verständigung stattfinden kann (Schulz von Thun, 2008). Die Schwierigkeit, die sich hierbei ergibt, liegt an der Tatsache, dass eine Nachricht viele verschiedene (bewusste als auch unbewusste) Botschaften enthalten kann. Die Anatomie einer Nachricht lässt sich in vier Aspekte unterteilen, welche anhand eines Beispiels erläutert werden:

zB

Ein Mann zu seiner Frau, die am Steuer sitzt: „Du, da vorne ist grün!"

Der *Sachinhalt* dieser Nachricht beinhaltet die Information, dass die Ampel grün ist. Wenn der Sachinhalt einer Nachricht im Vordergrund steht, geht es um die Vermittlung von Information. Die *Selbstoffenbarungsebene* bezieht sich auf jenen Teil der Nachricht, in der der Sender Informationen über sich selbst preisgibt. Bei diesem Beispiel signalisiert der Sender, dass er wach ist, deutschsprachig ist und die Ampel sieht. Zusätzlich könnte seiner Aussage entnommen werden, dass er es eilig hat, unter Zeitdruck steht oder seine Frau für ihn zu langsam fährt. Die Selbstoffenbarungsebene ist für die psychologische Tätigkeit ausgesprochen wichtig, da auf dieser Ebene der Klient implizit Informationen von sich preisgibt, ohne sich dezidiert über diese zu äußern.

Auf der *Beziehungsebene* signalisiert der Sender, wie er zum Empfänger steht, also welche Beziehung sie zueinander haben. Diese zeigt sich im Tonfall, in der gewählten Formulierung, der Mimik und der Gestik. Anhand des oben genannten Beispiels könnte angenommen werden, dass der Mann seiner Frau das Autofahren nicht zutraut. Wenn die Frau barsch reagiert, so gilt ihre Abneigung nicht dem Sachinhalt (grüne Ampel), sondern der Tatsache, dass sie annimmt, ihr Mann traue ihr das Autofahren nicht zu (Beziehungsebene). Wenn also eine Nachricht gesendet wird, dann wird zu dieser immer die Beziehung zwischen Sender und Empfänger mitgeschickt. Die letzte Ebene stellt der *Appell* dar. Dieser ist darauf ausgerichtet, einen Einfluss auf den Sender zu nehmen. Bei unserem Beispiel ist der Appell an die Frau, schneller zu fahren, um die grüne Ampel noch zu erwischen.

zB

Zur Verdeutlichung soll ein Beispiel aufgezeigt werden:
Chef zum Assistenten: „Es ist kein Kaffee mehr da."
- **Sachinhalt:** „Es ist kein Kaffee mehr da."
- **Selbstoffenbarung:** „Ich möchte Kaffee trinken." / „Als Chef brauche ich mich nicht darum zu kümmern. Ich habe Wichtigeres zu tun." / „Ich will nicht direkte Anordnungen geben müssen, weil ich Gehorsam ohne direkte Anweisung bequemer finde." / „Bitten passt nicht zu meinem Status, und befehlen macht mir Schuldgefühle."
- **Beziehung:** „Als Vorgesetzter erwarte ich, dass Sie meine Wünsche erfüllen." / „Wenn ich Tatsachen benenne, haben Sie selbstständig die Konsequenzen daraus zu ziehen, auch ohne direkte Anweisung." / „Wenn ich Kaffee haben möchte, interessiert es mich dabei nicht, ob Sie sich als Assistent abgewertet fühlen; schließlich muss es doch jemand machen."

- **Appell:** „Besorgen Sie Kaffee!" / „Fühlen Sie sich verantwortlich und achten Sie selbst darauf, ob noch genügend Kaffee da ist." / „Haben Sie Verständnis für meine Bedürfnisse!"

Zusammenfassend kann festgehalten werden, dass eine Nachricht viele Botschaften enthält, unabhängig davon, ob der Sender dies beabsichtigt oder nicht. In den bisherigen Beispielen war die gesendete Botschaft bzw. die betreffende Ebene relativ verständlich und klar. Im Alltag (und vor allem in der Arbeit mit Klienten) ist dies selten so schön der Fall.

Ein weiterer wesentlicher Aspekt zwischenmenschlicher Kommunikation ist das Senden von *impliziten und expliziten Nachrichten*. Unter „explizit" wird die sprachlich direkt angesprochene Nachricht verstanden. Der implizite Teil der Nachricht bezieht sich auf den nicht ausformulierten Teil, der aber interpretiert werden kann. Ein Beispiel für eine explizite Nachricht wäre: „Erna, hol Bier!" Die implizite Nachricht würde lauten: „Erna, das Bier ist alle!" (Schulz von Thun, 2004). In diesem Zusammenhang werden auch *kongruente und inkongruente Nachrichten* unterschieden. Wenn Körpersprache, Stimmlage und Tonfall mit der verbalen Aussage übereinstimmen, wird von kongruenten Nachrichten gesprochen. Ist dies nicht der Fall, handelt es sich um inkongruente Nachrichten.

Ein weiterer wesentlicher Aspekt der zwischenmenschlichen Kommunikation besteht im Empfangen einer Nachricht. Wie bereits besprochen, kann der Sender seine Nachricht auf unterschiedlichen Ebenen an den Empfänger senden. In diesem Zusammenhang obliegt es dann dem Empfänger, die Nachricht zu verstehen und auf sie zu reagieren. Dieser empfängt die Nachricht mit vier Ohren, also ein Ohr für jede Seite der Nachricht (Schulz von Thun, 2004). Das bedeutet, dass der Empfänger die Auswahl hat, auf welcher Ebene er die Nachricht wahrnimmt und auf welcher er dann reagiert. Dies macht die zwischenmenschliche Kommunikation kompliziert, denn der Empfänger hat die freie Auswahl, auf welche Seite der Nachricht er Bezug nehmen möchte. Bei vielen Empfängern ist ein Ohr besonders gut ausgebildet. Dies ist jenes, auf welchem vom Empfänger am häufigsten gehört wird. Das Sachohr ist z. B. bei Akademikern besonders gut ausgebildet. Diese stürzen sich auf die Sachseite der Nachricht und vernachlässigen vielleicht das Beziehungs-, Appell- oder Selbstoffenbarungsohr. Dies wird dann problematisch, wenn die wesentliche Information nicht auf der Sachebene, sondern auf einer der anderen Ebenen zu finden ist.

zB

Folgendes Beispiel soll dies verdeutlichen:
„Frau zu ihrem Mann: ‚Liebst du mich noch?'
Mann: ‚Nun, weißt du, da müssen wir erst einmal den Begriff Liebe definieren,
da kann man ja nun sehr viel drunter verstehen ...'" (Schulz von Thun, 2008)
Dieses Beispiel illustriert, wie dieses Paar aneinander vorbeiredet.

Zusammenfassend kann festgehalten werden, dass zwischenmenschliche Kommunikation ein komplexes Konstrukt darstellt. Eine Nachricht kann viele explizite und implizite, kongruente und inkongruente Botschaften beinhalten, die vom Sender beabsichtigt und unbeabsichtigt mitgeteilt werden. Der Empfänger muss diese Nachricht entschlüsseln und dementsprechend reagieren. Die Reaktion basiert auf der Ausprägung des Sach-, Beziehungs-, Appell- und Selbstoffenbarungsohrs sowie auf den bisherigen Erfahrungen.

19.2 Psychologische Gesprächsführung

Eine wichtige Schlüsselkompetenz eines Psychologen stellt einerseits die Fähigkeit dar, den Klienten „zum Reden zu bringen", andererseits den Klienten in seinem Redefluss zu unterstützen und zu fördern. Die Grundhaltungen des Psychologen, die ein angenehmes Gesprächsklima begünstigen, sind Akzeptanz, Empathie und Kongruenz (Rogers, 1994).

i

Akzeptanz – Empathie – Kongruenz

Unter *Akzeptanz* wird verstanden, dass der Therapeut sich bemüht, dem Patienten unbedingte, d.h. eine nicht an Bedingungen gebundene Wertschätzung entgegenzubringen. Der Klient soll angenommen werden, unabhängig davon, was er äußert.
Empathie wird definiert als der Versuch des Psychologen, sich in das Erleben des Klienten einzufühlen. Er bemüht sich, Gefühle und Empfindungen des Klienten zu verstehen.
Kongruenz wird im Sinne von Übereinstimmung definiert. Das Innere des Psychologen soll mit dem gezeigten Verhalten (Mimik, Gestik, Worte) übereinstimmen und authentisch sein.

TIPP

Drei Grundhaltungen

Diese drei Grundhaltungen – Akzeptanz, Empathie und Kongruenz – hängen stark zusammen und stellen die Grundlage für ein angenehmes wie auch wertschätzendes Gesprächsklima dar.

19.2.1 Aktives Zuhören und Körpersprache

In weiterer Folge soll das Prinzip des aktiven Zuhörens dargestellt werden (Dahmer & Dahmer, 2003). Diese Art der Gesprächsführung soll dem Klienten durch bestimmte Formen des Zuhörens und Fragens helfen, offen über seine Belastungen und Probleme zu sprechen. Wesentlich für die Signalisierung des aktiven Zuhörens seitens des Psychologen ist die Körpersprache. Der Psychologe signalisiert sowohl mit seiner Stimme als auch mit seiner Körpersprache seine Grundhaltung gegenüber dem Klienten (Argyle, 2005). Dem Klienten sollte durch Körperhaltung und Stimmlage (ruhig, langsam und verständlich sprechen) vermittelt werden, dass der Psychologe ihm interessiert zuhört, auf ihn eingeht und ihm Hilfestellungen bieten will. Der Psychologe signalisiert seine Aufmerksamkeit beispielsweise durch Kopfnicken, einen freundlich zugewandten Blick und entspannte Körperhaltung sowie durch verbale Äußerungen wie „ja", „mhm", „genau", „aha" etc. Beim Blickkontakt ist es wichtig, darauf zu achten, dass der Psychologe den Klienten nicht durchgehend anstarrt. Auch wenn Blickkontakt die Aufnahmebereitschaft des Psychologen gegenüber dem Klienten signalisiert, so wirkt doch durchgehendes Anstarren einschüchternd und beängstigend (Dahmer & Dahmer, 2003). Arme und Beine des Psychologen sollten ruhig gehalten werden, jedoch sollten die Arme nicht verschränkt sein, da dies als Barriere und Abwertung interpretiert werden könnte. Ein leicht vorgeneigter Kopf sowie eine Schrägneigung kann Aufforderungscharakter und Interesse signalisieren. Der Psychologe benutzt motorische Ausdrucksbewegungen, um die Teilnahme und Mitverfolgung am Gespräch zu zeigen.

Der Psychologe sollte weiters auf die Sitzanordnung achten. Sitzt der Psychologe dem Klienten direkt gegenüber, erinnert das Gespräch an ein Verhör. Weit weniger konfrontativ hat sich eine leicht seitlich ausgerichtete Sitzposition erwiesen (Argyle, 2005). Somit haben sowohl Klient als auch Psychologe genügend „Raum" und können sich gegenseitig austauschen.

Beim aktiven Zuhören geht es nicht nur um Informationssammlung, sondern auch darum, zu erfahren, wie der Klient sich selbst, seine Mitmenschen, sein Bezugssystem und seine derzeitige Lebenssituation erlebt (Dahmer & Dahmer, 2003; Weisbach, 2001). Wie unterstützt ein Psychologe seinen Klienten, damit dieser das Gefühl hat, offen über seine Problematik sprechen zu können? In diesem Zusammenhang sei zusätzlich zum aktiven Zuhören auf Fragetechniken sowie förderliche Gesprächsmethoden hingewiesen. Fragen haben im psychologischen Gespräch mehrere Bedeutungen. Zum einen dienen sie als Grundlage des Informationsgewinns, zum anderen sollen sie den Klienten Interesse, Aufmerksamkeit und Wichtigkeit signalisieren. Je nach Fragetechnik wirken Fragen auch gesprächsmotivierend.

19.2.2 Förderliches Gesprächsverhalten

Um einen umfassenden Eindruck des Klienten zu erhalten, ist es förderlich, nicht festlegende Formulierungen, also möglichst *offene, ungerichtete Fragen* zu stellen. Diese wirken für den Klienten als Aufforderung, über sich selbst und seine Umgebung zu berichten, über sich selbst und seine Probleme nachzudenken sowie sein subjektives Erleben zu schildern (Bachmair, Faber, Hennig, Kolb & Willig, 1999; Dahmer & Dahmer, 2003). Beispiele hierfür wären: „Was führt Sie zu mir?", „Können Sie mir mehr über … erzählen?", „Können Sie … näher beschreiben?" Bei offenen Fragen entscheidet der Klient, wo er zu erzählen anfängt, und wird nicht gleich vom Psychologen in eine Themenrichtung gelenkt. Je fortgeschrittener das Gespräch ist, desto konkreter kann der Psychologe seine Fragen stellen, vor allem wenn es um die Exploration der Probleme und Belastungen geht. Unter *offenen sondierten Fragen* sind solche Fragen definiert, die mit Wann, Wer, Wie eingeleitet werden und dem Klienten die Möglichkeit bieten, bei Bedarf Näheres zu einem konkreten Thema zu berichten.

Geschlossene Fragen (Antwort Ja/Nein) hingegen dienen dem Ziel, konkrete Informationen zu erheben. Bei diesen geht es hauptsächlich um den Sachverhalt an sich und weniger um den emotionalen Zustand und Hintergrund des Patienten. Einen weiteren wesentlichen Aspekt bei Fragetechniken stellen *Suggestivfragen* dar. Diese sind insofern hinderlich, als sie eine bereits vorgefasste Meinung des Psychologen signalisieren und möglicherweise nicht der Realität entsprechen (z. B. „Bis jetzt haben Sie eine gute Ehe geführt?"; Dahmer & Dahmer, 2003). Weiters ist beim Stellen der *Warum-Frage* Vorsicht geboten. Diese Frage verleitet den Klienten, sich zu rechtfertigen, indem er eine rationale Erklärung für sein Verhalten sucht. Außerdem haben Warum-Fragen einen kritisierenden Beigeschmack. Für gewöhnlich ist auch das Fehlen der Antwort auf eine Warum-Frage der Grund, weshalb der Klient den Psychologen aufsucht. Eine bessere Formulierung einer Warum-Frage wäre z. B.: „Haben Sie eine Erklärung für das Auftreten der Panikattacken?" oder: „Haben Sie eigene Theorien zur Entstehung dieser Angstzustände?"

Darüber hinaus ist es wichtig, dass der Psychologe auf Methoden achtet, die das Gespräch fördern und für den Klienten motivierend wirken.

Eine Gesprächsmethode stellt das *Paraphrasieren* dar. Das Paraphrasieren ist ein erklärendes, verdeutlichendes Umschreiben des Sachverhaltes mit anderen Worten und stellt eine Möglichkeit dar, Gedanken und Gefühle noch deutlicher wahrzunehmen. Durch das Paraphrasieren signalisiert der Psychologe verbal Interesse und Aufmerksamkeit, welches auch beziehungsförderlich ist, da sich der Klient verstanden fühlt.

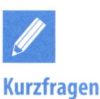

„Schüler: ‚Ich kann das einfach nicht. Ich bin dafür nicht begabt. Mein Bruder war in Deutsch genauso schlecht. Wie soll das nur weitergehen?‘
Berater: ‚Du glaubst, dass du in Deutsch unbegabt bist, und weißt nicht, wie du dich verbessern kannst.‘" (Bachmair et al., 1999)

Eine weitere verbale Methode stellt das *Konkretisieren* dar. Hier versucht der Psychologe durch Nachfragen ein besseres Verständnis für die Schilderungen des Klienten zu erheben. Es geht um die Präzisierung des Problems und der damit einhergehenden Gefühle sowie die Relativierung von Absolutaussagen und systematischen Denkfehlern.

Die Gesprächsmethode des *Spiegelns* wird definiert als das Annehmen („Spiegeln") der Körpersprache, des Tonfalls, der Stimmlage, Lautstärke und Sprache des Klienten. Dadurch zeigt der Psychologe dem Klienten, dass er sich an seinen emotionalen Zustand anpasst. Beim Spiegeln ist es wichtig, zu beachten, dass es nicht zu einer Nachahmung des Klienten kommt, sondern dass es um Empathie und Verständnis geht.

Am Ende des Gesprächs sollten die wichtigsten Punkte zusammengefasst werden, um dem Klienten zu signalisieren, dass der Psychologe ihm aktiv zugehört hat. Weiters ist es an dieser Stelle möglich, bisherige Unklarheiten und Missverständnisse aufzuklären (Weisbach, 2001).

1 Wie lauten die vier Seiten einer Nachricht?
2 Welche Grundhaltungen sollte ein Psychologe dem Klienten signalisieren?
3 Was bedeutet „aktives Zuhören"?
4 Welche förderlichen Gesprächshaltungen gibt es?

Kurzfragen

Literatur

Argyle, M. (2005): *Körpersprache und Kommunikation.* Paderborn: Jungfermann (v. a. Kapitel „Körperhaltung und räumliches Verhalten").

Rogers, C. R. (1994). *Die nicht-direktive Beratung.* Frankfurt: Fischer.

Dahmer, H. & Dahmer, J. (2003). *Gesprächsführung. Eine praktische Anleitung.* Stuttgart: Thieme.

Schulz von Thun, F. (2004). *Miteinander Reden 1. Störungen und Klärungen.* Reinbeck bei Hamburg: Rowohlt.

Schulz von Thun, F. (2003). *Miteinander Reden 2. Stile, Werte und Persönlichkeitsentwicklung. Differentielle Psychologie der Kommunikation.* Reinbeck bei Hamburg: Rowohlt.

Schulz von Thun, F., Ruppel, J. & Stratmann, R. (2003). *Miteinander Reden: Kommunikationspsychologie für Führungskräfte.* Reinbeck bei Hamburg: Rowohlt.

Weisbach, C.-R. (2001). *Professionelle Gesprächsführung. Ein praxisnahes Übungs- und Lesebuch.* München: dtv.

Weiterführende Literatur

Bachmair, S., Faber, J., Hennig, C., Kolb, R. & Willig, W. (1999). *Beraten will gelernt sein. Ein praktisches Lehrbuch für Anfänger und Fortgeschrittene.* Weinheim: Beltz.

Culley, S. (2002). *Beratung als Prozess. Lehrbuch kommunikativer Fertigkeiten.* Weinheim: Beltz.

Kryspin-Exner, I., Lueger-Schuster, B. & Weber, G. (1998). *Klinische Psychologie und Gesundheitspsychologie. Postgraduale Aus- und Weiterbildung.* Wien: WUV.

20 Klinisch-psychologische Forschung und Ethik: Was würde Kant sagen?

Anna Felnhofer

Im Folgenden soll anhand eines fiktiven Beispiels aufgezeigt werden, welche Aspekte klinisch-psychologischer Forschung aus ethischer Sicht problematisch sein können und daher einer eingehenden ethischen Reflexion bedürfen. Solche ethischen Dilemmata werden im Verlauf des Textes in Anlehnung an die vier Prinzipien von Beauchamp und Childress diskutiert sowie mit den Forschungsrichtlinien der Ethikkommission für Psychologie der Universität Wien verglichen, um dem Leser einen möglichst umfassenden Einblick in die Thematik zu gewährleisten. Ferner werden außergesetzliche ethische Regelwerke vorgestellt, deren Notwendigkeit und Wichtigkeit für die Forschung am Menschen anhand diverser historischer Beispiele untermauert werden soll. Ziel dieses Kapitels ist es, den Leser für ethische Probleme in der psychologischen Forschung zu sensibilisieren und aufzuzeigen, wo er sich in Form von Richtlinien Entscheidungshilfen holen kann.

Ein Forscherteam einer österreichischen Klinik führt eine klinisch-psychologische Studie an Patienten mit einer Panikstörung durch, in der untersucht werden soll, ob eine einmalige Exposition mit dem jeweiligen panikauslösenden Reiz (z. B. Spinnen) in weiterer Folge zu einer Erhöhung oder Reduktion der Symptomatik (z. B. Herzrasen, Schwitzen) und zu einer Zu- oder Abnahme von Panikattacken führt. Hierzu werden aus der klinikeigenen Ambulanz zwei Stichproben von Patienten angeworben, indem ihnen eine neuartige klinisch-psychologische Behandlung in Aussicht gestellt wird. Nachdem jedoch mehr Personen als erwartet ihr Interesse an einer Teilnahme bekunden, beschließt das Forscherteam unter dem Druck eines engen Budgetrahmens nur diejenigen Personen einzuschließen, von denen es annimmt, dass sie die optimalen Voraussetzungen für eine Teilnahme mitbringen. Die Teilnehmer, insgesamt 20 Personen, werden zu einem bestimmten Termin in die Ambulanz bestellt und darüber informiert, dass ihre physiologischen Reaktionen auf die Darbietung diverser Videoaufzeichnungen gemessen werden sollen. Im Folgenden wird eine Gruppe – die Versuchsgruppe – dem panikinduzierenden Reiz ausgesetzt, wohingegen die Kontrollgruppe nicht mit dem Reiz konfrontiert wird. Anschließend werden die Teilnehmer nach Hause entlassen und über eine Zeitspanne von einem Monat mehrmals in die Ambulanz beordert, um vor laufender Kamera in einem semistrukturierten Interview über ihr aktuelles Befinden und die Anzahl der Panikattacken zu berichten. Nach einem Monat sind die Daten erhoben, die statistischen Analysen jedoch bringen nicht die erwarteten signifikanten Unterschiede zwischen Versuchsgruppe und Kontrollgruppe. Dennoch entschließt sich das Forscherteam, die Daten mit einer kleinen Modifikation – der Erhöhung der Anzahl der Studienteilnehmer auf 30 und dem Bericht von teilsignifikanten Resultaten – in einer renommierten Fachzeitschrift zu publizieren. Bei dem Verfassen des Artikels entfacht jedoch ein Streit zwischen den Forschern um die Reihenfolge der Nennung auf dem Artikel, sodass sich schlussendlich drei Forscher durchsetzen und auf eigene Faust, ohne Nennung der Kollegen, den Artikel einreichen. Zur Freude der drei Forscher wird der Artikel von zwei Reviewern als wichtiger Beitrag zum wissenschaftlichen Fortschritt anerkannt und angenommen.

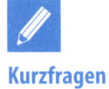

Kurzfragen

1 Überlegen Sie sich, was bei dieser Studie verbessert werden könnte! Was fällt Ihnen positiv, was negativ auf?
2 Können Sie ethisch fragwürdige Aspekte der Untersuchung finden und benennen?

Im weiteren Verlauf des Kapitels sollen die Schwächen der Studie von einem ethischen Standpunkt aus reflektiert und obige Fragen beantwortet werden.

20.1 Hintergrund

Was sollen wir tun? Diese Frage, die Kant einst im Rahmen seiner Überlegungen zu einer angewandten Ethik stellte (Kant, 1785), bildet die Grundlage und den Ausgangspunkt jeglicher ethischer Reflexion und sollte klinisch-psychologischen Studien stets leitgebend vorausgehen. Eine genauere Betrachtung der Geschichte psychologischer Forschung zeigt jedoch, dass eine Ethik, wie sie heute aufgefasst und angewendet wird, nicht immer handlungsanleitend war.

Ein prominentes Beispiel für ethisch bedenkliche Untersuchungen aus den Anfängen der Psychologie ist das sogenannte „*Little Albert Experiment*" (Watson & Rayner, 1920), in welchem einem Säugling mithilfe der Methode der klassischen Konditionierung Angst vor Ratten beigebracht wurde. Berichten zufolge generalisierte folglich die Angst des Kindes und übertrug sich auf Kaninchen sowie Menschenhaar und Pelz. Noch bevor „Little Albert" entsprechend desensibilisiert werden konnte, soll seine Mutter das Experiment abgebrochen haben, sodass über den weiteren Werdegang des Kindes nichts bekannt ist (Schorr, 1984).

Ein wohl weit bekannteres Beispiel als das des „Little Albert" stellt jenes Experiment dar, das erstmals 1961 von Stanley *Milgram* in New Haven durchgeführt wurde und dazu dienen sollte, der Frage nachzugehen, wie weit Menschen autoritären Anweisungen zu folgen bereit sind, selbst wenn diese in einem direkten Widerspruch zu ihrem Gewissen stehen (Milgram, 1974). Die Versuchsteilnehmer, sogenannte „Lehrer", wurden darin einem ungemein großen Druck seitens der „Experimentatoren" ausgesetzt, ihren „Schülern" immer stärkere Stromschläge zu verabreichen, was in weiterer Folge zu Gewissensbissen, einem aufgewühlten Gemütszustand und Unwohlsein führte.

Die oben angeführten Darstellungen, derer es in der Psychologie und vor allem auch in der Medizin zahlreiche gibt (siehe z. B. auch das Stanford-Prison-Experiment oder die Tuskegee-Syphilis-Studien), dienen plakativ der Veranschaulichung einer Notwendigkeit ethischer Reflexion im Sinne Kants.

Im Rahmen der *Tuskegee-Syphilis-Studien* wurden von 1932 bis 1972 fast 400 an Syphilis erkrankte afroamerikanische Männer beobachtet und trotz der Entdeckung eines wirksamen Medikaments (Penicillin) nicht behandelt (Gray, 1998).

Das im Jahre 1971 von Philip Zimbardo durchgeführte *Stanford-Prison-Experiment* hatte zum Ziel, menschliches Verhalten unter den Bedingungen einer Gefangenschaft zu erforschen. Nach Eskalation der Situation – einige der teilnehmenden Studierenden, die in „Wärter" und „Gefangene" aufgeteilt waren, zeigten extreme Stressreaktionen – musste das Experiment jedoch abgebrochen werden (Zimbardo, 2005).

Nicht selten kommt es bei der Planung und Durchführung sowie nach Abschluss einer wissenschaftlichen Studie zu ethischen Dilemmata, die der Forscher mit großer Sensibilität zu reflektieren hat und bei deren Auflösung diverse außergesetzliche Regelwerke dem Forscher Unterstützung bieten.

20.2 Ethische Regelwerke

Als ein Beginn der Bemühungen um international geltende, außergesetzliche Regelwerke kann der Nürnberger Kodex (Mitscherlich & Mielke, 1960) angesehen werden, der 1947 während der Nürnberger Ärzteprozesse im Lichte der menschenverachtenden Experimente in den Konzentrationslagern formuliert und seither mehrmals revidiert wurde. Der Kodex besteht aus 10 Punkten und enthält anerkannte rechtliche und ethische Grundsätze zur Forschung am Menschen. Ein weitaus differenzierteres und moderneres Regelwerk als der Nürnberger

Kodex stellt die 1964 vom Weltärztebund (World Medical Association, WMA, 2008) veröffentlichte und seitdem ebenfalls mehrfach revidierte Deklaration von Helsinki dar, die allen mit Menschen forschenden Wissenschaftern Hilfestellung bei ethischen Dilemmata in Form von Leitlinien zum ethisch korrekten Forschen bietet.

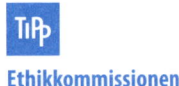

Nürnberger Kodex & Deklaration von Helsinki

Der Nürnberger Kodex und die Deklaration von Helsinki bilden zwei international geltende außergesetzliche Regelwerke zur ethisch vertretbaren Forschung am Menschen.

In Österreich bietet der *Berufskodex für Klinische PsychologInnen und GesundheitspsychologInnen* mit seinen ethischen Richtlinien einen Orientierungspunkt für forschende Psychologen (BÖP, 2000), bei weiter reichenden Fragestellungen jedoch gibt es die Möglichkeit, wissenschaftliche Studien vor Beginn der Untersuchung bei sogenannten Ethikkommissionen für eine ethische Begutachtung einzureichen.

Ethikkommissionen

Auf nationaler Ebene stehen dem Forscher lokale *Ethikkommissionen* in ethischen Belangen beratend zur Seite. In Wien hat sich hierfür auf eine Empfehlung der Deutschen Gesellschaft für Psychologie (DGPs), an Universitäten lokale Ethikkommissionen einzurichten, z. B. die Ethikkommission für Psychologie an der Universität Wien konstituiert (http://www.univie.ac.at/ethikkommission/).

20.3 Ethische Richtlinien

Vor allem die Ethikkommission für Psychologie an der Universität Wien (Ethikkommission, 2006) hat es sich zur Aufgabe gemacht, umfassende und differenzierte Richtlinien für die psychologische Forschung am Menschen zu erstellen (siehe Tab. 8). Diese beruhen auf den 1979 von Beauchamp und Childress (2001) ausgearbeiteten ethischen Prinzipien des *respect for autonomy* (Autonomieprinzip), *nonmaleficence* (Nichtschadensprinzip), *beneficence* (Fürsorgeprinzip) und *justice* (Gerechtigkeitsprinzip).

Tab. 7
Ethische Richtlinien für die psychologische Forschung (Ethikkommission 2006),
basierend auf den ethischen Prinzipien von Beauchamp und Childress (2001)

Prinzipien	Richtlinien der Ethikkommission für Psychologie (2006)	
Respect for autonomy	Informed Consent	Die freiwillige, informierte Zustimmung zu einem Forschungsvorhaben setzt voraus, dass dem Teilnehmer alle Informationen hinsichtlich Inhalt, Ziel und Konsequenzen der Studie mitgeteilt wurden und er frei entscheiden darf, ob er teilnehmen möchte.
Nonmaleficence	Verantwortung	Anderen darf weder physischer noch psychischer Schaden zugefügt oder verursacht werden. Das Wohlergehen, die Sicherheit und die Gesundheit der betroffenen Personen müssen sichergestellt sein.
	Grenzen der Forschung	Forschende müssen sich der Grenzen ihrer Forschungsmethoden sowie der möglichen Schlussfolgerungen aus ihren Ergebnissen bewusst sein.
Beneficence	Ethisches Bewusstsein	Forschende müssen nicht nur über entsprechende fachliche, sondern darüber hinaus über Abwägungs- und Beurteilungskompetenzen auch in ethischer Hinsicht verfügen.
	Allgemeiner Respekt	Forschende sollten gegenüber den Teilnehmern eine wertschätzende und respektierende Haltung einnehmen und diese in ihren Handlungen zum Ausdruck bringen.
Justice	Gerechtigkeit	Forschende sollen sich im Umgang mit Teilnehmern um eine gerechte Behandlung bemühen, die nicht die Angehörigen einer Gruppe (z. B. Versuchsgruppe) gegenüber einer anderen bevorzugt.
	Regeln guter wissenschaftlicher Praxis	Die Regeln guter wissenschaftlicher Praxis umfassen allgemeine Prinzipien wissenschaftlicher Arbeit, wie a) die Arbeit lege artis, b) die Dokumentation der Resultate, c) das konsequente Anzweifeln aller Ergebnisse sowie d) die Wahrung strikter Ehrlichkeit im Hinblick auf die Beiträge von Partnern, Konkurrenten und Vorgängern.

Kehren wir zu dem eingangs zur Diskussion gestellten Beispiel der fiktiven Panikstörungsstudie zurück und versuchen wir, die genannten Prinzipien sowie die Richtlinien der Ethikkommission auf diese Untersuchung anzuwenden: Zunächst fällt auf, dass die Studie, wie sie von dem Forscherteam konzipiert wurde, nicht nur methodisch, sondern auch ethisch fragwürdig erscheint. Allein die plötzliche und ohne jegliche Vorwarnung stattfindende Konfrontation der Teilnehmer mit dem Reiz, der die Symptome und infolgedessen auch weitere Panikattacken auslöste, lässt eine kaum bis gar nicht am Beneficence- bzw. Nonmaleficence-Prinzip orientierte Vorgehensweise vermuten. Für Experten ihres Fachs, in diesem Fall Psychologen, sollte allein aufgrund der in der Literatur befindlichen Ergebnisse abzusehen sein, dass mit einer solchen Exposition psychischer wie auch physischer Schaden für die Teilnehmer verbunden sein kann. Sie sollten sich darüber hinaus der

Grenzen ihrer Forschungsmethoden bewusst sein und abschätzen können, dass die von ihnen geplante Studie mit jeweils 10 Personen pro Gruppe zu keinem statistisch abgesicherten Ergebnis führen kann und daher von vornherein zu unterlassen ist. Ferner rechtfertigt eine methodisch schlechte Konzipierung der Studie in keiner Weise den Aufwand, der den Teilnehmern durch ihre Mitarbeit daran entsteht.

---

i

Das Beneficence-Prinzip und das Nonmaleficence-Prinzip

- Das *Beneficence-Prinzip* beinhaltet den Aspekt der Fürsorge und Verantwortung gegenüber den Teilnehmern. Das Wohlergehen und die Sicherheit der Personen müssen sichergestellt sein.
- Das *Nonmaleficence-Prinzip* hingegen besagt, dass anderen weder physischer noch psychischer Schaden zugefügt oder verursacht werden darf.

Des Weiteren fällt auf, dass die Forscher dieser fiktiven Studie zunächst ihre Teilnehmer mit einer neuen, vermeintlich effektiven Behandlungsmöglichkeit ködern wollen, als sie jedoch feststellen, dass die Anzahl der Interessierten ihr Budget übersteigt, beschließen sie, nur diejenigen Personen auszuwählen, die ihnen am geeignetsten erscheinen. Indem sie den nicht aufgenommenen Personen keinerlei Alternative zur Studienteilnahme und damit zum Zugang zu der neuen Behandlungsmethode bieten, verstoßen sie gegen das Justice-Prinzip, wonach darauf zu achten ist, dass möglichst alle Personen die gleichen Chancen auf eine Teilnahme bzw. auf eine Alternative dazu haben.

---

i

Justice-Prinzip

Das *Justice-Prinzip* besagt, dass alle Teilnehmer im Sinne von Fairness gleich behandelt werden und über die gleichen Rechte und die gleichen Chancen verfügen sollen.

Ein weiterer wichtiger Aspekt, den das fiktive Forscherteam in seiner Studie gänzlich außer Acht lässt, bezieht sich auf das erste von Beauchamp und Childress (2001) formulierte Prinzip, den Respekt vor der Autonomie des Patienten, und betrifft hierbei vor allem den *Informed Consent*. Im Rahmen eines Informed Consent bzw. einer *Einwilligung nach Aufklärung* ist darauf zu achten, dass der Teilnehmer über die Studie sowie über deren Inhalt, Ziel und Zweck informiert und umfassend aufgeklärt wird. Darüber hinaus muss die Person selbstbestimmt, d.h. ohne jeglichen äußeren Zwang einer Teilnahme an der Studie zustimmen, damit der Informed Consent gültig ist.

Das Prinzip des *respect for autonomy* geht davon aus, dass Menschen autonome und selbstbestimmte Wesen sind. Diese Annahme spiegelt sich im Informed-Consent-Prozess wider, der jeder Studie vorausgehen muss.

Respect for autonomy

Ferner ist an der fiktiven Studie zu kritisieren, dass die Teilnehmer nicht nur über den Inhalt der Studie im Unklaren gelassen, sondern vielmehr hinsichtlich deren Inhalt getäuscht werden und über diese Täuschung im Nachhinein vom Forscherteam nicht aufgeklärt werden. Anstatt darüber in Kenntnis gesetzt zu werden, dass beobachtet werden soll, ob eine Exposition mit dem panikauslösenden Reiz zu einer Vermehrung der Panikattacken führt, wird den Teilnehmern mitgeteilt, dass lediglich physiologische Messungen an ihnen durchgeführt werden sollen.

Eine *Täuschung* darf nur dann vorgenommen werden, wenn der zu erwartende Nutzen die mit der Täuschung einhergehenden Nachteile rechtfertigt, keine anderen Verfahrensweisen zur Verfügung stehen, keine nachhaltigen Schädigungen zu erwarten sind und wenn die Teilnehmer zum frühestmöglichen Zeitpunkt über die Täuschung informiert werden.

Täuschungen

Der letzte Punkt, welcher in Bezug auf die Beispielstudie anzuführen ist, betrifft die Weiterverbreitung der Ergebnisse in der Scientific Community im Sinne einer Publikation in einer Fachzeitschrift, die Peer Reviews zur Qualitätssicherung einsetzt (vgl. hierzu die Richtlinien der APA, 2001). Hier verstoßen Teammitglieder gegen die Regeln guter wissenschaftlicher Praxis, indem sie zum einen die Resultate verfälschen, indem sie die Anzahl der Teilnehmer auf 30 erhöhen und nicht vorhandene signifikante Unterschiede berichten, und zum anderen die Mitarbeit ihrer Kollegen unterschlagen und diese in der Publikation nicht als Koautoren erwähnen.

Gute wissenschaftliche Praxis beinhaltet den Schutz geistigen Eigentums, die wahrheitsgemäße Dokumentation und Wiedergabe der Ergebnisse sowie die Vermeidung wissenschaftlichen Fehlverhaltens bei sich selbst und bei Kollegen.

Gute wissenschaftliche Praxis

Insgesamt lässt sich diese fiktive Studie wohl in die Reihe derjenigen psychologischen Experimente einordnen, die eingangs kritisch erwähnt wurden. Festzuhalten ist, dass jene Studien wie auch das fiktive Beispiel in ihren Kosten-Nutzen-Erwägungen wohl eher in Richtung des Nutzens der daraus zu gewinnenden wissenschaftlichen Erkenntnis denn in Richtung der vom Teilnehmenden zu tragenden Kosten, wie z. B. bleibende physische oder psychische Beeinträchtigungen, argumentiert haben. Dank ausdifferenzierter außergesetzlicher Regelwerke und der Einrichtung von Ethikkommissionen finden diese Kosten-Nutzen-Erwägungen heute häufig in Anlehnung an bestehende ethische Richtlinien sowie in Begleitung von Ethikvoten statt, sodass in der (psychologischen) Forschung zusehends dem kategorischen Imperativ Kants entsprochen wird, man solle „nur nach derjenigen Maxime [handeln], durch die [man] zugleich wollen [kann], dass sie ein allgemeines Gesetz werde" (Kant, 1785).

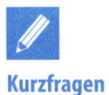

Kurzfragen

1   Kennen Sie weitere psychologische Studien, die ähnlich den angeführten historischen Beispielen ethisch fragwürdig erscheinen?
2   Welches der oben genannten ethischen Prinzipien von Beauchamp und Childress wurde in der angeführten Tuskegee-Syphilis-Studie / im Stanford-Prison-Experiment missachtet?
3   Wofür sind Ethikkommissionen zuständig und weshalb sind sie für den Forscher so wichtig?
4   Was kann unter dem Begriff „wissenschaftliches Fehlverhalten" subsumiert werden?

Literatur

American Psychological Association. (2001). *Publication Manual of the American Psychological Association.* Washington, D. C.: American Psychological Association.

Beauchamp, T., & Childress, J. (2001). *Principles of biomedical ethics* (5th ed.). Oxford: Oxford University Press.

Berufsverband österreichischer Psychologinnen und Psychologen/BÖP. (2000). *Berufskodex. Ethikrichtlinien für Klinische Psycholog/Innen und Gesundheitspsycholog/Innen.* Zugriff am 30. November 2010 unter http://www.boep.eu/fileadmin/editor_upload/ETHIKRL.pdf.

Ethikkommission (2006). *Ethikkommission für Psychologie der Universität Wien. Ethische Richtlinien.* Zugriff am 30. November 2010 unter http://www.univie.ac.at/ethikkommission/index.php.

Kant, I. (1785). *Grundlegung zur Metaphysik der Sitten.* Akademie-Ausgabe Kant Werke IV. Riga: Hatknoch.

Milgram, S. (1974). *Obedience to authority.* New York: Harper.

Mitscherlich, A. & Mielke, F. (Hrsg.). (1960). *Medizin ohne Menschlichkeit. Dokumente des Nürnberger Ärzteprozesses*. Frankfurt am Main: Fischer-Bücherei.

Schorr, A. (1984). *Die Verhaltenstherapie: Ihre Geschichte von den Anfängen bis zur Gegenwart*. Weinheim: Beltz.

Watson, J., & Rayner, R. (1920). Conditioned emotional reaction. *Journal of Experimental Psychology, 3*, 1–14.

WMA (2008). WMA Declaration of Helsinki – Ethical Principles for Medical Research Involving Human Subjects. Zugriff am 30. November 2010 unter http://www.wma.net/en/30publications/10policies/b3/index.html.

Weiterführende Literatur

Gray, F. D. (1998). *The Tuskegee Syphilis Study: The Real Story and Beyond*. Louisville: New South Books.

Strohm Kitchener, K. (2000). *Foundations of ethical practice, research, and teaching in psychology*. Mahwah, New Jersey: Lawrence Erlbaum Associates.

Vollmann, J. (2008). *Patientenselbstbestimmung und Selbstbestimmungsfähigkeit. Beiträge zur Klinischen Ethik*. Stuttgart: Kohlhammer.

Zimbardo, P. (2005). *Das Stanford Gefängnis Experiment. Eine Simulationsstudie über die Sozialpsychologie der Haft* (3. Aufl.). Goch: Santiago Verlag.

Publikation

21 „Publish or Perish": eine Einführung in den Raubtierkäfig Wissenschaft

Doris Weber & Oswald D. Kothgassner

Die Welt der Wissenschaft gleicht tatsächlich einem Raubtierkäfig. Illustrativ für viele Bereiche der wissenschaftlichen Forschung ist dabei die Erfindung des Telefons. Alexander Graham Bell gilt allgemein als Erfinder des Telefonapparates. Seine Erfindung basierte jedoch lediglich auf einem Modell, dessen Pläne er zufällig in die Hände bekam. 1854 versuchte Charles Bourseul, die wissenschaftliche Welt davon zu überzeugen, dass die Übertragung von Tönen über längere Strecken möglich sei. Seine Erfindung wurde damals jedoch weder von der Scientific Community noch von der Öffentlichkeit als plausibel erachtet und er wurde für verrückt erklärt. Nur sechs Jahre später entwickelte Antonio Meucci eine Fernsprechverbindung und konnte diese auf Zeit patentieren. Da er jedoch zur Erneuerung des Patentes kein Geld zur Verfügung hatte, verlor er es wieder und seine damaligen Entwürfe fielen in Bells Hände. Dieser reichte nach einer Adaptierung der Pläne das Patent für den Fernsprechapparat ein, und das zwei Stunden vor Elisha Gray, der einen ähnlichen Entwurf einreichte – was einen Rechtsstreit nach sich zog. Bell profitierte zudem von der Grundlagenforschung von Philipp Reis und bemühte sich zusammen mit Thomas A. Watson, den Reis'schen Apparat nachzubauen und ihn in sein Telefon zu integrieren. Wer also war nun der Erfinder des Telefons? Charles Bourseul, der als verrückt bezeichnet wurde? Antonio Meucci, der verarmt starb? Gray, der versuchte, sein eigenes Konzept zu patentieren, und unglücklicherweise zu spät kam? Reis oder Watson, die wesentliche Arbeit in den Bell'schen Apparat steckten? Die Geschichte der Wissenschaft jedoch spricht Alexander Bell die Ehre der Erfindung zu, obgleich es viele andere gab, die mitwirkten oder bereits eigene Konzepte entwickelt hatten. Die Wissenschaft glaubte Bourseul einfach nicht, Meucci hatte kein Geld, Reis und Watson waren zu unscheinbar und Gray war zu langsam. Bell hatte, wie man im Sport sagt, einfach das beste Gesamtpaket!

Wie aber funktioniert wissenschaftliche Arbeit in der heutigen Zeit? Dazu zählen Fragen wie, welche Journals überhaupt infrage kommen, um Manuskripte einzureichen, und wieso es keine Freundschaften bei Autorenreihen gibt. Wie man mit Referees (Reviewern) und Verlegern

(Editoren) umgehen sollte – und was verflixt ist noch mal dieser Impact Factor? Es ist heute noch notwendig, im richtigen Journal zur richtigen Zeit zu publizieren, damit man wahrgenommen und akzeptiert wird, ähnlich wie bereits in der Zeit der Entstehung des Telefons. Leider ist einer der wesentlichsten Faktoren für Erfolg aber immer noch das Glück und der Zufall.

Die nachstehenden Kapitel 22 bis 25 befassen sich ausführlich mit diesen Themen, dennoch sollen hier bereits als Übersicht Fallgruben und Probleme des wissenschaftlichen Arbeitsprozesses kurz erläutert werden.

21.1 Wissenschaftliche Zeitschriften (Journals)

Am Beginn des Publikationsprozesses steht die Frage, in welchem Journal eine Studie präsentiert werden soll. Zu beachten ist hier, dass es sich um ein neues Thema oder eine neue Interpretation eines Themas handeln sollte, da sich andernfalls kein Journal dafür interessieren wird. Im nächsten Schritt ist zu überlegen, ob es sich um ein generelles Thema von allgemeiner Relevanz oder in einem sehr weiten Bereich oder aber um ein spezielles Thema in nur einem oder einem sehr umgrenzten Bereich handelt. Im ersten Fall würde sich eine Publikation in einem generellen Journal anbieten, im zweiten Fall eher in einem speziellen Journal. Abhängig von der Art der Zeitschrift besitzt ein Journal mehr (meist generelles Journal) oder weniger (meist spezielles Journal) Impact Factor.

21.2 Impact Factor

Der Journal Impact Factor (JIF) gibt an, welche durchschnittliche Zitierungsrate die Artikel einer Zeitschrift in einem bestimmten Jahr erzielt haben. Er gibt die „relative Bedeutung" eines Journals innerhalb des Fachgebietes an und bezieht sich auf die gesamte Zeitschrift, somit ist er nicht repräsentativ für einzelne Artikel oder Autoren. Die Berechnung des Impact Factor wird vom Institute of Scientific Information (ISI) vorgenommen und wird in Kapitel 23 näher besprochen. Generell ist die Aussagekraft der Berechnung des Impact Factor zu kritisieren. Denn durch die Herausgabe von Proceedings oder Letters kann der Herausgeber den Impact Factor des Journal künstlich erhöhen. Des Weiteren können sich verschiedene Journals oder mehrere Autoren zu sogenannten „Zitiergemeinschaften" zusammenschließen, um den Impact Factor zu erhöhen. Eine bessere Alternative zum Impact Factor wäre der

Science Impact Index (SII). Dieser ist autorenabhängig und kann auf geprüfte Gütekriterien verweisen. Für den SII würde die obige Kritik nicht gelten. Durch das System des Impact Factor kommt es zur Diskriminierung von alternativen und neuen Wissenschaften und Forschungsrichtungen („Matthäus-Effekt"). Auch wird nur von ISI bestimmt, was als „wissenschaftliche Zeitschrift" gilt. Ein weiteres Problem ist, dass es durch Manipulation zu groben Verzerrungen des Impact Factor kommen kann. Verleger können in den Autorenrichtlinien (inoffiziell) vorgeben, dass hauseigene Artikel zitiert werden, um den Impact Factor eines Journals zu erhöhen. Auch die Vergleichbarkeit zwischen Subdisziplinen ist durch den Impact Factor nicht gewährleistet, trotzdem werden solche Vergleiche angestellt und die Qualität der wissenschaftlichen Forschung eines Autors festgelegt.

Der Matthäus-Effekt beruht auf einem Zitat aus dem Matthäusevangelium: „Denn der da hat, dem wird gegeben werden, dass er Fülle habe; wer aber nicht hat, von dem wird auch genommen, was er hat." (Mt 25,29)

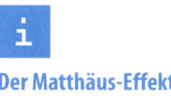

Der Matthäus-Effekt

21.3 Verleger (Editor) und Autoren

Bei der Einreichung eines Manuskriptes bei einem Journal ist darauf zu achten, dass dieses in wissenschaftlicher Sprache abgefasst ist und einen wissenschaftlichen Mehrwert enthält. Ein Entwurf des Papers soll vorgelegt werden, der den thematischen Vorgaben des Journals angepasst ist. Nicht ungern wird dabei das Zitieren von Publikationen des eigenen Journals gesehen, so wie auch Autoren gerne sich selbst zitieren möchten. Das ist insofern verständlich, da der wissenschaftliche Wert eines Autors an der Zahl seiner Zitierungen gemessen wird. Zwar gibt es Systeme, in denen Selbstzitierungen ausgenommen sind, dennoch erfüllen diese auch einen Zweck: Wenn ein Artikel eines bestimmten Autors von einem anderen Wissenschafter gefunden worden ist, stößt er durch die Referenzliste auf andere Artikel des Autors und kann diese dann in seiner Arbeit zitieren. Die Autorenreihenfolge ist meistens der Grund, warum im wissenschaftlichen Bereich so wenige Freundschaften, dafür viele (stille) Feindschaften bestehen. Erstautorenschaften und Letztautorenschaften sind sehr begehrt, kennzeichnet doch die Erstautorenschaft den Hauptteil der Arbeit am Artikel und die Letztautorenschaft die Hauptverantwortung an derselben. Tatsächlich setzen sich viele Forschungsleiter jedoch an die erste Stelle und ihren Mentor an die letzte. Die Hauptarbeit gebührt vermutlich dem Zweit- oder Drittautor.

Fair? Nun, nein, aber es ist Part of the Game. „Mühsam nährt sich das Eichhörnchen", denken sich viele, und sie haben recht. Stück für Stück und mit vielen Publikationen und geschickten Verhandlungen innerhalb seines eigenen Teams kann man in der Wissenschaft punkten.

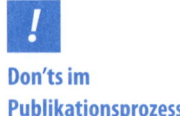

Don'ts im Publikationsprozess

Wesentlich für einen Autor ist es, die Don'ts im Publikationsprozess zu kennen. Diese betreffen ethische Belange ebenso wie die Usancen der wissenschaftlichen Disziplin. Viele Wissenschafter wünschen sich, den Review-Prozess abzukürzen. Das ist jedoch leider eine Utopie, das Journal braucht so lange, wie es eben braucht, um die Reviews und die Editorenmeinung einzuholen. Die Idee, in zwei Journals gleichzeitig einzureichen, wäre daher eine interessante Option! Aber … es wäre das Ende der wissenschaftlichen Laufbahn! Dies zeigt ein reales Beispiel: Ein Autor, der zwei identische Manuskripte bei zwei verschiedenen Journals einreichte, die dann auch beide publiziert wurden, sah sich dem Plagiatsvorwurf ausgesetzt und wurde von keinem Journal des Fachbereiches mehr angenommen (Abelson, 1982). Ein anderes Beispiel bezieht sich auf die oft gestellte Frage: Können Tabellen oder Abbildungen kopiert werden? Nein, denn das wäre ja auch eine Form des Plagiats. Tabellen sollten im Text und mit Zitation angeführt werden, für Abbildungen müssen Genehmigungen eingeholt werden, vorausgesetzt, die Abbildung wird reproduziert und die wesentlichen Charakteristiken sind nicht mehr darin enthalten (Gustavii, 2008)!

21.4 Peer-Review-Prozess

Die beim Verleger eingereichten Entwürfe werden sogenannten Reviewern (meist 2 oder 3) übergeben. Diese Reviewer sollten generell aus dem wissenschaftlichen Bereich des Forschers kommen und sind im Normalfall anonym. Die Beurteilung der Reviewer ist entscheidend dafür, ob das Paper angenommen wird oder nicht. Der Review-Prozess dauert meist über 3 Monate. Reviewer beurteilen ein Paper nach mehreren Gesichtspunkten. Optimal sind ein klarer, aussagekräftiger Titel sowie eine umfassende, aber trotzdem nicht zu lange Einleitung, welche den aktuellen Forschungsstand ausreichend beschreibt. Die Beschreibung der angewendeten Methode sowie die Präsentation der Ergebnisse sollen klar und nachvollziehbar sein.

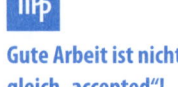

Gute Arbeit ist nicht gleich „accepted"!

Der Forscher Hans Krebs beschrieb in einem Artikel einen Zyklus, der später als der „Krebs cycle" bekannt wurde. Der Editor von *Nature* lehnte den Artikel 1937 ab und gab ihn nicht einmal in den Peer-Review-Prozess. Hans Krebs versuchte sein Glück bei der Zeitschrift *Enzymologia* und bekam aufgrund der Veröffentlichung 1953 den Nobelpreis. Im Normalfall ist es ein Hin und Her zwischen Autoren, Reviewern und Editoren. Die Autoren wollen nichts ändern, Reviewer leben davon, Schwachstellen zu finden, und die Editoren möchten so kurze Artikel wie möglich, denn jede Seite ist bares Geld. Diesen Kompromiss wollen wir hier als Sisyphos' Hölle bezeichnen, denn es scheint, als würde dieser Review-Prozess nie enden!

Am Ende des Peer-Review-Prozesses gibt es verschiedene Ausgänge. Das Paper kann sofort angenommen werden; dies geschieht jedoch in den seltensten Fällen, meist wird nach einer Revision verlangt. Im ungünstigsten Fall kommt es zu einer Zurückweisung. In diesem Fall sollte man sein Anspruchsniveau etwas zurückschrauben und es bei einem niedrigeren Journal noch einmal versuchen. Andere mögliche Ausgänge sind kleinere Änderungen, bei denen nur kurze Passagen oder kleine Fehler beseitigt werden müssen, oder grundsätzliche Änderungen, bei denen auch neue Berechnungen notwendig sind oder auch die Wahl des statistischen Verfahrens unklar war. Eine Ablehnung mit Möglichkeit einer Neueinreichung ist ebenfalls denkbar, in diesem Fall müssen umfassende Änderungen auf experimenteller und didaktischer Ebene empfohlen werden.

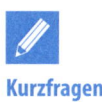

Kurzfragen

1 Was ist der Impact Factor?
2 Was sind die Probleme des Impact-Faktors?
3 Welche Alternativen gibt es zum Impact Factor?
4 Welche Aufgabe hat ein Peer Review?

Literatur

Abelson, P. H. (1982). Excessive zeal to publish. *Science, 218*, 953.
Gustavii, B. (2008). *How to write and illustrate a scientific paper* (2nd ed.). Cambridge: Cambridge University Press.

22 Arten wissenschaftlichen Outputs

Birgit U. Stetina & Gregor D. J. Stetina

Die neuen Medien haben die Arten des wissenschaftlichen Outputs revolutioniert. Mittlerweile haben schon manche Onlinejournals den herkömmlichen Papierausgaben den Rang abgelaufen, beispielsweise das *Journal of Medical Internet Research* oder das *Journal of Computer-Mediated Communication*. Darüber hinaus gibt es durchaus auch andere Onlinedokumente, die für eine Recherche brauchbar sind und eine Möglichkeit für eigene Veröffentlichungen darstellen. Die Publikationstätigkeit eines Wissenschafters beschränkt sich selten nur auf die Präsentation von Ergebnissen in Fachzeitschriften, vielmehr werden auch andere Formen der wissenschaftlichen Arbeit honoriert (wenn auch in unterschiedlichem Maße). Dennoch haben verschiedene Präsentationsformen auch unterschiedliche Vor- und Nachteile. In der folgenden Aufstellung wurde die sogenannte „graue Literatur" ausgespart. Dabei handelt es sich unter anderem um Dissertationen und Diplomarbeiten, die zwar wissenschaftlicher Output sind, jedoch vielen Kriterien der Wissenschaftlichkeit nicht einheitlich entsprechen.

22.1 Warum überhaupt publizieren?

Die Leistung eines Wissenschafters wird zu einem beachtlichen Teil an der Publikationsleistung gemessen. Veröffentlichungen sind auch für Praktiker in vielen Berufen ein Plus, erhöhen das Ansehen und natürlich auch die Chancen am Arbeitsmarkt. Man kann also gar nicht früh genug anfangen, bei Veröffentlichungen mitzuwirken. An jedem Institut werden begeisterte und interessierte Studierende gerne in den Publikationsprozess miteingebunden. Bei einer solchen Mitwirkung, die manchmal sogar mit einer Koautorenschaft belohnt wird, können die Studierenden eine Menge über die Vorgehensweise lernen.

Welche Motivation kann es noch geben, etwas zu veröffentlichen? Eine wunderbare Zusammenstellung verschiedenster Motive gibt Fischer (2002) in seinem Onlinemanuskript zu einem Seminar über wissenschaftliches Schreiben. Er unterscheidet dabei in altbekannter Weise intrinsische und extrinsische Motivationsfaktoren.

Intrinsisch (Unmut über fehlendes Wissen, Karriere, Ego, Lebenserwerb)
- der Wunsch, anderen das Leben zu erleichtern und Hilfen zu geben
- Dokumentation der eigenen Qualifikation für potenzielle zukünftige Arbeitgeber
- Dokumentation der Qualifikation für potenzielle Geldgeber (Forschung ist in der Regel drittmittelfinanziert)
- Notwendigkeit für die persönliche Karriere (Publikationsanzahl und -qualität ist bei Hochschulkarrieren ausschlaggebend, Dissertation oder Habilitation ohne Veröffentlichungen unmöglich)
- Revierverhalten, Anerkennung („Dies ist mein Arbeitsgebiet!", „Schaut her, was ich geleistet habe!")

Extrinsisch (Systemanforderungen)
- im Rahmen der Ausbildung erwartete Leistung (Diplomarbeit ist integraler Bestandteil der Ausbildung)
- von Geldgebern erwartete Leistung (Dokumentation des geförderten Projektes).
- von der Institution erwartete Leistung (bestimmte Institute erwarten höhere Publikationsraten als andere)

Motivationsfaktoren, die zur Publikation von Ergebnissen beitragen

22.2 Worauf ist beim Publizieren zu achten?

Neben dem Zeitmanagement und der guten Planung einer Publikation sind einige Punkte besonders erwähnenswert, die an anderer Stelle in diesem Buch genauer erläutert werden. An dieser Stelle soll trotzdem noch einmal auf moralische Ansprüche in der wissenschaftlichen Darstellung Bezug genommen werden. So ist z. B. jede benutzte Quelle anzuführen. Diese Vorgehensweise unterstützt die verlangte Nachvollziehbarkeit, Reliabilität (Zuverlässigkeit) und Validität (Gültigkeit) wissenschaftlichen Outputs. Weiters ist zu beachten, dass Plagiate kein „Kavaliersdelikt" sind, sondern strafbar und meist mit der Aberkennung verschiedenster akademischer Grade oder auf jeden Fall mit verminderter Glaubwürdigkeit einhergehen. Wichtig ist auch, zu wissen, wann und wo eine Referenz nachgeschlagen werden sollte. Liest man in einem Artikel über eine andere möglicherweise spannende Untersuchung (siehe Schneeballsystem), so muss der Originalbeitrag auf jeden Fall eingesehen werden. Eine Menge an Recherche- oder Verständnisfehlern wird in bestimmten Forschungsbereichen lange Zeit falsch weiterberichtet, weil offenbar die Originalarbeiten nicht herangezogen werden.

22.3 Wissenschaftliche Forschungsartikel in Peer-Reviewed Journals

Peer-Reviewed Journals beinhalten die neuesten Ergebnisse eines Fachgebietes, die Artikel werden überdies auch noch von Experten (den Reviewern oder Referees) geprüft. Solche Journals können außerdem unterschieden werden in Zeitschriften mit und ohne Impact Factor. Zeitschriften mit ausgewiesenem Impact Factor haben ein größeres Ansehen in der Scientific Community. Fachzeitschriften, in denen Forschungsartikel publiziert werden, erscheinen meist periodisch und können auch oft vorab im Internet abgefragt werden. Diese Möglichkeit hat sich in den letzten Jahren enorm verbreitet. Häufig können Artikel bereits ab dem Zeitpunkt der Aufnahme in eine zukünftige Ausgabe (Zitierung ist dann mit „accepted" bzw. „akzeptiert" möglich, oder „in press" bzw. „in Druck" – je nach Zeitpunkt der Angabe) online eingesehen werden. Es ergeben sich aus den verbesserten Möglichkeiten nicht nur Vorteile für Autoren, sondern auch für die Recherche – mehr Aktualität, ein Nachteil von Printzeitschriften, der durch die Onlineausgaben zunehmend reduziert wird.

Vor- und Nachteile von Peer-Reviewed-Zeitschriften

Vorteile	Nachteile
• mittlere Aktualität	• arbeitsintensiv
• Vermarktung und schnelle Verfügbarkeit des Artikels für andere Forscher	• häufig lange Review-Zeiten
• starkes Ansehen	

Aktualität

Zur Aktualität ist zu sagen, dass es teilweise über ein Jahr dauern kann, bis ein Artikel angenommen wird und publiziert ist. Dieser Prozess ist von der Redaktion des betreffenden Journals abhängig.
Ohne einen Freizugang sind auch die Kosten für den Erwerb der meisten Peer-Reviewed Journals enorm.

Wie bereits ausgeführt, gibt es in vielen Fachbereichen mittlerweile hochrangige Onlinejournals. Bei den meisten dieser Journals ist die Zeit bis zur Publikation eines Beitrages wesentlich kürzer als bei Printformaten – ist ja auch nachvollziehbar.

Publikation in einem Peer-Reviewed Online-journal

Des Weiteren soll hier auch noch die Problematik der Veröffentlichung von Forschungsarbeiten in Journals ohne Peer-Review angesprochen werden. Das Problem ist, dass ein Forschungsergebnis schlecht bis unmöglich erneut in einem hochrangigen Journal publiziert werden kann, wenn es bereits davor in einem populärwissenschaftlichen Magazin abgedruckt wurde.

Gute Forschungsartikel müssen in hochrangigen Peer-Reviewed Journals veröffentlicht werden!

Die guten Ergebnisse niemals verpulvern!

22.4 Review

Ein Review ist eine wissenschaftliche Zusammenstellung der wichtigsten Erkenntnisse aus einem Forschungsbereich, die zu einem bestimmten Zeitpunkt und über einen ebenfalls bestimmten, meist definierten Zeitraum verfasst wird.
Aber Achtung: Ein Review ist auch eine kritische Betrachtung und Beurteilung eines Beitrages. Die sogenannten Reviewer verpflichten sich, eingereichte Artikel nach den Regeln des State of the Art zu beurteilen und Annahme, Abänderung oder etwaige Ablehnung zu empfehlen.

Was ist ein Review?

Auch bei Reviews ist es wichtig, in welchem Journal es publiziert wurde (siehe Impact Factor). Das Schreiben eines guten Reviews ist schwerer, als es manchmal den Anschein hat. Es unterscheidet sich stark vom Forschungsartikel, da es dem Leser Überblick und Verständnis für einen ganzen Fachbereich ermöglichen soll.

Vorteile
- umfangreiche Zusammenfassung eines Themenbereichs
- mittlere Aktualität
- meist Einstiegsliteratur für Jungwissenschafter

Nachteile
- arbeitsintensiv
- eher weniger Zitierungen von Reviews als von Forschungsartikeln
- manchmal lange Review-Zeiten

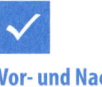

Vor- und Nachteile von Reviews

22.5 Konferenzpapers, Proceedings, wissenschaftliche Poster und Vorträge

Die allerneuesten, aktuellen Forschungsergebnisse können auf Kongressen präsentiert werden. Diese Ergebnisse können unter gewissen Voraussetzungen (z. B. Verzicht auf ein langes Conference Paper, sondern nur Abstract in einem Proceeding; Band mit geringer Wortanzahl pro Beitrag) ohne weiteres auch noch in Peer-Reviewed Journals publiziert werden. Die Präsentation auf Kongressen kann sozusagen als „Testlauf" für wissenschaftliche Ergebnisse gesehen werden, bei dem man sich Input holt und seine Ergebnisse das erste Mal in die Welt hinausträgt.

Vor- und Nachteile von Konferenzpapers, Proceedings, wissenschaftlichen Postern und Vorträgen

Vorteile
- besonders hohe Aktualität
- Inputs von anderen Wissenschaftern

Nachteile
- Vortragsreisen sind meist kostenintensiv
- starke Unterschiede zwischen den Beiträgen verursachen oft vorgefertigte Skepsis

22.6 Beitrag in einem Herausgeberwerk

Ein oder mehrere Editoren veröffentlichen ein Buch, in dem einige andere Wissenschafter einzelne Beiträge zu bestimmten Themen verfassen. Beiträge in einem Herausgeberwerk zählen wenig bis gar nichts, sind aber gut für die Reputation junger Wissenschafter. Aber auch renommierte Wissenschafter versuchen oft, mit Beiträgen in Herausgeberwerken Einfluss auf den aktuellen Forschungsstand zu nehmen. Selten werden hier jedoch neue Ergebnisse berichtet.

Vor- und Nachteile von Beiträgen in Herausgeberwerken

Vorteile
- Es werden Erkenntnisse mehrerer Experten zu einem Thema dargestellt
- Viele junge Wissenschafter und Studierende orientieren sich an dieser Literatur.

Nachteile
- nicht aktuell
- keine eindeutige Qualitätszuordnung möglich

22.7 Lehrbücher und Monografien

Lehrbücher und Monografien sind umfangreiche Bücher, die einen Problembereich oder ein Fachgebiet systematisch behandeln. Darunter fallen auch Manuale (z. B. Trainingsmanuale), Biografien oder Handbücher. Die Erstellung und didaktische Aufbereitung eines Themengebietes in Form eines Lehrbuchs ist langwierig, was auch den größten Nachteil der Publikation eines Lehrbuches darstellt.

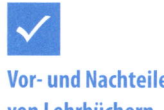

Vorteile	Nachteile
• gute Einführung zu einem breiteren Thema	• nicht sehr spezifisch
• Studierende und auch Lehrende orientieren sich häufig an dieser Literatur (beispielsweise für Prüfungen)	• nicht aktuell
• Autoren können durch ein hervorragendes Lehrbuch einen guten Namen bekommen	

Vor- und Nachteile von Lehrbüchern

Obwohl der „Wert" von Büchern für die wissenschaftliche Karriere sinkt und heute in erster Linie hochrangige Zeitschriftenpublikationen „zählen", hat das Verfassen von Büchern doch auch Vorteile für Autoren. Durch ein gutes Lehrbuch kann ein großer Bekanntheitsgrad erzielt werden und man erhält auch viel Anerkennung von Kollegen. Ein Manual als weiteres Beispiel kann eine ganz andere Gruppe von Personen erreichen und somit auch für Ansehen in bestimmten Zielgruppen mitverantwortlich sein. Allerdings sollte Lesern unbedingt klar sein, dass man mit solchen Büchern nicht reich wird, es sei denn, man schreibt so etwas wie *Harry Potter*.

Literatur

Backhaus, N. & Tuor, R. (2010). *Leitfaden für wissenschaftliches Arbeiten*. Schriftenreihe Humangeographie 18, Zürich: Geographisches Institut der Universität Zürich, Version 7.1, Stand: 7. Juni 2010.

Fischer, A. (2002). *Seminar Verfassen wissenschaftlicher Fachpublikationen*. Zugriff am 26. September 2010 unter http://www.molim.uni-erlangen.de/umaterial/pdfs/schreiben_fischer.pdf.

23 Publikation in Fachzeitschriften

Elisa Helms

Dieses Kapitel widmet sich der Suche nach einer passenden Fachzeit-schrift für eine Publikation. Das Wissen um einige Faktoren, wie den Journal Impact Factor (JIF) und den European Reference Index for the Humanities (ERIH) und deren Entstehung beziehungsweise Berech-nung, ist dabei unerlässlich und wird an dieser Stelle kurz und übergrei-fend erläutert. Durch die sorgfältige Auswahl einer Fachzeitschrift soll die Wahrscheinlichkeit der Veröffentlichung eines Artikels möglichst hochgehalten werden.

Die Suche nach einer passenden Fachzeitschrift (engl. *journal*) sollte schon vor dem endgültigen Verfassen eines Artikels erfolgen, denn die Auswahl der Zeitschrift zieht eine Reihe von Konsequenzen für den Ar-tikel nach sich. Nicht nur die Form wird von den Herausgebern vorge-schrieben, es sollten auch einige Hinweise zu Zitationen und Literatur beachtet werden. Dieser Beitrag soll einen Überblick darüber geben, wie die Suche nach einer passenden Fachzeitschrift gestaltet werden kann, welche Faktoren dabei zu beachten sind und wie ein Artikel an die jeweiligen Ansprüche angepasst wird. Bei der Beurteilung einer Zeitschrift sind zwei Faktoren besonders wichtig: der Journal Impact Factor (JIF) und der European Reference Index for the Humanities (ERIH). Die Entscheidung für oder gegen eine Fachzeitschrift sollte je-doch vorwiegend aufgrund von Themen, Inhalten und Anforderungen gefällt werden. Generell sollten Artikel kompatibel für mehrere Zeit-schriften verfasst werden, um sie im Fall einer Ablehnung nacheinander dort einreichen zu können.

23.1 Die Suche nach passenden Fachzeitschriften

Um einen Artikel zur Publikation zu bringen, ist die Suche nach einer passenden Fachzeitschrift also entscheidend. Bei der Wahl einer be-stimmten Fachzeitschrift oder einer Klasse von Fachzeitschriften sollten ein paar Kriterien beachtet werden, um die Chance einer Veröffentli-chung so hoch wie möglich zu halten.

23.1.1 Themen und Inhalte der Zeitschriften

Das wichtigste Kriterium für eine Veröffentlichung in einer Fachzeitschrift ist der Grad der Übereinstimmung eines Artikels hinsichtlich des Themas, Inhalts (verwendete Methoden und Durchführung) und der Ansprüche an die Form. Konkrete Fälle sind dabei schwer zu beschreiben, im Folgenden wird jedoch ein schrittweises Vorgehen vorgeschlagen.

1 Zunächst sollte man sich einen Überblick zu den Titeln der infrage kommenden Zeitschriften verschaffen (zum Beispiel über die Liste der European Science Foundation zum ERIH). Generell gilt folgende Empfehlung: Je spezieller ein Thema ist, desto spezifischer sollte auch die ausgewählte Fachzeitschrift sein.

Ein Artikel über eine Evaluation eines sozialen Kompetenztrainings passt nicht zu einem „Journal of Cognitive Neuroscience".

Ein Artikel über eine Therapieevaluation bei drogenabhängigen Straftätern passt eher zur Fachzeitschrift „Criminal Behavior and Mental Health" als zum „British Journal of Psychology".

---

2 Außerdem sollte man sich Inhaltsverzeichnisse (engl. *contents*, meist unter *issues* zu finden) sowie Ziele und Anwendungsbereiche (engl. *aims* und *scope*) der am besten passenden Fachzeitschriften auf den Homepages anschauen.

3 Hat man sich ein paar Favoriten ausgesucht, sollte man den Stil, die verwendeten Methoden und die Durchführung der erschienenen Artikel begutachten. Optimal wäre es, wenn man mindestens zwei Artikel zu demselben oder einem sehr ähnlichen Thema mit den gleichen Methoden in einer Fachzeitschrift findet.

4 Nun muss der eigene Artikel in Form und Stil angepasst werden. Viele Instruktionen (engl. *instructions* oder *guidelines*) zur Manuskriptgestaltung sind auf den Homepages oder den letzten Seiten der Zeitschrift zu finden (zum Beispiel *Elsevier's Guide to Publication*).

5 Im Anschluss wird der zu veröffentlichende Artikel der Revision (engl. *Review* oder *Peer-Review*) unterzogen.

Mehrere Gutachter beurteilen und korrigieren einen Artikel. Danach wird er zurück an den Autor geschickt – mit dem Hinweis, dass er nicht veröffentlicht wird (häufig), dass er umfassend überarbeitet werden muss (sehr häufig) oder dass er unmittelbar akzeptiert wird (sehr selten).

Revision/Review

Die Vorschläge der Gutachter (engl. *reviewer*) sollte man zwar beachten und gegebenenfalls wertschätzen, aber auf gar keinen Fall persönlich nehmen.

23.1.2 Journal Impact Factor (JIF)

Der wohl wichtigste Faktor im Hinblick auf Bekanntheit und Karrierechancen bei der Zeitschriftensuche ist der Journal Impact Factor. Der JIF wurde 1963 von E. Garfield entwickelt und soll etwas über die Güte einer Fachzeitschrift aussagen. Er wird jährlich vom Institute for Scientific Information als Social Science Citation Index (SSCI) im *Journal Citation Report* veröffentlicht und sollte in den Universitätsbibliotheken verfügbar sein (Jacobi & Podlrack, 2002).

---

i

Institute for Scientific Information – Take it ISI

Das Institut wurde 1960 von E. Garfield gegründet und veröffentlicht unter anderem den Citation Index für zahlreiche anerkannte Wissenschaften (Natur-, Sozial-, Geisteswissenschaften und Kunst). 1992 hat die Thomson Corporation das Institut erworben und seitdem mehrfach umbenannt. Zurzeit trägt es den Namen *Thomson Reuters Web of Knowledge*.

Leider liegt er häufig nicht in der aktuellsten Form vor, da die Beschaffung sehr kostspielig ist. Auf den Homepages der einzelnen Fachzeitschriften findet man jedoch meist einen Verweis zum eigenen JIF, da für den Zeitschriftenvergleich dieses Maß elementar ist. Der JIF zieht dazu eine Berechnung der Zitationen der Artikel einer Zeitschrift heran, um den Einfluss dieser Fachzeitschrift auf die Wissenschaft anzugeben. Der JIF wird zwar kritisiert und ist in der Fachwelt umstritten, vor allem in Bezug auf die Bewertung von einzelnen Artikeln und Wissenschaftern (Opthof, 1997; Hakansson, 2005), er hat jedoch einen entscheidenden Einfluss auf den Bekanntheitsgrad der Artikel und die Karrierechancen der Autoren.

Da dieser Faktor so bedeutend ist, sollte auch verstanden werden, welche Berechnung sich dahinter verbirgt: Ein aktueller Zwei-Jahres-JIF wird retrospektiv berechnet. Das Bezugsjahr ist das jeweils letzte vergangene Jahr. In diesem Bezugsjahr wurden Artikel der entsprechenden Zeitschrift der vorhergegangenen zwei Jahre in einer bestimmten Anzahl zitiert. Diese Anzahl an Zitationen wird durch die Anzahl der Artikel der Zeitschrift in den vorangegangenen zwei Jahren geteilt.

$$\text{Impact Factor} = \frac{\text{Anzahl der Zitationen der Artikel der vergangenen zwei Jahre im Bezugsjahr}}{\text{Anzahl der Artikel der vergangenen zwei Jahre}}$$

Impact Factor

Hat eine Fachzeitschrift in den Jahren 2008 bis 2009 150 Artikel publiziert und wurden diese Artikel 2010 in 280 Publikationen zitiert, dann ergibt sich ein JIF von 280/150= 1.8666.

Impact Factor

Die Vor- und Nachteile dieser Berechnung sind zahlreich und werden hier zum besseren Verständnis kurz aufgeführt.

Zu den **Vorteilen** zählen die weite Verbreitung des JIF als Standard in der Wissenschaft und seine relativ objektive Berechnung, die nicht von subjektiven Bewertungen abhängt. Befürworter des JIF argumentieren, dass zur Berechnung so gut wie alle relevanten Fachzeitschriften herangezogen werden. Allerdings gibt es auch ein paar Gegenstimmen, die der Meinung sind, dass der JIF eben nicht alle relevanten Fachzeitschriften abdeckt und somit sehr lückenhaft berechnet wird (Hakansson, 2005). Sein großer Einfluss auf die Popularität und Karrierechancen eines Autors (Kupfersmid & Wonderly, 1994) wird sehr kritisch betrachtet. Schon oft wurde festgestellt, dass der JIF eher etwas über Popularität, Trends und Außergewöhnlichkeit als über Qualität aussagt.

Eindeutige **Nachteile** sind dagegen, dass er den honorierenden oder abwertenden Kontext der Zitate vernachlässigt (Opthof, 1997) und vorwiegend englischsprachige Fachzeitschriften berücksichtigt. Als Folge dessen wurde der ERIH entwickelt (siehe Kap. 23.1.3). Ebenso ist die Zeitspanne der Berechnung zu klein. Es werden keine Zitationen der darauffolgenden Jahre beachtet, was für manche Fachbereiche verheerende Folgen hat. Aus diesem Grund wurde der Fünf-Jahres-Impact-Factor für einige Fachbereiche eingeführt. Ferner können spezifische Fachzeitschriften mit geringer Auflage nie einen hohen JIF erreichen, was dazu führt, dass verschiedene Fachbereiche nicht miteinander verglichen werden können. Des Weiteren berücksichtigt der JIF Bücher zu wenig, Konferenzen, Drittmittel, Patente und Forschungsnetzwerke gar nicht und Leserbriefe (engl. *letters*) und Tagungsbände (engl. *proceedings*) nur im Zähler als Zitationen.

Leserbrief und Tagungs-/Konferenz- band

Leserbrief: kurzer Beitrag (max. 500 Wörter), der sich auf bestimmte Artikel, Ausgaben oder andere Leserbriefe bezieht und diese diskutiert

Tagungs-/Konferenzband: schriftliche Ausarbeitungen von Vorträgen einer Konferenz. Teilnehmerlisten und Zusammenfassungen von Diskussionen und Abläufen werden in einem Tagungsband veröffentlicht.

Das führt dazu, dass es für Zeitschriften vorteilhaft ist, möglichst viele Leserbriefe und Tagungsbände zu publizieren. Leider verfälschen einige Zeitschriften ihren JIF auch dadurch, dass sie Artikel bevorzugen, die möglichst viele ihrer eigenen Artikel zitieren. Viele Fachleute warnen davor, einen Rückschluss vom JIF auf die Qualität eines spezifischen Artikels, eines bestimmten Forschungsbereiches oder einzelner Wissenschafter zu ziehen. Der JIF kann nur etwas über die Güte von Forschungsergebnissen aussagen, wenn mindestens fünfzig randomisiert ausgewählte Artikel einer Fachzeitschrift betrachtet werden (Opthof, 1997).

23.1.3 European Reference Index for the Humanities (ERIH)

Der ERIH wurde 2002 entwickelt, um auch Fachzeitschriften aus nicht englischsprachigen Ländern eine qualitative Beurteilung zukommen zu lassen. Die European Science Foundation kam zu dem Schluss, dass vielfältige Zeitschriften aus Europa keinen angemessenen JIF erhalten können und daher unbedingt ein europäisches Äquivalent zum JIF geschaffen werden sollte.

European Science Foundation (ESF)

ESF ist ein seit 1974 bestehendes Netzwerk von nunmehr 79 Forschungseinrichtungen aus 30 europäischen Staaten, welches sich die Förderung von transnationaler und interdisziplinärer Forschung zur Aufgabe gemacht hat.

Jedoch entsteht dieser Index auf eine gänzlich andere Art und Weise als der JIF. Für die Aufstellung des ERIH werden Bewertungen einiger Fachkollegen aus Europa herangezogen. Es findet eine Kategorisierung in drei Gruppen statt. Die Gruppe der A-Zeitschriften besitzt die beste Reputation und die Gruppe der C-Zeitschriften dementsprechend die geringste unter den aufgeführten Zeitschriften.

A-Zeitschriften: internationale Zeitschriften, die weltweit zitiert und wahrgenommen werden und damit über hohen Einfluss und großes Ansehen verfügen
B-Zeitschriften: internationale Zeitschriften mit bedeutendem Einfluss und Popularität über Ländergrenzen hinweg
C-Zeitschriften: Zeitschriften, die einen vorwiegend nationalen Einfluss besitzen und nur gelegentlich internationale Beachtung finden

Das A-B-C der wissenschaftlichen Zeitschriften

Zahlreiche Fachzeitschriften werden jedoch auch hier nicht erfasst. Bei vielen Stellenvergaben und Habilitationsverfahren spielt es eine entscheidende Rolle, wie viele Artikel in A-, B- oder C-Zeitschriften veröffentlicht wurden oder wie hoch der kumulierte JIF der Publikationen ist (Jacobi & Poldrack, 2002). Deshalb ist es manchmal im Hinblick auf die eigene Karriere sinnvoll, sich bei der Publikationseinreichung vornehmlich am ERIH oder JIF zu orientieren.

23.1.4 Weitere Maße

Um den Bekanntheitsgrad von Fachzeitschriften auch auf anderen Ebenen zu beurteilen, kann man die Halbwertszeit oder die Auflage der Zeitschriften betrachten.

Die durchschnittliche Zeitspanne, in der ein Artikel zitiert wird, oder der Zeitraum, nach dem ein Artikel nur noch halb so oft zitiert wird wie direkt nach der Erscheinung.

Citation Half-life (Halbwertszeit)

Einige Autoren meinen, dass es besser wäre, den JIF mit der Halbwertszeit der erschienenen Artikel zu multiplizieren, um die geringe Zitierfrequenz einiger Wissenschaftsbereiche auszugleichen. Vorsichtig sollten subjektive Rankings bewertet werden. Diese können durch subjektive Wahrnehmungen, Zugehörigkeiten, bestimmte Autoren und Interessen verzerrt sein und stimmen wenig miteinander überein. Relativ aufschlussreich hingegen erscheinen die Statistiken der American Psychological Association (2010).

Die APA ist die größte wissenschaftlich-psychologische Gemeinschaft weltweit, welche die Psychologen der Vereinigten Staaten von Amerika repräsentiert.

American Psychological Association (APA)

Hier werden die Ablehnungsquoten einiger Fachzeitschriften aufgeführt, was insofern die Möglichkeit der Annahme des eigenen Artikels aufzeigt. An dieser Liste ist unschwer zu erkennen, dass die Ablehnung eines Artikels nicht selten vorkommt (von 35 % bei *Experimental and Clinical Psychopharmacology* bis 86 % bei *Psychological Methods* in 2008). Da dies selbst den anerkanntesten Wissenschaftern passiert, sollte man es nicht persönlich nehmen, wenn man selbst nach der besten Vorbereitung eine schlechte Revision bekommt oder abgelehnt wird.

23.2 Konsequenzen für die Publikation

Es wurde bereits erwähnt, dass Artikel in Form und Stil an die jeweilige Fachzeitschrift angepasst werden müssen und dass die wichtigsten Informationen dazu auf den Homepages der Zeitschriften zu finden sind. Die meisten Zeitschriften setzen als Formkriterien die APA-Richtlinien voraus (American Psychological Association, 2009), welche durchaus bekannt sein sollten. Dennoch gibt es einige Tipps und Tricks, die man neben Form und Stil beachten sollte. Bei der Vertretung eines bestimmten Standpunktes sollten auch alternative Betrachtungsmöglichkeiten Erwähnung finden, da Gutachter anderer Meinung sein können und zumindest wissen wollen, warum man einem Standpunkt eher kritisch gegenübersteht. Zudem können einige Zitationen aus derselben Fachzeitschrift die Veröffentlichung an dieser Stelle rechtfertigen und begünstigen. Von der Einreichung bis zur Publikation sollte man, zumindest bei Printmedien, mit bis zu drei Jahren rechnen, da der Artikel zum Thema der jeweiligen Ausgabe passen muss. Aufgrund dessen und angesichts des Revisionsverfahrens ist es vorteilhaft, über viel Geduld und starke Nerven zu verfügen, wenn man einen Artikel zur Publikation bringen möchte.

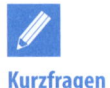

Kurzfragen

1 Welche zwei Faktoren sind für die Beurteilung einer Fachzeitschrift besonders wichtig?
2 Welche Formkriterien werden meistens vorausgesetzt und sollten bekannt sein?
3 Aufgrund welcher Faktoren sollte vorwiegend eine Entscheidung für oder gegen eine Fachzeitschrift gefällt werden?
4 Wie wird der JIF berechnet?

Literatur

Eisenberg, N. (2000). Writing a Literature Review. In R. J. Sternberg (Hrsg.), *Guide to Publishing in Psychology Journals* (S. 17–34). Cambridge: University Press.

Hakansson, A. (2005). The Impact Factor – a dubious measure of scientific quality. *Scandinavian Journal of Primary Health Care, 23,* 193–194.

Jacobi, F. & Poldrack, A. (2002). Die Verbreitung der Ergebnisse: Kongressbeiträge, Fachpublikationen, Öffentlichkeitsarbeit. In F. Jacobi & A. Poldrack (Hrsg.), *Wissenschaftliches Arbeiten in der klinischen Psychologie: Ein Leitfaden* (2. Aufl., S. 225–240). Göttingen: Hogrefe.

Kupfersmid, J., & Wonderly, D. M. (1994). *An Author's Guide to Publishing Better Articles in Better Journals in the Behavioral Sciences.* Vermont: Clinical Psychology Publishing.

Opthof, T. (1997). Sense and nonsense about the impact factor. *Cardiovascular Research, 33,* 1–7.

Warren, M. G. (2000). Reading Reviews, Suffering Rejection, and Advocating for Your Paper. In R. J. Sternberg (Hrsg.), *Guide to Publishing in Psychology Journals* (S. 17–34). Cambridge: University Press.

Weiterführende Literatur

American Psychological Association. (2010). *Journal Statistics and Operations Data.* Zugriff am 10. Juli 2010 unter http://www.apa.org/pubs/journals/statistics.aspx.

American Psychological Association. (2009). *Publication Manual of the American Psychological Association.* Washington, DC: American Psychological Association.

Elsevier. (2010). *Elsevier's Guide to Publication.* Zugriff am 10. Juli 2010 unter http://www.elsevier.com/wps/find/authorsview.authors/howtosubmitpaper.

European Science Foundation. (2008). *ERIH Initial List: Psychology.* Zugriff am 10. Juli 2010 unter http://www.esf.org/index.php?eID=tx_nawsecuredl&u=0&file=fileadmin/be_user/research_areas/HUM/Documents/ERIH/Initial_Lists/FINAL_PSY.pdf&t=1278862634&hash=d292f69d465882e7b7a302f27fb97835.

24 Autorenschaft

Nina Pintzinger

Wissenschaftliche Publikationen sind unerlässlich für den wissenschaftlichen Fortschritt. Sie bieten einen Überblick zum aktuellen Forschungsstand und dienen als Grundlage für weitere Innovationen. Im folgenden Kapitel wird erläutert, welche ethischen Standards berücksichtigt werden müssen, um Forschungsergebnisse veröffentlichen zu können, welche Beiträge im Rahmen der Manuskripterstellung geleistet werden müssen, um als Autor gelistet werden zu können, und welche Rechte und Pflichten die Übernahme einer Autorenschaft mit sich bringt.

24.1 Einleitung

Seit Beginn der Institutionalisierung der Wissenschaft im 17. Jahrhundert gelten Forschungsergebnisse erst dann als anerkannt, wenn sie der wissenschaftlichen Gemeinschaft durch Veröffentlichungen in einschlägigen Medien zugänglich gemacht worden sind. Die Autoren identifizieren sich mit diesen Publikationen, zeigen sich verantwortlich für deren Inhalt und stellen sich der Kritik der „Scientific Community". Dem *Publication Manual of the American Psychological Association* (APA, 2010) zufolge ist ein Forschungsvorhaben erst dann abgeschlossen, wenn dessen Ergebnisse publik gemacht worden sind. Publikationen dienen nicht nur der Verbreitung von Forschungsergebnissen, sondern dokumentieren auch die Arbeitsleistung von Forschenden (Universität Wien, 2006).

Es gibt viele Wege, Forschungsergebnisse zu veröffentlichen. Eine traditionelle und anerkannte Methode stellt die Publikation in wissenschaftlichen Fachzeitschriften dar. Sogenannte „Scientific Journals" dokumentieren meist über viele Jahre hinweg Forschungsinteressen und Studienergebnisse aus definierten Forschungsbereichen. Einschlägige Fachartikel ermöglichen dem Forscher, einen Überblick zum aktuellen Forschungsstand zu gewinnen, eigene Forschung auf bestehendem Wissen aufzubauen und einen neuen Beitrag für die Scientific Community zu leisten.

24.2 Wer ist Autor einer Publikation?

Autoren sind all jene Personen, die einen wesentlichen Beitrag zu einer Publikation geleistet haben und die Verantwortung für das veröffentliche Werk übernehmen. Als Autoren gelten nicht nur die Verfasser, sondern auch all jene Personen, die an der kritischen Überarbeitung des Manuskriptes, an der Formulierung der Hypothesen oder der Planung des Versuchsdesigns mitgearbeitet haben, für die Datenauswertung zuständig waren oder an der Interpretation der Ergebnisse mitgewirkt haben.

i

Autorenschaften

Kleinere Beiträge können im Rahmen einer Fußnote oder einer Danksagung erwähnt werden. Hierzu zählen beispielsweise die Implementierung von Geräten, die Unterweisung der Studienleiter, Datenerhebung und -verwaltung, Programmierung und die Rekrutierung von Versuchsteilnehmern. Sogenannte „Ehrenautorenschaften", d. h. Nennungen als Koautoren, ohne dass ein wesentlicher Beitrag zur Manuskripterstellung geleistet wurde, sind unzulässig (http://hms.harvard.edu/public/coi/policy/authorship.html).

In verschiedenen Wissenschaftsdisziplinen gibt es unterschiedliche Arten der Autorennennung. Häufig erfolgt die Reihung anhand des Arbeitsaufwandes bei der Manuskripterstellung. Etabliert hat sich auch, an erster Stelle jene Person zu nennen, die maßgeblich an der Studiendurchführung beteiligt war und den Großteil der Publikation verfasst hat, und an letzter Stelle den Mitwirkenden mit dem größten Erfahrungsschatz anzuführen. Seltener kommen alphabetische oder zufällige Auflistungen der Autoren vor. Aus der Reihenfolge der Nennungen können somit keine eindeutigen Rückschlüsse über das Beitragsausmaß zu einer wissenschaftlichen Publikation gezogen werden. Manche Fachzeitschriften bieten die Möglichkeit zur Offenlegung des Arbeitsaufwandes der einzelnen Autoren. Beispielhaft seien hier die Journals „Nature" (http://www.nature.com) und „Schizophrenia Research" (http://www.schres-journal.com) erwähnt. In den Richtlinien zur Manuskripteinreichung werden Autoren aufgefordert, ihre Aufgaben im Rahmen der Erstellung des Manuskriptes darzulegen. Diese Angaben werden als eigener Absatz am Ende der Publikation ausgewiesen. Zusätzlich kann eine geteilte Erstautorenschaft angegeben werden. Dies wird in der Publikation gleich auf der ersten Seite angezeigt (siehe beispielsweise http://www.nature.com/nature/authors/gta/).

Welche Möglichkeiten ergeben sich diesbezüglich für Studierende, deren Forschungsarbeiten immer unter Supervision eines erfahrenen

Wissenschafters durchgeführt werden? Meist erwerben Studierende im Master-Studium die zur Manuskripterstellung notwendigen Fertigkeiten im Zuge ihrer Master-Arbeit, dabei werden sie von erfahrenen Wissenschaftern unterstützt. Abhängig vom jeweiligen Beitrag zu einem aus der Master-Arbeit entstandenen Manuskript können auch Master-Studierende als Erstautoren aufscheinen (Fisher, 2003). Doktoranden sollten immer als Erstautoren von Publikationen aufscheinen, die auf Basis ihrer Dissertationen entstanden sind, es sei denn, ihre Doktorarbeiten wurden im Rahmen von größer angelegten Studien in Zusammenarbeit mit anderen Wissenschaftern durchgeführt.

Generell sollten Fragen nach der Reihenfolge der Autorennennungen relativ früh im Prozess der Manuskripterstellung geklärt werden, um einerseits die dabei anfallenden Aufgaben eindeutig zuzuweisen und anderseits bei möglichen Änderungen der Autorenreihenfolge über eine Orientierungsgrundlage zu verfügen.

24.3 Ethische und rechtliche Standards

Verschiedene Wissenschaftsdisziplinen haben unterschiedliche Publikationsrichtlinien, allen gemeinsam sind aber ethische und rechtliche Leitlinien, die folgende Ziele verfolgen:

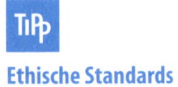

Ethische Standards

- Forschung soll lege artis durchgeführt werden, d. h., Forschende müssen über Kenntnis des aktuellen Forschungsstandes und über angemessene methodische Kenntnisse verfügen. Dies beinhaltet beispielsweise das Wissen um Vor- und Nachteile bestimmter experimenteller Designs, die Verwendung aktueller Testverfahren und die Anwendung geeigneter statistischer Auswertungsmethoden.
- Probanden und Patienten müssen vor der Teilnahme an einer Studie ausreichend über deren Ablauf informiert werden, ihr Wohl muss während der gesamten Zeit gewahrt werden, auftretende Risiken müssen minimiert werden. Ethikkommissionen überprüfen, ob dies bei der Planung einer Studie ausreichend berücksichtigt wurde.
- Schutz von geistigem Eigentum (Näheres dazu in Kap. 24.5 „Copyright")

Soll ein Manuskript in einer Zeitschrift der American Psychological Association (APA) veröffentlicht werden, müssen Autoren bestätigen, dass ihre Studie und die Manuskripterstellung ethischen Richtlinien folgend durchgeführt wurden (siehe Kap. 25 „Manuskripteinreichung"). Im *Publication Manual of the American Psychological Association* (APA,

2010) werden Leser darauf hingewiesen, ihre Manuskripte vor Einreichung auf folgende ethische Aspekte hin zu überprüfen:

Checkliste „Ethische Richtlinien" (APA, 2010)

- Wurde die Erlaubnis eingeholt, noch nicht publizierte Verfahren, Instrumente oder Daten zu verwenden, die andere Forscher als ihr Eigentum betrachten?
- Wurden andere im Manuskript behandelte Publikationen adäquat zitiert?
- Können Fragen zum institutionellen Review-Prozess des Manuskripts beantwortet werden?
- Können Fragen des Herausgebers zu Patienten- bzw. Probandeninformation beantwortet werden?
- Falls Tierstudien durchgeführt wurden: Kann zu humaner Tierhaltung und dem Einsatz von Tieren in der Studie Auskunft gegeben werden?
- Haben alle Autoren das Manuskript überarbeitet und zeigen sich verantwortlich für den Inhalt?
- Wurden die Angaben der teilnehmenden Probanden, Klienten, Patienten, Organisationen im Manuskript vertraulich behandelt?
- Stimmen alle Autoren der Reihenfolge der Autorennennung zu?
- Wurde die Erlaubnis für alle verwendeten urheberrechtlich geschützten Werke eingeholt?

Autoren sind verpflichtet, mögliche Interessenkonflikte im Zuge der Manuskripteinreichung bekannt zu geben, diese werden später in der Publikation angeführt. Interessenkonflikte entstehen dann, wenn der/die Autor(en) finanzielle oder anderwärtige Beziehungen mit anderen Personen oder Organisationen aufweisen, die die Arbeit eines Autors beeinflussen könnten.

24.4 Good Scientific Practice im Umgang mit Forschungsergebnissen

Unter „Good Scientific Practice" versteht man ethisch korrektes Verhalten im wissenschaftlichen Bereich.

Good Scientific Practice

Im Hinblick auf den Umgang mit Forschungsergebnissen stellen Nachvollziehbarkeit und Wiederholbarkeit einer Untersuchung unabdingbare Merkmale guter wissenschaftlicher Praxis dar, deshalb sind eine genaue Protokollierung und Dokumentation des Vorgehens zwingend. Wissenschafter fälschen oder erfinden keine Daten. Nach Veröffentlichung einer

Studie müssen die zugrunde liegenden Daten mindestens fünf Jahre aufbewahrt und für die Überprüfung im Rahmen von Reanalysen zur Verfügung gestellt werden. Auch wenn ein Herausgeber die Datenauswertung oder Ergebnisse eines eingereichten Manuskriptes überprüfen möchte, kann er jederzeit Einsicht in die Daten verlangen (APA, 2010).

Ergebnisse, die einen bedeutungsvollen Zusammenhang aufweisen, sollten auch gemeinsam veröffentlicht werden. Bruchstückhafte Veröffentlichung, d. h. eine unnötige Aufspaltung von Ergebnissen eines Forschungsvorhabens in mehrere Teilpublikationen, führt zu einer erschwerten Nachvollziehbarkeit der Studienergebnisse.

Auch bei einer sorgfältigen Erstellung des Manuskriptes können manchmal Fehler auftreten. Werden diese erst nach der Publikation bekannt, sind die Autoren dafür verantwortlich, dass die Öffentlichkeit davon in Kenntnis gesetzt wird. Zuerst sollte der Herausgeber der Fachzeitschrift informiert werden, sodass eine Korrektur für Leser, die möglicherweise auf diesen Ergebnissen aufbauende Studien planen, veröffentlicht werden kann. Diese sogenannte „Correction Notice" wird an den Originalartikel angehängt und nachfolgend bei jeder Suchanfrage mit dem Originalartikel gemeinsam ausgegeben (APA, 2010).

24.5 Copyright

Das Urheberrechtsgesetz schützt Autoren gegen missbräuchliche Verwendung ihrer unveröffentlichten Manuskripte. Wurde ein Manuskript von einer Fachzeitschrift akzeptiert, müssen die Autoren meist zustimmen, dass die Urheberrechte für den Beitrag an das Journal übergehen. Damit ermöglichen sie dem Verleger die Verbreitung ihrer Forschungsergebnisse und übertragen die Kontrolle über die weitere Verwendung der Publikation. Der Verleger vertritt die Interessen der Autoren und räumt ihnen verschiedene Möglichkeiten zur eigenen Weiterverwendung des Beitrags ein. Nur wer das Urheberrecht an einem Manuskript besitzt, kann über dessen Nutzung und Vervielfältigung entscheiden. Eigenständige Veröffentlichungen im Internet sind nur möglich, wenn ein Manuskript noch nicht publiziert wurde. Wird es danach noch bei einer Fachzeitschrift eingereicht, ist der Herausgeber über die Veröffentlichung im Internet zu informieren (APA, 2010).

In sogenannten Richtlinien zu „Good Scientific Practice" (Sicherung guter wissenschaftlicher Praxis; siehe Universität Wien, 2006) finden sich Hinweise, wie mit urheberrechtlich geschützten Artikeln umzugehen ist.

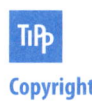

Copyright

Die Arbeit anderer Personen darf nicht kopiert und als die eigene ausgegeben werden, auch eigene Veröffentlichungen dürfen nur unter bestimmten Bedingungen kopiert werden. Die neue Arbeit muss einen zusätzlichen Beitrag zur Vermehrung von Wissen auf einem bestimmten Gebiet leisten und die Anzahl der kopierten Worte muss sich in – nicht eindeutig definierten – Grenzen halten. Lediglich die für das Verständnis des neuen Manuskriptes notwendigen Inhalte sollten aus der vorangehenden Publikation entnommen werden (APA, 2010).

Wissenschaftliche Fachzeitschriften beherbergen Sammlungen kumulierten Wissens. Werden bestimmte Forschungsergebnisse doppelt oder bruchstückhaft veröffentlicht, führt dies zu einer Verzerrung des aktuellen Forschungsstandes. Unter „doppelter Publikation" versteht man die Veröffentlichung derselben Daten oder Ideen in zwei verschiedenen Publikationsorganen. Dadurch entsteht der Eindruck, dass mehr Informationen zu einem bestimmten Themenbereich vorhanden sind, als dies tatsächlich der Fall ist. Doppelte Publikation kann auch zu Urheberrechtsverletzungen führen, denn der Autor kann das Copyright an seinem Beitrag nicht an mehr als einen Verleger übertragen. Wurde ein Manuskript bei einer Fachzeitschrift eingereicht, ist von einer weiteren Einreichung bei einem anderen Journal abzusehen.

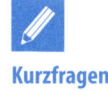

Kurzfragen

1 Nennen Sie drei Beiträge zur Erstellung eines Manuskriptes, die eine Nennung als Autor rechtfertigen.
2 Was muss bei der Darstellung von Forschungsergebnissen berücksichtigt werden?
3 Welche Ziele verfolgen ethische und rechtliche Richtlinien im Publikationsprozess?
4 Welche Urheberrechtsbestimmungen gelten für unveröffentlichte Manuskripte?

Literatur

American Psychological Association. (2010). *Publication Manual of the American Psychological Association* (6th ed.). Washington, DC: American Psychological Association.

Fisher, C. (2003). *Decoding the ethics code: A practical guide for psychologists.* Thousand Oaks, CA: Sage.

Universität Wien. (2006). *Mitteilungsblatt vom 31. 01. 2006.* Zugriff am 10. August 2010 unter http://www.univie.ac.at/mtbl02/02_pdf/20060131.pdf.

Harvard Medical School. (o. J.). *Authorship Guidelines.* Zugriff am 8. August 2010 unter http://hms.harvard.edu/public/coi/policy/authorship.html.

Weiterführende Literatur

Silvia, P. J. (2007). *How to Write a Lot: A Practical Guide to Productive Academic Writing.* Washington, DC: American Psychological Association.

Deutsche Forschungsgemeinschaft. (1998). *Vorschläge zur Sicherung guter wissenschaftlicher Praxis. Empfehlungen der Kommission „Selbstkontrolle in der Wissenschaft".* Weinheim: WILEY-VCH.

Medizinische Universität Wien. (2001). *Good Scientific Practice. Ethik in Wissenschaft und Forschung. Richtlinien der Medizinischen Universität Wien.* Zugriff am 8. August 2010 unter http://www.meduniwien.ac.at/files/7/8/goodscientificpractice.pdf.

25 Manuskripteinreichung

Daniela M. Pfabigan

Das vorliegende Kapitel beschäftigt sich mit den einzelnen Schritten der Manuskripteinreichung. Spezifische Begriffe werden eingeführt, weiters werden notwendige Vorbereitungsschritte illustriert. Ziel des Kapitels ist es, zu vermitteln, wie die Manuskripteinreichung verständlich und effizient gestaltet werden kann.

Vor der Einreichung (Submission) eines Manuskripts gilt es einige Vorbereitungen zu treffen, um den fertigen Beitrag an die formalen Kriterien einer Zeitschrift anzupassen. Diese Informationen findet man in den Richtlinien für Autoren.

25.1 Richtlinien für Autoren (Author Guidelines)

Darunter versteht man Richtlinien zur formalen Manuskriptgestaltung und zur Aufbereitung grafischer Arbeiten sowie Informationen bezüglich des Begleitschreibens *(Coverletter)*. Obwohl viele Zeitschriften aus verwandten Fachbereichen in ein und demselben Verlag erscheinen, besteht jede Zeitschrift auf spezielle Eigenheiten bezüglich der Manuskriptgestaltung, wie etwa hinsichtlich der Länge der Zusammenfassung (Abstract) oder der Formatierung der Referenzen.

25.2 Korrespondenzautor (Corresponding Author)

Der Korrespondenzautor ist jene Person, die für die Einreichung des Manuskripts verantwortlich ist. Erfolgt die Einreichung über eine Webmaske, muss der Korrespondenzautor zuerst ein Benutzerkonto bei der jeweiligen Zeitschrift einrichten. Sämtliche Reaktionen des Herausgebers (Editor) werden lediglich an den Korrespondenzautor versandt. Der Korrespondenzautor ist hauptverantwortlich für Überarbeitungen (Revisionen), er antwortet auf die Beiträge der Gutachter (Reviewer) – siehe Kapitel 28 „Der empirisch-wissenschaftliche Artikel" – und kümmert sich um das finale Korrekturlesen der Druckversion *(Proof Reading)* kurz vor der Veröffentlichung. Üblicherweise ist der Erstautor auch der Korrespondenzautor, bei Bedarf können mehrere Autoren als Korrespondenzautoren eingesetzt werden.

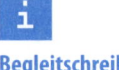

Begleitschreiben
(*Coverletter*)

Das Begleitschreiben richtet sich an den Herausgeber (Editor) einer Zeitschrift, der darin direkt angesprochen wird. Dieser Brief beginnt mit der Angabe des Manuskripttitels und der Koautoren. Manche Zeitschriften verlangen anschließend eine Kurzfassung des Manuskripts. Hier empfiehlt es sich, auf die Besonderheiten der vorliegenden Arbeit zu verweisen. Weiters folgt immer ein Absatz bezüglich der Einhaltung ethischer Richtlinien. Es muss vermerkt werden, wenn eine Ethikkommission bemüht wurde. Falls dies nicht der Fall war, wird auf die ethischen Richtlinien einer Universität bzw. auf die Deklaration von Helsinki (revidiert 1983) verwiesen. Es muss explizit vermerkt werden, dass von allen Versuchspersonen eine Einverständniserklärung zur Versuchsteilnahme eingeholt wurde. Wurde Material verwendet, welches einem fremden Copyright unterliegt, muss deklariert werden, dass es zu keinen Eigentumsrechtsverletzungen gekommen ist. Ein weiteres wichtiges Statement betrifft die Originalität des eingereichten Beitrags. Der Korrespondenzautor garantiert, dass das aktuelle Manuskript einzigartig ist, es nicht bereits veröffentlicht und nicht bei einer anderen Zeitschrift eingereicht ist. Manche Zeitschriften verlangen im Begleitschreiben die Angabe von erwünschten bzw. unerwünschten Gutachtern inklusive Kontaktinformationen. Üblich ist allerdings, dass diese Informationen bei der Einreichung in die Webmaske erneut einzugeben sind. Das Begleitschreiben schließt mit der Ausführung, dass alle Autoren der eingereichten Manuskriptversion zustimmen und keine Interessenkonflikte bestehen.

25.3 Herausgeber (Editor)

Jedes eingereichte Manuskript wird zuerst an den Herausgeber einer Zeitschrift geleitet. Dieser Experte entscheidet, ob ein Manuskript an unabhängige Experten zur Begutachtung weitergegeben wird oder ob ein Beitrag sofort abgelehnt wird. Der Herausgeber kann sowohl auf die von den Autoren vorgeschlagenen Gutachter zurückgreifen als auch eigene Experten mit einer Begutachtung beauftragen. Auf Basis der Expertengutachten entscheidet der Herausgeber, ob Überarbeitungen eines Manuskripts notwendig sind und ob es schlussendlich veröffentlicht wird oder nicht.

Begutachtungsprozess
(**Peer-Review-Prozess**)

Ein bzw. mehrere unabhängige Experten des jeweiligen Fachgebiets beurteilen das zur Veröffentlichung eingereichte Manuskript in Bezug auf Bedeutung und Aktualität der Fragestellung, Originalität und Validität der wissenschaftlichen Operationalisierung sowie auf Plausibilität der Resultate im wissenschaftlichen Kontext (siehe Kap. 28 „Der empirisch-wissenschaftliche Artikel").

25.4 Aufbau des Manuskripts

Großteils werden Manuskripte eingereicht, die in einem Microsoft-Textverarbeitungsprogramm verfasst wurden (*.doc, *.docx, *.rtf). Einige Zeitschriften ermöglichen auch die Einreichung von Dateien, die mit LaTeX erstellt wurden. Bei LaTeX handelt es sich um ein Textsatzsystem, welches das Erstellen wissenschaftlicher Texte vereinfacht. Diese Zeitschriften stellen üblicherweise spezielle LaTeX-Formatvorlagen zur Verfügung.

25.4.1 Deckblatt

Auf dem Deckblatt sind der Titel der Arbeit sowie sämtliche Autoren zu finden. Anschließend müssen diejenigen Institutionen inklusive Postadresse angegeben werden, denen die Autoren zuzuordnen sind. Der Korrespondenzautor muss mit einem Stern oder Ähnlichem gekennzeichnet werden. Für den Korrespondenzautor müssen weiters eine Postadresse, Telefonnummer, Faxnummer sowie eine E-Mail-Adresse angegeben werden. Manche Zeitschriften verlangen zusätzlich die Angabe der Gesamtlänge des Manuskripts, der Anzahl der Tabellen und Abbildungen am Deckblatt oder die Angabe der Sektion der Zeitschrift, in der das Manuskript veröffentlich werden soll.

25.4.2 Zusammenfassung (Abstract)

Die zweite Seite eines Manuskripts beinhaltet eine Zusammenfassung, Schlagwörter *(Keywords)* sowie einen Kolumnentitel *(Running Head)*. Die Länge und Struktur der Zusammenfassung sind je nach Zeitschrift unterschiedlich, ebenso die Anzahl der Schlagwörter. Zur gesamten Manuskriptlänge ist zu sagen, dass es unterschiedliche Arten von Beiträgen gibt (wie etwa *Short Communication, Original Article, Research Report, Review* – siehe Kap. 24 „Autorenschaft"), die meisten Zeitschriften geben zumindest für Kurzformate ein Limit an Worten oder Zeichen an. Für Tabellen und Grafiken wird je nach Zeitschrift eine bestimmte Anzahl an Zeichen verrechnet.

Es gilt die Faustregel, dass 3 Seiten Manuskript mit 2-zeiligem Abstand, Times New Roman, Schriftgröße 12 Punkt, in etwa einer gedruckten Artikelseite entsprechen.

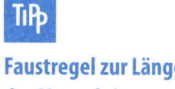

Faustregel zur Länge des Manuskripts

25.4.3 Textkörper des Manuskripts

Die Aufteilung der Unterkapitel bzw. deren Anordnung findet sich wiederum in den Autorenrichtlinien. Falls von der Zeitschrift verlangt, folgt anschließend an den Textkörper die Danksagung *(Acknowledgements)*. Hierzu gehören Statements bezüglich des Erhalts von Förderungen einzelner Autoren, deren Beiträge zur aktuellen wissenschaftlichen Arbeit und Dankesworte. Falls Teilstichproben der aktuellen Daten bereits öffentlich präsentiert worden sind (beispielsweise als Posterpräsentation), muss dies ebenfalls angeführt werden.

25.4.4 Literaturverzeichnis

Ein Manuskript endet mit der Liste der Referenzen. Im englischsprachigen Raum ist die Zitierung nach der American Psychological Association (APA, 2010) gängig. Im deutschsprachigen Raum werden die Zitierregeln der Deutschen Gesellschaft für Psychologie (DGPs, 2007) herangezogen. Jede Zeitschrift führt Zitierbeispiele in den Autorenrichtlinien an. Die Zitierung im Text als auch in der Referenzsektion stellt eine potenzielle Fehlerquelle dar. Aus diesem Grund wird die Verwendung von Literaturverwaltungsprogrammen empfohlen. Hier gibt es lizenzierte kostenpflichtige Produkte, aber auch Freeware für sämtliche Betriebssysteme (wie etwa LiteRat, Citavi oder Zotero). Diese Programme beinhalten eine Vielzahl an Zitiervorlagen diverser Gesellschaften, Verlage oder einzelner Zeitschriften, sogenannte „Style Files“. Ist eine spezifische Zitiervorlage nicht im Programm integriert, kann diese entweder auf der Homepage der jeweiligen Zeitschrift gefunden werden oder aber selbst erstellt werden.

25.4.5 Tabellen und Grafiken

Für beides sind explizite Anweisungen in den Autorenrichtlinien zu finden. Tabellen werden oftmals am Ende des Manuskripts integriert. Grafiken werden meist gesondert eingereicht. Auf Tabellen und Grafiken sollte im Text verwiesen werden. Einige Zeitschriften verlangen den Titel sowie eine kurze Erklärung der Grafik auf der letzten Manuskriptseite, bei anderen wird diese Information in die Webmaske eingetragen. Abbildungen müssen in sehr hoher grafischer Auflösung erstellt werden. Die Auflösung wird meist in dpi *(dots per inch)* angegeben, hierbei handelt es sich um eine Maßeinheit für die Auflösung im Druck.

Linienzeichnungen sollten zumindest eine Auflösung von 150 dpi aufweisen, farbige Grafiken 300 dpi. Die meisten Zeitschriften bevorzugen Formate wie TIFF oder EPS, im Alltag gängige Formate wie JPEG oder BMP sind nicht erwünscht. Bei farbigen Abbildungen ist Vorsicht geboten, da diese in der Druckversion zumeist kostenpflichtig sind. Es gibt daher zum Teil die Möglichkeit, die farbigen Abbildungen kostenlos in die Onlineversion integrieren zu lassen, während die Druckversion in Schwarzweiß gehalten ist.

25.4.6 Zusätzliche Informationen

Ein Manuskript ist ausschließlich in British oder in American English zu verfassen. Weiters ist es im Englischen üblich, Kommazahlen mit Punkt anstelle eines Beistrichs abzutrennen. Besonders bei der Darstellung statistischer Ergebnisse ist dies bedeutsam.

Manche Zeitschriften bieten die Möglichkeit, einen Zeitraum anzugeben, in dem der Korrespondenzautor nicht verfügbar ist und Nachrichten des Herausgebers nicht bearbeiten kann.

Der Korrespondenzautor sollte sich unbedingt die Zeit nehmen, die Copyright-Bestimmungen der Zeitschrift einzusehen. Grundsätzlich gilt, dass mit Akzeptanz eines Manuskripts die Rechte auf den Verlag übergehen (siehe Kap. 24 „Autorenschaft").

Eine Vielzahl englischer Zeitschriften bietet mittlerweile sogenannte *Language Services* an.

Language Services

25.5 Einreichung (Submission)

Sind alle Punkte der Checkliste „Einreichung" (siehe unten) abgearbeitet, kann das Manuskript eingereicht werden. Der Korrespondenzautor öffnet sein Benutzerkonto und wählt „Manuskripteinreichung" aus. Es folgen die Angabe des Titels, der Zusammenfassung, der Art des Manuskripts, der Autoren, der Schlagwörter bzw. Kategorien, erwünschter oder unerwünschter Gutachter etc. Anschließend werden die entsprechenden Dateien hochgeladen (Begleitschreiben, Manuskript, Grafiken, evtl. Tabellen). Meist wird abgefragt, ob alle ethischen Richtlinien eingehalten worden sind. Anschließend wird vom System eine PDF-Datei aller Einzeldateien (PDF-Proof) erstellt. Hier kontrolliert der Korrespondenzautor, ob das Hochladen aller Dateien funktioniert hat. Erst nach dieser Kontrolle kann das Manuskript endgültig eingereicht werden. Anschließend wird eine Bestätigungs-E-Mail an den Korrespondenzautor versandt. Steht keine Webmaske zur Einreichung zur Verfügung, sind sämtliche Dateien per E-Mail an den Herausgeber zu senden.

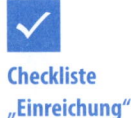

Checkliste „Einreichung"

- Deckblatt, Zusammenfassung und Begleitschreiben wurden nach den Vorgaben der Zeitschrift vorbereitet.
- Eine Liste potenzieller Gutachter inklusive Kontaktinformationen wurde erstellt.
- Der Korrespondenzautor (Postadresse, E-Mail-Adresse, Telefon- und Faxnummer) und Schlagwörter sind am Deckblatt vermerkt.
- Alle Grafiken wurden in hoher Auflösung erstellt, sind korrekt benannt und im gewünschten Grafikformat vorhanden. Tabellen sind entweder im Manuskript zu finden oder als eigenständige Datei vorhanden. Es ist deklariert, ob farbige Abbildungen in der Druckversion enthalten sind oder nicht.
- Das Manuskript enthält keine Rechtschreib- oder Syntaxfehler.
- Alle Referenzen sind sowohl im Text als auch im Literaturverzeichnis zu finden. Deren Formatierung richtet sich nach den Formatvorlagen der Zeitschrift.
- Es bestehen keine Copyright-Verletzungen.

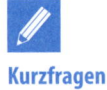

Kurzfragen

1 Welche Informationen sind in den Autorenrichtlinien zu finden?
2 Welche Aufgaben erfüllt ein Korrespondenzautor?
3 Was muss im Begleitschreiben enthalten sein?
4 Welche Punkte können in der Danksagung angesprochen werden?

Literatur

American Psychological Association. (2010). *Publication Manual of the American Psychological Association* (6th ed.). Washington, DC: American Psychological Association.
Deutsche Gesellschaft für Psychologie. (Hrsg.). (2007). *Richtlinien zur Manuskriptgestaltung* (3. Aufl.). Göttingen: Hogrefe.

26 Public Science? Öffentlichkeitsarbeit im wissenschaftlichen Setting

Karoline Turner & Eva Burger

Öffentlichkeitsarbeit ist für ein erfolgreiches wissenschaftliches Arbeiten unabdingbar geworden, jedoch hat dieser Bereich nach wie vor keinen hohen Stellenwert an den einzelnen Universitäten. Vielen wissenschaftlichen Mitarbeitern ist die Bedeutung von Öffentlichkeitsarbeit nicht bewusst, weshalb auch die meisten von ihnen noch nie einen Pressetext erstellt haben. Dieses Kapitel verdeutlicht die Notwendigkeit von Öffentlichkeitsarbeit im wissenschaftlichen Setting. Es beschreibt die einzelnen Schritte und Möglichkeiten der Medienarbeit und erklärt unterschiedliche Begrifflichkeiten. Des Weiteren setzt es sich mit den Unterschieden des wissenschaftlichen und populären Schreibens auseinander und gibt konkrete Anweisungen zur Erstellung eines Pressetextes.

Klassische Aufgabenbereiche von Forschern stellen Konzeptionierung von Projekten, Projektanträge, Publizieren von Fachartikeln, Kongressbeiträgen etc. dar. Der Begriff „Öffentlichkeitsarbeit" ist für viele wissenschaftliche Mitarbeiter fremd und wird oft nicht als zu den Aufgaben zugehörig gesehen. In der gegenwärtigen Zeit ist die Kommunikation nach außen jedoch notwendiger denn je. Aufgrund der Wirtschaftskrise und den daraus folgenden Budgetkürzungen stellt das Akquirieren von Fördergeldern eine immer größere Herausforderung dar. Hierfür kann Öffentlichkeitsarbeit eine Hilfestellung sein, denn je bekannter und bedeutender ein Forscher ist, desto eher wird er gefördert.

26.1 Wieso Öffentlichkeitsarbeit in der Wissenschaft?

Zu diesem Themengebiet stellen sich zwei Fragen:
- Inwieweit kann Öffentlichkeitsarbeit für die wissenschaftliche Arbeit förderlich sein?
- Kann Öffentlichkeitsarbeit der wissenschaftlichen Karriere möglicherweise auch schaden?

Viele Forscher befürchten, belächelt zu werden, wenn sie einen Beitrag in einer Tageszeitung veröffentlichen. Sie rechnen mit Kritik aus den eigenen Reihen und haben Angst, als „Pseudowissenschafter" abgestempelt zu werden. Bei einer Pressemitteilung können meist nur einzelne, losgelöste Bausteine einer Studie präsentiert werden, und die Forschungsergebnisse werden in den Medien nur sehr verkürzt dargestellt. Diese Darstellung der Forschungsarbeit ist vonseiten der Wissenschaft oft nicht mehr tolerierbar, jedoch hat dies der Autor zu verantworten und muss vor allem vor Fachkollegen dazu Stellung nehmen.

Die wissenschaftliche Sprache ist sehr komplex, vielfach drücken sich Fachleute komplexer als notwendig aus, um möglichst seriös zu wirken. Persönliche Äußerungen sind tabu, weil sie unprofessionell wirken, es steht immer die Studie im Mittelpunkt. In der populärwissenschaftlichen Sprache sind Meinungen, Emotionen, Bewertungen erlaubt, wenn nicht sogar erwünscht. Die Leser wünschen sich Texte, welche in kurzer Zeit lesbar sind, sie interessieren sich für eine persönliche Sicht der Dinge und sie verlangen Interpretationen von bekannten Persönlichkeiten.

Warum also sollte sich ein Forscher der Gefahr von Kritik aufgrund der getätigten Öffentlichkeitsarbeit aussetzen? Im Grunde sind drei zentrale Punkte zur Beantwortung dieser Frage zu nennen (vgl. Bogner, 1999; Lengauer, 2010).

26.1.1 Fördergelder akquirieren

Um Forschung betreiben zu können, benötigt es die Finanzierung von Projekten. Die Wissenschaft ist dadurch in den letzten Jahren immer mehr zu einem unternehmerischen Berufsfeld geworden. Meist reichen nicht mehr gut recherchierte und umfassende Projektanträge, um Fördergeber von einem Projekt zu überzeugen. Eine Forschungsgruppe sollte neben guter inhaltlicher Arbeit auch gut darin sein, Beziehungen aufzubauen, Networking zu betreiben und sich in den Medien zu präsentieren. Unterschiedliche Möglichkeiten (siehe Kap. 26.4) der Öffentlichkeitsarbeit können hierfür eine große Unterstützung sein.

26.1.2 Erhöhung des Bekanntheitsgrades

Um im jeweiligen Forschungsfeld Einfluss zu erlangen, ist ein gewisser Bekanntheitsgrad vonnöten. Dieser lässt sich durch eine gezielte Öffentlichkeitsarbeit erlangen. Für das universitäre Ansehen ist es essenziell, in Fachjournals zu publizieren, welche einen möglichst hohen Impact-Wert aufweisen. Um die Studie der Öffentlichkeit zugänglich zu machen, bedarf es allerdings einer Veröffentlichung in Tageszeitungen oder bekannten Magazinen. Durch ein gezieltes PR-Konzept werden das Projekt und die dafür verantwortlichen Personen auf unterschiedlichen Ebenen bekannt. Dies kann zu weiteren Förderungen oder auch zu Karrieresprüngen verhelfen.

26.1.3 Positionierung

Durch die Bekanntmachung von Studien gibt die jeweilige Institution oder auch der Forscher seinen Standpunkt zu dem jeweiligen Thema preis. Dadurch kommt es zu einer Positionierung in der öffentlichen Meinung. Dies kann zu Verbündeten und Sympathisanten führen, allerdings natürlich auch zu Gegnern. Eine klare Positionierung schafft aber in jedem Fall Vertrauen und Glaubwürdigkeit, da dies die Möglichkeit der Identifizierung erlaubt. Dies kann wiederum dazu führen, dass das Forschungsteam oder die Institution in seinen/ihren Anliegen von anderen privaten oder öffentlichen Institutionen Unterstützung bekommt.

26.2 Begriffsabgrenzungen

Rund um die Thematik der Öffentlichkeitsarbeit finden sich unterschiedliche Begriffe, die nicht immer klar voneinander abzugrenzen sind. Einige dieser Begriffe seien hier nun kurz definiert (vgl. Bogner, 1999; Deg, 2009; Haedrich, Barthenheier & Kleinert, 1982).

26.2.1 Öffentlichkeitsarbeit

Öffentlichkeitsarbeit ist im deutschen Sprachraum ein weitgefasster Begriff. Er bezeichnet sämtliche Aktivitäten (z. B. Pressearbeit), welche der Kommunikation einer Person, einer Institution oder einer anderen Einrichtung mit der Öffentlichkeit dienen.

26.2.2 Public Relations (PR)

Der Begriff „Public Relations" wird im deutschsprachigen Raum als Synonym dem Begriff der Öffentlichkeitsarbeit gegenüber vorgezogen. PR steht nicht für einzelne Handlungen, sondern hat generell zum Ziel, ein positives Image für eine Institution aufzubauen. Es soll ein Konsens mit den einzelnen Bezugsgruppen geschaffen werden, wie z. B. mit Interessenvertretern, Bürgern, Gesetzgebern oder auch Massenmedien. Einzelne PR-Aktivitäten sind beispielsweise Veranstaltungen, Events, Gastauftritte, Erstellen von Homepages, Foldern usw. Meist wird ein PR-Konzept für eine Institution erstellt, welches ein Maßnahmenbündel zur Verbreitung des Anliegens, z. B. für Imageverbesserung, umfasst.

TIPP
Zeitplan und Budget!

Wichtig bei einem PR-Konzept sind nicht nur die geplanten Aktivitäten, sondern auch ein konkreter Zeitplan und eine Budgetaufstellung!

26.2.3 Corporate Design

Die Hauptaufgabe der internen PR besteht aus der Entwicklung von Corporate Design. Dieses spiegelt den Stil einer Firma in der Öffentlichkeit wider. Das Corporate Design bzw. die Corporate Identity beinhaltet das Logo, den Schrifttyp, die Farbwahl einer Institution. Die genannten Faktoren erhöhen den Wiedererkennungswert einer Institution.

26.2.4 Werbung

Der Begriff „Werbung" umfasst alle Aktivitäten, die das Produkt bzw. die Firma „bewerben", z. B. Flugblätter, Plakate, Anzeigen oder auch Radio- und Fernsehauftritte. All diese Tätigkeiten können auch im Rahmen der Öffentlichkeitsarbeit stattfinden.

26.2.5 Presse- und Medienarbeit

Die Presse- und Medienarbeit beschreibt das konkrete Verbreiten der Informationen über die Massenmedien. Hierbei spielt die Pressemitteilung eine wichtige Rolle. Für jede Firma, jede Institution und natürlich auch für die wissenschaftlichen Mitarbeiter ist es essenziell, Pressemitteilungen rauszuschicken, sobald es gilt, wichtige Neuigkeiten, Erkenntnisse oder Ergebnisse in die Öffentlichkeit zu bringen. Um diese einer Vielzahl ausgewählter Journalisten und Zeitungen zukommen zu lassen, ist es von großem Vorteil, einen umfangreichen Presseverteiler zu erstellen.

Schreiben Sie immer *ad personam* und verlangen Sie die E-Mail-Adresse bei der Redaktion!

Ad personam schreiben!

26.3 Möglichkeiten der Öffentlichkeitsarbeit

Bevor eine Forschungsgruppe mit Öffentlichkeitsarbeit beginnt, sollten folgende Fragen überlegt werden:

- Was soll erreicht werden?
- Wie soll es erreicht werden?
- Womit soll es erreicht werden?
- Wann und mit welchem Aufwand soll es erreicht werden?

Aus diesen einzelnen Fragen ergibt sich ein PR-Konzept, welches aus den unterschiedlichen Möglichkeiten der Öffentlichkeitsarbeit zusammengestellt wird.

- Vorträge
- Kongressbeiträge
- Publikationen von Fachartikeln
- Verfassen von Büchern
- Veröffentlichung eines Manuals
- Lehrveranstaltungen

Gängigste Möglichkeiten und Formen der Öffentlichkeitsarbeit in der Wissenschaft

Allerdings lassen sich durch diese Tätigkeiten in erster Linie „nur" Fachleute erreichen. Um an die breite Öffentlichkeit zu gelangen, muss der Weg über die Medien gewählt werden. Es folgt eine kurze Zusammenstellung der Möglichkeiten in der Presse- oder Medienarbeit.

26.3.1 Einzelgespräch (Interview)

Ein Interview sollte, wie jede andere fachliche Tätigkeit, geübt werden, da ein falsches Wort oder ein falsches Verhalten unangenehme Folgen nach sich ziehen kann. Zur Vorbereitung sollte sich der Interviewte mit seinem Interviewer beschäftigen und versuchen, seine Lieblingsfragen und seine politischen und fachlichen Neigungen herauszufinden. Bei der Vereinbarung des Interviews müssen Thematik und Fragestellungen eruiert werden, damit sich der Interviewte gut auf mögliche Fragen vorbereiten kann. Der Interviewte sollte darauf achten, möglichst kurz und prägnant zu antworten, denn je kürzer der Text, desto weniger Möglichkeiten hat der Journalist zum Schneiden und Kürzen.

26.3.2 Kamingespräche

Bei Kamingesprächen handelt es sich um eine kleine, spezielle Runde von Journalisten, welche oft persönlich eingeladen und meist vom Leiter persönlich empfangen werden. Das Ambiente wird gemütlich und informell gestaltet. Die Gesprächsinhalte behandeln meist komplexe Themen, welche sehr erklärungsbedürftig sind und das intensive Gespräch erfordern bzw. ausschließlich oder überwiegend Hintergrundinformationen beinhalten.

26.3.3 Presseaussendung

Bei Presseaussendungen handelt es sich um kurze Pressemitteilungen, welche z. B. von aktuellen Ergebnissen berichten und an diverse Kontaktdaten von Journalisten gesendet werden. Diese können in Tageszeitungen, Magazinen oder auch in den Berichterstattungen von Radio und Fernsehen veröffentlicht werden. Für die Aussendung ist es wichtig, einen umfangreichen Verteiler zu haben, um möglichst viele Journalisten zu erreichen. Man kann diese Aufgabe auch einer professionellen Agentur übergeben (zur Erstellung einer Pressemitteilung siehe Kap. 26.6).

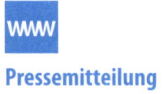

Pressemitteilung

Unter UTB-mehr-wissen.de finden Sie die Datei „pressemitteilung.pdf" und den Beispieltext „press_text.pdf".

26.3.4 Pressefoto (Medienfoto)

In manchen Fällen ist es klüger, anstelle einer langatmigen Presseaussendung ein gutes Foto zu versenden, welches die Pressemitteilung sehr positiv anreichern kann. Dabei ist zu beachten, dass die Größe und die Auflösung des Fotos dem gewünschten Format entsprechen. Das Foto sollte möglichst aussagekräftig sein und mit einem Fototext kommentiert werden.

26.3.5 Aktionismus, Event-PR

Die Aktionen werden so konzipiert, dass das Anliegen für den Medien-konsumenten leicht verständlich und emotional besetzt ist, hohen Auf-merksamkeits- und Unterhaltungswert hat und möglichst Alleinstel-lungscharakter besitzt. Es wird die Botschaft analysiert, aufs Wesent-lichste reduziert und originell medial umgesetzt.

Unter UTB-mehr-wissen.de finden Sie Beispiele für Event-PR.

Event-PR

Unter UTB-mehr-wissen.de finden Sie eine Anleitung zur Erstellung eines PR-Kon-zeptes (Datei „pr-konzept.pdf").

PR-Konzepte erstellen

26.4 Erstellen eines Pressetextes

Im Folgenden werden die vier wichtigsten Grundregeln des Verfassens von Pressetexten beschrieben.

26.4.1 KISS

KISS-Formel: "Keep It Short and Simple":
- kurze Botschaften
- kurze Absätze
- kurze Sätze
- kurze Wörter
- kurze Fachausdrücke und keine Fremdwörter

Presseaussendungen sollten im Normalfall nicht länger als höchstens 2 Seiten sein und Sätze im Schnitt nicht mehr als 15 Wörter oder 30 Sil-ben umfassen. Die Information sollte möglichst kurz, prägnant und leicht verständlich dargestellt werden. Der Text sollte nicht aus vielen Fachausdrücken bestehen, diese sind nur zu verwenden, wenn es nicht zu vermeiden ist (Bogner, 1999).

26.4.2 Die Drei-mal-Formel

Um die Kernbotschaft der Pressemitteilung in den Köpfen der Leser zu verankern, sollte sie mindestens 3-mal wiederholt werden. Die meisten bekannten Textsorten setzen sich aus drei Teilen zusammen: Einleitung/Textkörper/Zusammenfassung.

Die Einleitung sollte aus ca. 250 Zeichen, der Textkörper aus 1500 Zeichen und die Zusammenfassung wiederum aus ca. 250 Zeichen (jeweils inkl. Leerzeichen) bestehen. In jedem dieser drei Bereiche sollte einmal die Kernbotschaft formuliert sein (Lengauer, 2010).

26.4.3 Die 5 Ws!

In einem Pressetext sollten folgende fünf W-Fragen beantwortet werden:
- Wer?
- Was?
- Wann?
- Wie?
- Wo?

Zur Vertiefung können im Textkörper noch zu folgenden W-Fragen Antworten gegeben werden: Warum? Wozu? Mit welchen Mitteln? Usw.

Die 5-W-Regel besagt, dass bei Beantwortung der W-Fragen eine aussagekräftige Nachricht generiert wurde (Fröhlich & Heggmaier, 2008).

26.4.4 AIDA

AIDA bedeutet:
A = Attention
I = Interest
D = Desire
A = Action

Ein Pressetext ist erfolgreich, wenn er all diese Punkte beinhaltet. Er muss bei dem bewertenden Journalisten Aufmerksamkeit erregen, er muss Interesse wecken, das Bedürfnis hervorrufen, mehr zu erfahren, und den Leser dazu bringen, eine Handlung zu setzen, wie z. B. mit dem Autor Kontakt aufzunehmen.

Der Aufhänger: Zentral ist, aktuelle Geschehnisse zu recherchieren/zu beobachten, um den richtigen Zeitpunkt für die Pressaussendung zu wählen. Die Frage ist, wann sich die enthaltene Nachricht der Pressemitteilung am besten verkaufen lässt. Vielfach ist es sinnvoll, eine Mitteilung noch zurückzuhalten, um auf einen passenden Moment zu warten. So ein Moment könnte z. B. ein Jubiläum sein oder ein Kongress zu dem Fachgebiet, Themen in Politik usw. Oft steckt auch ein Aufhänger in einem gut gewählten Titel. Die Titel müssen Aufmerksamkeit erregen, sie sollen zum Weiterlesen ermuntern und sind daher meist sehr emotional oder plastisch (vgl. Lengauer, 2010; Fröhlich & Heggmaier, 2008).

Überprüfen Sie, ob die vier Regeln in den Pressemitteilungen auf UTB-mehr-wissen.de umgesetzt sind (Datei „pressemitteilungen.pdf“).

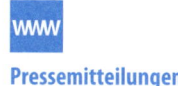

Pressemitteilungen

26.4.5 Inhaltliche Gestaltung

Die einzelnen Inhalte werden nach der Pyramidenformel gegliedert. Um systematisch vorzugehen, wird die zu transportierende Botschaft in Teilbotschaften zerlegt und nach Wichtigkeit gereiht. Nach der Pyramidenregel steht die wichtigste Botschaft (A) an der Spitze, die am wenigsten wichtige (E im Falle von fünf Teilbotschaften) am Schluss. Der Grund dafür ist nicht, dass nur so das Interesse des schnell lesenden Journalisten geweckt werden kann, sondern dass meistens von hinten gekürzt wird.

Die Pyramidenformel gilt auch für den Titel, der aus einem Haupttitel und mehreren Untertiteln besteht. Die wichtigste Information (A) findet sich im Titel wieder, die nächstwichtigen Teilinformationen (B, C und D) in den Untertiteln. Titel und Untertitel werden in der Regel in der Gegenwart geschrieben, während der Text üblicherweise im Imperfekt abgefasst wird, ein Wechsel zurück in die Gegenwart ist aber durchaus möglich (vgl. Cutlip, Center & Broom, 1994).

Der Stil sollte nüchtern und objektiv, ja sogar ein wenig distanziert zum Absender, also zum Verfasser sein. Eine Presseaussendung wird so geschrieben, als würde man über einen Dritten berichten. Es sollten keine Superlative und kein „ich“, „wir“, „uns“ usw. verwendet werden. Es wird über „die Firma XY“ oder „die Behörde XZ“ berichtet.

Fragen beantworten können!

Achten Sie darauf, dass Sie am Tag der Aussendung für etwaige Journalistenfragen erreichbar sind!

Pressemitteilungen

Verfassen Sie eine eigene Pressemitteilung zu Ihrer aktuellen wissenschaftlichen Arbeit.

Kurzfragen

1 Inwiefern kann die Wissenschaft von der Öffentlichkeitsarbeit profitieren?
2 Welche Möglichkeiten der Öffentlichkeitsarbeit gibt es?
3 Was ist ein Kamingespräch?
4 Auf welche vier Regeln ist bei der Erstellung eines Pressetextes zu achten?

Literatur

Bogner, F. (1999). *Das neue PR-Denken. Strategien, Konzepte, Maßnahmen* (3., aktualisierte und erw. Aufl.). Wien u. a.: Wirtschaftsverlag Ueberreuter.

Cutlip, S. M., Center, A. H., & Broom, G. M. (1994). *Effective Public Relations*. Englewood Cliffs New Jersey: Prentice-Hall.

Deg, R. (2009). *Basiswissen Public Relations: Professionelle Presse- und Öffentlichkeitsarbeit* (4., überarb. Aufl.). Wiesbaden: VS Verlag für Sozialwissenschaften.

Dorer, J. & Lojka, K. (Hrsg.). (1991). *Öffentlichkeitsarbeit. Theoretische Ansätze, empirische Befunde und Berufspraxis der Public Relations*. Wien: Braumüller.

Fröhlich, K., & Heggmaier, D. (2008). *Pocket Business: Public Relations: Effiziente Öffentlichkeits- und Pressearbeit*. Berlin: Cornelsen Verlag Scriptor.

Haedrich, G., Barthenheier, G. & Kleinert, H. (1982). *Öffentlichkeitsarbeit. Dialog zwischen Institutionen und Gesellschaft. Ein Handbuch*. Berlin/New York: Walter de Gruyter.

Kunczik, M. (2010). *Public Relations: Konzepte und Theorien* (5., überarb und erw. Aufl.). Stuttgart: UTB.

Weiterführende Literatur

Bernays, E. & Schnur, P. (2009). *Die Kunst der Public Relation*. Freiburg: orange-press.

Kath, J. (1984). *Infogaps. Bessere Kommunikation als Erfolgsrezept*. München: Wirtschaftsverlag Langen-Müller/Herbig.

Prexl, A. (2010). *Nachhaltigkeit kommunizieren – nachhaltig kommunizieren: Analyse des Potenzials der Public Relations für eine nachhaltige Unternehmens- und Gesellschaftsentwicklung*. Wiesbaden: VS Verlag.

27 Fallberichte in der Klinischen Psychologie und Psychotherapie

Reinhard Drobetz & Ilse Kryspin-Exner

Die bekannteste und traditionelle Methode in der Klinischen Psychologie und Psychotherapie besteht in der Beobachtung, Untersuchung und Dokumentation ausführlicher Informationen über eine Einzelperson. Publikationen dieser Art werden z. B. in Fachzeitschriften synonym als Fallberichte *(case reports)*, Fallstudien *(case studies)*, Einzelfallstudien oder Kasuistiken bezeichnet. Diese umfassen neben der Darstellung der klinisch-psychologischen Behandlung oder Psychotherapie u. a. die individuelle Biografie, die Familiengeschichte, die Krankheits- und Störungsgeschichte, die gegenwärtige Situation und Erfahrungen mit früheren Behandlungen.

Das vorliegende Kapitel bietet einen Einblick in das wissenschaftliche Arbeiten beim Verfassen von Fallberichten. Zuerst werden Hintergrund und Ziele von Fallberichten beschrieben sowie formale, inhaltliche und ethische Richtlinien am Beispiel konkreter Zeitschriften erörtert, bei welchen Manuskripte eingereicht werden können. Abschließend werden kritische Bemerkungen zu Fallberichten diskutiert.

27.1 Hintergrund

Unter einem Fallbericht oder einer Einzelfallstudie *(case report, case study)* wird eine schriftliche, strukturierte Erläuterung der behandlungsrelevanten Informationen zu einem Klienten oder einer Klientin sowie die Beschreibung der Therapie an sich (z. B. einer abgeschlossenen klinisch-psychologischen Behandlung) verstanden. Weitere Synonyme für den Begriff „Fallbeschreibung" sind „Kasuistik" und „Fallvignette" (Meinlschmidt & Tegethoff, 2009). Bei renommierten Fachzeitschriften im Bereich der Klinischen Psychologie oder Psychotherapie, wie beispielsweise den englischsprachigen Zeitschriften *Journal of Abnormal Psychology* und *Journal of Clinical Psychology* und den deutschsprachigen Fachzeitschriften *Zeitschrift für Psychiatrie, Psychologie und Psychotherapie*, *Verhaltenstherapie* sowie *Verhaltenstherapie und Verhaltensmedizin* (V & V), können Fallberichte zur Publikation eingereicht werden. Das englischsprachige *Journal Clinical Case Studies* dient, wie der

Name verrät, ausschließlich der Publikation von Fallstudien. In Lehrbüchern werden ebenfalls manchmal theoretische Inhalte mittels Kurzdarstellungen von Fällen erklärt (z. B. Comer, 2008; Davison, Neale & Hautzinger, 2007; Wittchen & Hoyer, 2006). Insgesamt betrachtet, sind Fallberichte sehr beliebt, weil sie anschaulicher sind und weit mehr ins Detail gehen als andere Forschungsmethoden.

In der Geschichte der Psychologie, Medizin und Psychotherapie sind die zwischen 1895 und 1918 veröffentlichten Beschreibungen von Sigmund Freud zum psychoanalytischen Behandlungsverlauf seiner Patienten „Rattenmann" und „Wolfsmann" (Freud, 1995), „Kleiner Hans" (Freud, 1996) oder „Anna O" (Breuer & Freud, 2007) berühmt geworden. Später fand der Fall H. M. besondere Beachtung, der erstmals von Scoville und Milner (1957) veröffentlicht wurde. In dieser Fallstudie, die für die weitere Gedächtnisforschung von ungemeiner Bedeutung war, werden die kognitiven Auswirkungen einer Gehirnoperation bei einem Patienten mit Epilepsie beschrieben. In neuerer Zeit ist der Fallbericht bezüglich einer Frau mit multipler Persönlichkeitsstörung populär geworden (Eva Weiss, Eva Schwarz, Johanna, Evelyn; siehe Comer, 2008).

Fallberichte können folgenden Zwecken dienen bzw. auf diese Ziele fokussieren (angelehnt an Meinlschmidt & Tegethoff, 2009):

- Darstellung der Diagnose und Behandlung eines Klienten mit einer ungewöhnlichen oder selten auftretenden psychischen Problematik oder Störung, z. B. Einzelfallstudie zu Paruresis (funktionell bedingte Miktionsstörung; Drobetz & Kryspin-Exner, 2009)
- Illustration einer neuartigen, innovativen oder modifizierten Behandlungsmethode, z. B. Onlinebehandlung, bei der sich Klienten in einer virtuellen Welt bewegen
- exemplarische Erörterung der Anwendung eines neuen oder modifizierten diagnostischen Verfahrens, z. B. Einsatz eines innovativen, neuen Fragebogens
- Beschreibung des Umgangs mit einer herausfordernden klinischen Situation, basierend auf dem aktuellen Wissenstand (evidence based) u. a. für die Aus- und Weiterbildung von Kollegen, z. B. Umgang mit einem Klienten mit Body Integrity Identity Disorder (BIID), der den Wunsch nach einer Amputation einer gesunden Extremität äußert
- detaillierte Darstellung eines bislang selten oder noch gar nicht beachteten Aspekts aus der Lebens- und Entwicklungsgeschichte oder den Lebensbedingungen eines Klienten, der für die Störungsentwicklung von hoher Relevanz ist; hierbei lautet das Ziel, Forschung in einem Bereich zu initiieren, der bislang noch gar nicht oder lediglich wenig beachtet wurde

27.2 Verfassen und Einreichen von Fallberichten

Beim Verfassen von Fallberichten ist – wie bei anderen Fachartikeln auch – stets den Vorgaben des jeweiligen Fachjournals Folge zu leisten. Nur wenn das Manuskript entsprechend den Autorenrichtlinien formal und inhaltlich korrekt gestaltet und geschrieben wurde, sollte es bei der anvisierten Zeitschrift eingereicht *(submitted)* werden. In der Regel sind die Richtlinien zur Erstellung und zum Einreichungsprozedere auf der Webseite der spezifischen Zeitschrift zu finden (z. B. unter Informationen für Autoren / Autorenrichtlinien / Instructions to authors / Guide for authors). Die Vorgaben beziehen sich sowohl auf formale (Layout, Umfang etc.) als auch inhaltliche Aspekte (z. B. abzuhandelnde Punkte). Sie bieten den Vorteil, dass den Autoren präzise Richtlinien gegeben werden, an denen sie sich orientieren können, aber an die sie sich auch zu halten haben. Die Nichtbeachtung der vorgegebenen Regeln und Punkte kann dazu führen, dass das Manuskript vor der Einleitung des Review-Prozesses, also bevor es überhaupt zur Begutachtung akzeptiert wird, zur Überarbeitung an den Verfasser retourniert wird.

Vor dem Erstellen des Fallberichtes sollte sich der Verfasser folgende Fragen stellen: Was könnte für die Leser dieser Fachzeitschrift an dem geplanten Bericht interessant sein und warum möchte ich genau über diesen Fall schreiben? Außerdem gilt es die Frage zu klären, ob sich die Zeitschrift primär an Wissenschafter oder an Personen, die in der Praxis tätig sind, richtet. Abhängig davon sind die Akzente unterschiedlich zu setzen. Während beispielsweise Wissenschafter mitunter die Frage spannender fänden, welche Forschung der Fallbericht stimulieren möchte, könnten für praktisch tätige Personen Implikationen oder Empfehlungen für die Behandlung von Personen mit diesem und jenem Störungsbild eventuell interessanter sein. Möglich ist es, vor dem Schreiben eines Fallberichtes den Herausgeber der Fachzeitschrift zu kontaktieren, um z. B. die Frage zu klären, inwieweit die beabsichtigte Publikation zu einem spezifischen Störungsbild und zum klinisch-psychologischen oder therapeutischen Vorgehen für die Zeitschrift überhaupt interessant ist (Meinlschmidt & Tegethoff, 2009).

Nach dem Einreichen des Manuskriptes bei der entsprechenden Zeitschrift wird dieses von einem der Herausgeber bis zur Publikationsreife bzw. Ablehnung betreut. Die Fallberichte werden zumeist von zwei unabhängigen Gutachtern (Reviewern) in anonymer Form (Peer-Review) zwecks Qualitätssicherung beurteilt, kommentiert und gegebenenfalls mit Veränderungsvorschlägen versehen. Das Zeitintervall zwischen erstmaliger Einreichung des Fallberichtes und erster Rückmeldung durch einen der Herausgeber an den Erstautor beträgt beispielsweise bei der Zeitschrift *Verhaltenstherapie und Verhaltensmedizin* in der Regel nicht länger als sechs bis acht Wochen (Pabst Science Publishers, 2009).

WWW

Richtlinien für Einzelfallstudien der Zeitschrift *Verhaltens- therapie und Verhaltens- medizin*

Die exakten Richtlinien für Einzelfallstudien dieser Zeitschrift finden sich auf UTB-mehr-wissen.de unter der Liste „Autorenrichtlinien von Verhaltenstherapie und Verhaltensmedizin" (Pabst Science Publishers, 2010).

Generell dienen Autorenrichtlinien dazu, die Verständlichkeit des Beitrages und die Satzerstellung zu erleichtern. Die Herausgeber von *Verhaltenstherapie und Verhaltensmedizin* haben aufgrund bisheriger Erfahrungen mit eingereichten Manuskripten spezifische Hinweise in Form einer Checkliste, die online zum Download zur Verfügung steht, zusammengetragen. Zusätzlich wird auf die Richtlinien zur Manuskript- gestaltung der Deutschen Gesellschaft für Psychologie (DGPs) verwie- sen, die u. a. Regeln zur Zitierung von Literatur enthalten. Schlussend- lich kann das Manuskript als Dateianhang per E-Mail an die Redaktion gesandt werden (Pabst Science Publishers, 2010).

Wie ein Fallbericht im Konkreten aufgebaut werden kann, soll an- hand der Publikation „Kognitiv-behaviorale und schematheoretische Behandlung eines Klienten mit Paruresis" in Verhaltenstherapie und Verhaltensmedizin (Drobetz & Kryspin-Exner, 2009) illustriert werden:

Einleitung und Hintergrund
- kurze Erläuterung und Definition des Störungsbildes
- Ausblick auf den Inhalt und die Ziele des Fallberichtes

Anamnese und Exploration
- Vorstellungsgrund und Symptomatik, d. h. Anlass und Grund der Behandlung sowie die vom Klienten beschriebenen Symptome
- lebensgeschichtliche Entwicklung, z. B. Kindheit, Jugend, Erzie- hung und dadurch verinnerlichte Schemata etc.
- Sozialanamnese: Sozialkontakte, soziales Netzwerk
- störungsspezifische Entwicklung: Ätiologie der Störung, die mit Mo- dellen aus der Fachliteratur und Forschung in Beziehung gesetzt wird

Psychischer Befund zu Interventionsbeginn
- Verhaltensbeobachtung / psychopathologischer Status
- klinisch-psychologische Diagnostik: verwendete Verfahren und Instrumente (klinische Interviews, Fragebogen, Tests) mit den ent- sprechenden Ergebnissen

Somatischer Befund

Ergebnisse ärztlicher Abklärungen im Hinblick auf die psychische Störung; verschriebene Medikamente wie Psychopharmaka etc.

Diagnosen

Diagnosen auf Basis der klinisch-psychologischen Diagnostik nach der Internationalen Klassifikation psychischer Störungen (ICD-10, Kapitel F) und dem Diagnostischen und Statistischen Manual psychischer Störungen (DSM-IV); gegebenenfalls durch Differentialdiagnosen zu ergänzen

Verhaltensanalyse

- Mikroanalyse: intraindividuelle Ebene, z. B. in einer Tabelle anhand des S-O-R-K-C-Modells (Kanfer, Reinecker & Schmelzer, 2006)
- Makroanalyse: interindividuelle Ebene; prädisponierende, verursachende, auslösende und aufrechterhaltende Bedingungen bezüglich der psychischen Störung
- individuelle Ressourcen und Verhaltensaktiva

Interventionsplan und Prognose

- Erwartungen und Ziele des Klienten bezüglich der Behandlung
- Informationen zum Behandlungsplan und zur Absprache mit dem Klienten
- Aussagen über die Prognose (Einschätzung des Störungsverlaufs) bei entsprechender Behandlung, d. h.: *Was ist aus Studienbefunden bekannt? Bei wie viel Prozent der behandelten Patienten ist bei Anwendung dieser und jener Methoden mit Symptomatikverbesserung und -rückgang zu rechnen?*

Interventionsdurchführung

Detaillierte Beschreibung der beim Klienten in der Behandlung angewandten Methoden und Techniken

Katamnese

Ergebnisse der klinisch-psychologischen Diagnostik zu verschiedenen Untersuchungszeitpunkten, z. B. zu Beginn der Behandlung, 3 Monate nach Behandlungsbeginn und 3 Monate nach Behandlungsabschluss (Überprüfung der Stabilität des Behandlungserfolgs)

Diskussion und Ausblick

Beiträge des Fallberichtes für Forschung und Praxis

Literatur
Zitierte Literatur im Fallbericht

Die Zeitschrift *Verhaltenstherapie* legt folgende Autorenrichtlinien für das Einreichen einer Kasuistik fest, die für die Praxis interessante Einzelfallanalysen darstellen sollte: Das Manuskript sollte max. 7 Druckseiten einschließlich Deckblatt, Abbildungen und Tabellen (1 Druckseite = 3 Manuskriptseiten) umfassen; der Text sollte 2-zeilig, in Schriftgröße 12 Punkt und mit beidseitigem Rand von 3 cm geschrieben sein. Für den gesamten Text sollte hinsichtlich der Schrift ein einziges Standardformat verwendet werden. Folgende Punkte müssen in der Kasuistik enthalten sein:

1 Beschreibung des Störungsbildes
2 Differentialdiagnose
3 hypothetisches Bedingungsmodell (Verhaltensanalyse)
4 Interventionsprinzipien
5 Therapieergebnisse
6 Schlussfolgerungen

In den Autorenrichtlinien auf der Webseite der Zeitschrift *Verhaltenstherapie* wird betont, dass die Kasuistik innovative Behandlungsansätze hervorheben soll. Außerdem sollen notwendige emotionale Prozesse im Behandlungsverlauf beschrieben werden. Im Sinne einer Katamnese wird empfohlen, Angaben zu Behandlungserfolgsmessungen zu verschiedenen Messzeit- bzw. Erhebungszeitpunkten zu erbringen, nämlich vor (prä), während (prozessorientiert) und nach (post) der Behandlung. Bezüglich der Literaturliste sind 5 Zitate ausreichend (Ehlert, Hohagen, Linden & Rief, 2010).

Die *Zeitschrift für Psychiatrie, Psychologie und Psychotherapie* veröffentlicht ebenfalls Fallberichte (Kasuistik, kontrollierte klinische Praxis, Beispiele für moderne Diagnose- und/oder Therapiestrategien), die max. 15 Standard-Manuskriptseiten umfassen sollten (Zeitschrift für Psychiatrie, Psychologie und Psychotherapie, 2010).

Das *Journal of Abnormal Psychology*, das an und für sich überwiegend Manuskripte zu Studien publiziert, akzeptiert ebenfalls *case studies* aus einem praktisch-klinischen oder Forschungssetting. Die Fallberichte werden aber nur dann zur Veröffentlichung in Erwägung gezogen, wenn sie wichtige Fragen illustrieren oder aufwerfen, die einen Einzelfall übersteigen und heuristischen Wert haben (American Psychological Association, 2010).

Die Zeitschrift *Clinical Case Studies* akzeptiert Fallstudien mit unterschiedlichem theoretischen Hintergrund oder Menschenbild (kognitivbehaviorales, humanistisches, tiefenpsychologisches Modell etc.). Die Manuskripte müssen neben einem Abstract (im Umfang von 100 bis 150 Wörtern) und biografischen Angaben zum Autor (≤ 50 Wörter) folgende Punkte beinhalten (Sage Publications, 2010):

1   Theoretischer Hintergrund und Stand der Forschung
2   Einführung in den Fall
3   Beschriebene Beschwerden und Symptome
4   Anamnese, Störungs- und Krankheitsgeschichte
5   Diagnostik
6   Fallkonzeptualisierung (Meinung des Praktikers und Auswahl der Behandlungsmethode)
7   Behandlungsverlauf und Verlaufsdiagnostik
8   Erschwerende und verkomplizierende Faktoren (inklusive medizinischer Behandlung)
9   Überlegungen zur Behandlung
10 Follow-up-Untersuchungen (wie und wie lange nach der Behandlung)
11 Behandlungsimplikationen, die von diesem Fall abgeleitet werden können
12 Empfehlungen für Praktiker und Personen in Ausbildung
13 Literaturangaben

Wie ersichtlich, ähneln diese Punkte jenen von beispielsweise der Zeitschrift *Verhaltenstherapie und Verhaltensmedizin*, wobei sich *Clinical Case Studies* primär an praktisch tätige Personen richtet. Die Manuskripte müssen entsprechend den Vorgaben der neuesten Version des *Publication Manual of the American Psychological Association* für das Einreichen bei *Clinical Case Studies* gestaltet sein (American Psychological Association, 2009). Der Text und die Referenzen müssen im doppelten Zeilenabstand verfasst und Tabellen und Abbildungen druckfertig auf separaten Seiten zusammengestellt sein (Sage Publications, 2010).

27.3 Ethische Richtlinien bei Fallberichten

Da Fallberichte auf einer Behandlung eines Klienten beruhen, ist die Erfüllung ethischer Aspekte besonders wichtig. Auf der einen Seite sind Fallberichte unbedingt zu anonymisieren, d. h., der tatsächliche Name des Klienten darf nicht angeführt werden. Zumeist werden Initialen verwendet (wie z. B. „H. M."; Scoville & Milner, 1957). Üblicherweise sind selbst die Initialen erfunden und stehen in keinem Zusammenhang mit dem echten Namen des Klienten, sodass tatsächlich keine Rückschlüsse auf ihn gezogen werden können. Ferner sind konkrete Informationen über den Klienten (z. B. 32-jähriger, verheirateter deutscher Filmstar, der bereits zweimal in Cannes ausgezeichnet wurde), die diesen eventuell identifizierbar machen, vom Fallbericht auszuschließen oder derart zu verändern, dass keinerlei Rückschlüsse mehr auf den Klienten gezogen werden können. Obwohl ein Fallbericht an sich keine erfundenen Informationen (z. B. zur Behandlung) enthalten sollte, lautet im Zweifelsfall die oberste Maxime, die Anonymität des Klienten sicherzustellen. In Fallberichten wird der gesamte Behandlungsverlauf natürlich komprimiert und zusammengefasst dargestellt. Dennoch muss der Verfasser Sorge tragen, dass der Inhalt des Geschriebenen korrekt ist (Meinlschmidt & Tegethoff, 2009).

27.4 Kritische Bemerkungen zu Fallberichten

Abschließend soll noch eine kurze kritische Bewertung von Fallstudien vorgenommen werden: Die Validität der Informationen, die bei einer Fallstudie gesammelt werden, ist manchmal fragwürdig, auch eine mangelnde Objektivität wird häufig angeführt, weil Therapeut und Beschreiber ident sind und es dadurch zu Wahrnehmungs- und Beurteilungsfehlern kommen kann sowie Interpretationen einfließen. Fallstudien lassen keine Generalisierung zu, sie sind bestenfalls geeignet, Hypothesen über Störungsbilder und deren Behandlung aufzustellen, die später durch kontrollierte Forschung überprüft werden können. Umgekehrt können Fallstudien theoretische Annahmen auch infrage stellen. Fallstudien geben keinen Aufschluss über Grundsätze, die für Menschen allgemein kennzeichnend sind, und auch keinen zufriedenstellenden Nachweis über Ursache-Wirkungs-Prinzipien.

Vor etwa 30 Jahren hatte Einzelfallstatistik eine enorme Bedeutung in den Sozialwissenschaften. Eine einzelfallanalytische Untersuchung liegt dann vor, wenn Daten eines einzigen Individuums, die mit mindestens einem Instrument zu verschiedenen Zeitpunkten und in verschiedenen Situationen gewonnen wurden, statistisch ausgewertet werden. Somit kann eine statistische Einzelfalluntersuchung als eine Studie quantitativer Natur angesehen werden, bei der die erhobenen Daten auf intraindividueller Ebene in Zusammenhang gebracht werden. Dies kann sowohl rein deskriptiv gemacht werden (Gegenüberstellung von Werten in Fragebogen vor und nach einer Behandlung) als auch durch die Überprüfung, ob sich z. B. die zu verschiedenen Zeitpunkten gewonnenen Ergebnisse signifikant voneinander unterscheiden. Die gängigen statistischen Verfahren wie t-Test oder Varianzanalysen können jedoch nur sehr stark eingeschränkt bis gar nicht verwendet werden (Köhler, 2008). Die statistische Auswertung eines einzelnen Falles (z. B. in der Verlaufs-diagnostik) ist zwar mit methodischen Problemen behaftet, dennoch sei darauf hingewiesen, dass es eine lange Tradition zu Einzelfallanalysen auch aus statistischer Sicht gibt (z. B. Petermann, 1996; Petermann & Hehl, 1979) und dass diesbezüglich sogenannte Item-Response-Modelle interessante neue Impulse geben können. Diese setzen im Kontrast zur klassischen Testtheorie nicht beim Testergebnis, sondern bei den einzel-nen Items an und basieren auf der zugrunde liegenden Annahme, dass jede Antwort einer Person von 3 Komponenten abhängt: 1. Eigenschaft einer Person, die gemessen werden soll; 2. Eigenschaft des Items bzw. der Aufgabe und 3. Zufall bzw. sämtliche Einflüsse, die nicht kontrolliert werden können. Außerdem wird postuliert, dass alle Items eine einzige, nicht direkt beobachtbare Dimension erfassen (Fischer, 1994; 1996).

---

1 Was wird unter einem Fallbericht in der Klinischen Psychologie und Psycho-therapie verstanden?

2 Welchen Zielen dienen Fallberichte und welche Einschränkungen weisen sie auf?

3 Wie können Fallberichte inhaltlich aufgebaut werden?

4 Welche ethischen Richtlinien sind bei Fallberichten zu beachten?

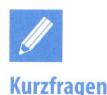

Kurzfragen

Literatur

American Psychological Association. (2009). *Publication Manual of the American Psychological Association* (6th ed.). Washington, D. C.: American Psychological Association.

American Psychological Association. (2010). *Instructions to authors.* Zugriff am 10. August 2010 unter http://www.apa.org/pubs/journals/abn/index.aspx.

Breuer, J. & Sigmund, F. (2007). *Studien über Hysterie* (6. Aufl.). Frankfurt: Fischer.

Comer, R. J. (2008). *Klinische Psychologie.* Heidelberg: Spektrum.

Davison, G. C., Neale, J. M. & Hautzinger, M. (2007). *Klinische Psychologie. Ein Lehrbuch.* Weinheim: Beltz.

Drobetz, R. & Kryspin-Exner, I. (2009). Kognitiv-behaviorale und schematheoreti-sche Behandlung eines Klienten mit Paruresis. *Verhaltenstherapie & Verhaltens-medizin, 30,* 516–528.

Ehlert, U., Hohagen, F., Linden, M. & Rief, W. (2010). *Richtlinien für Autoren.* Zugriff am 10. August 2010 unter http://content.karger.com/ProdukteDB/produkte.asp?Aktion=JournalGuidelines&ProduktNr=224158.

Fischer, G. H. (1994). Item-Response-Modelle zur Messung von Behandlungsef-fekten. In G. Gittler, M. Jirasko, U. Kastner-Koller, C. Korunka & A. Al-Roubaie (Hrsg.), *Die Seele ist ein weites Land. Aktuelle Forschung am Wiener Institut für Psychologie* (S. 55–66). Wien: Wiener Universitätsverlag.

Fischer, G. H. (1996). Strukturelle Item-Response-Modelle zur Messung von Behandlungseffekten. In M. Jirasko, J. Glück & B. Rollett (Hrsg.), *Perspektiven psychologischer Forschung in Österreich* (S. 45–56). Wien: Wiener Universitätsverlag.

Freud, S. (1995). *Analyse der Phobie eines fünfjährigen Knaben*. Frankfurt: Fischer.

Freud, S. (1996). *Zwei Krankengeschichten. Rattenmann, Wolfsmann*. Frankfurt: Fischer.

Kanfer, F. H., Reinecker, H. & Schmelzer, D. (2006). *Selbstmanagement-Therapie. Ein Lehrbuch für die klinische Praxis* (4., durchgesehene Aufl.). Heidelberg: Springer.

Köhler, T. (2008). *Statistische Einzelfallanalyse. Eine Einführung mit Rechenbeispielen*. Weinheim: Beltz.

Meinlschmidt, G. & Tegethoff, M. (2009). Psychotherapeutische Fallberichte bei Erwachsenen. In J. Margraf & S. Schneider (Hrsg.), *Lehrbuch der Verhaltenstherapie. Band 1. Grundlagen, Diagnostik, Verfahren, Rahmenbedingungen* (3. Aufl.) (S. 899–923). Heidelberg: Springer.

Petermann, F. (1996). *Einzelfallanalyse* (3., verbesserte Aufl.). München: Oldenbourg.

Pabst Science Publishers. (2010). *Verhaltenstherapie und Verhaltensmedizin*. Zugriff am 10. August 2010 unter http://www.psychologie-aktuell.com/20.0.html.

Petermann, F. & Hehl., F.-J. (1979). *Fortschritte der Klinischen Psychologie 18. Einzelfallanalyse*. München: Urban & Schwarzenberg.

Sage Publications. (2010). *Clinical Case Studies*. Manuscript Submission Guidelines. Zugriff am 18. August 2010 unter http://www.uk.sagepub.com/journalsProdManSub.nav?prodId=Journal201493&crossRegion=eur.

Scoville, W. B. & Milner, B. (1957). Loss of recent memory after bilateral hippocampal lesions. *Journal of Neurology, Neurosurgery & Psychiatry, 20*, 11–21.

Wittchen, H.-U. & Hoyer, J. (Hrsg.). (2006). *Klinische Psychologie & Psychotherapie*. Heidelberg: Springer Medizin-Verlag.

Zeitschrift für Psychiatrie, Psychologie und Psychotherapie (2010). *Hinweise für Autoren*. Zugriff am 18. August 2010 unter http://www.verlag-hanshuber.com/zeitschriften/autorenrichtlinien/autorenrichtlinien_ppp.pdf.

Weiterführende Literatur

Köhler, T. (2008). *Statistische Einzelfallanalyse. Eine Einführung mit Rechenbeispielen*. Weinheim: Beltz.

Reinecker, H. S. (Hrsg.). (1999). *Fallbuch zur Klinischen Psychologie. Modelle psychischer Störungen* (2., überarb. u. erw. Aufl.). Göttingen Hogrefe.

Swanborn, P. G. (2010). *Case study research. What, why and how?* London: Sage Publications.

Yin, R. K. (2009). *Case study research. Designs and methods* (4th ed.). Thousands Oaks, CA: Sage Publications.

Zaudig, M., Wittchen, H.-U. & Saß, H. (2000). DSM-IV und ICD-10 Fallbuch. Fallübungen zur Differentialdiagnose nach DSM-IV und ICD-10. Göttingen: Hogrefe.

28 Der empirisch-wissenschaftliche Artikel

Oswald D. Kothgassner, Birgit U. Stetina & Ilse Kryspin-Exner

Dieses Kapitel befasst sich mit dem Verfassen eines empirisch-wissenschaftlichen Artikels sowie den Qualitätskriterien für dessen Beurteilung. Es sollen sowohl die einzelnen Teilbereiche eines empirischen Artikels als auch Qualitätskriterien beschrieben werden, die wesentlich für das Abfassen und das Bewerten einer solchen wissenschaftlichen Publikation nötig sind.

28.1 Aufbau eines wissenschaftlichen Artikels

Laufend werden große Mengen an wissenschaftlichen Artikeln, sogenannte „Papers", veröffentlicht. Um das Lesen für die Nutzer zu erleichtern, haben diese (zumeist) einen standardisierten Aufbau, welcher vielerlei Vorteile bietet: Der Leser erkennt zum einen schnell, ob der Artikel für ihn überhaupt relevant ist, und zum anderen, ob er für ihn neue Theorien oder Inhalte bereithält.

28.1.1 Titel

Das Thema des Artikels sollte im Titel klar erkennbar sein. Neu geprägte Begriffe sowie Eigennamen sollten sich darin nicht finden, auch Wortspiele sind meist nicht sehr sinnvoll. Für gewöhnlich finden sich im Titel Informationen zum Thema allgemein, zur Einschränkung auf eine konkrete Fragestellung sowie zur verwendeten Methodik.

In den meisten Zeitschriften wird ein Kurztitel, der sogenannte Running Head, angegeben (vgl. Gustavii, 2008). Dieser Titel steht in der oberen Kopfzeile und ist meist auch bereits bei Manuskripten dort anzuführen (ebenso unter dem Haupttitel auf der ersten Manuskriptseite).

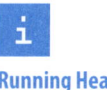

Running Head

28.1.2 Autoren

Unter dem Titel stehen der Autor sowie alle Koautoren des Artikels und die Kontaktadresse eines Korrespondenzautors.

28.1.3 Zusammenfassung (Abstract)

Die Kurzzusammenfassung des Artikels ist wohl jener Teil, der am sorgsamsten und unter Umständen am schwierigsten zu verfassen ist, da in den meisten Fällen doch aufgrund der Inhalte des Abstracts entschieden wird, ob der gesamte Artikel gelesen wird oder nicht. Außerdem sollte man sich nach dem erneuten Durchlesen des Abstracts wieder an den Inhalt des gesamten Artikels erinnern können. Besonders wichtig sind hierbei Verständlichkeit und Nachvollziehbarkeit.

Abstracts

Kurzfassungen (Abstracts) sollten wie folgt aufgebaut sein:
- nicht bloß Stichworte, sondern ganze Sätze
- kurze und präzise Darstellung (ca. 100–250 Wörter)

Inhalte sollen umfassen:
- Thema/Ziel der Studie *(Aim/Objectives)*
- Theorie *(Theoretical Background)*
- Methode *(Methods)*
- Hauptergebnisse *(Results)*
- Diskussion *(Conclusion/Discussion)*
- verständlich und nachvollziehbar formuliert

In einem konventionellen Abstract sollen die Elemente (*Aim*, *Theory*, *Method* etc.) nicht explizit namentlich erwähnt werden, sondern deren Inhalte sind in einem einzigen Fließtext zu vermengen. Es gibt aber auch die Möglichkeit, das Abstract strukturiert zu verfassen. Ziel und Theorie können im Englischen auch als „Background" zusammengefasst werden. Einen Vorteil des strukturierten Abstracts stellt die Uniformität und Übersichtlichkeit dar. Ein Nachteil ist die vielfach kritisierte Einschränkung der Kreativität, und – was jedem Verfasser eines Abstracts bereits aufgefallen sein mag – es ist auch wesentlich länger (Gustavii, 2008).

28.1.4 Einleitung (Introduction)

Dieser Teil des Artikels beschreibt das Thema und warum dieses interessant und relevant ist. Der bisherige Stand der Forschung zum Thema wird zusammengefasst. Anschließend an diese Auseinandersetzung mit den vorliegenden Theorien sollte man ein eigenes theoretisches Modell aufstellen, das der eigenen Untersuchung zugrunde liegt. Am Schluss der Einleitung werden dann die Hypothesen und Fragestellungen formuliert. Manchmal findet sich am Ende der Einleitung ein sogenannter „Overview" – ein Überblick zum restlichen Artikel.

28.1.5 Methode (Method)

Entscheidend beim Methodenteil ist die Nachvollziehbarkeit für andere Forscher, die eine Replikation der Studie möglich machen muss (zu statistischen Aspekten von empirischen Artikeln siehe Kap. 10 „Methodische Beschreibung einer Studie"). Wesentliche Abschnitte, die der Methodenteil enthalten muss, sind (nicht zwangsläufig in dieser Reihenfolge):

a **Charakterisierung des Untersuchungsdesigns:** Es wird beschrieben, ob es sich bei der Untersuchung um eine Querschnitt- oder Längsschnittstudie, eine experimentelle, quasiexperimentelle oder nichtexperimentelle Untersuchung etc. handelt. Abhängige und unabhängige Variablen werden charakterisiert.

b **Beschreibung der Untersuchungsinstrumente:** In diesem Teil finden sich Informationen, welche Instrumente (z. B. Tests, Fragebogen, Interviews, Messgeräte etc.) bei der Untersuchung eingesetzt worden sind. Testgütekriterien (Validität, Reliabilität) sind ebenfalls anzugeben. Hat man für die Studie ein eigenes Instrument entwickelt, muss man beschreiben, wie dieses konstruiert wurde.

c **Stichprobe:** Ein wichtiger Abschnitt des Methodenteils behandelt die Auswahl und Zusammenstellung der Stichprobe (Gelegenheitsstichprobe, Quotenstichprobe, Zufallsstichprobe etc.). Außerdem wird hier die Größe des Stichprobenumfangs angegeben.

d **Datenanalyse:** Hier findet sich eine Beschreibung der verwendeten statistischen Verfahren, die bei der Auswertung der erhobenen Daten zum Einsatz kamen, wobei diese Verfahren mit Ausnahme von eigenständig entwickelten sowie von relativ neuen und unbekannten Methoden nicht genau wiedergegeben werden müssen.

28.1.6 Ergebnisse (Results)

Der wichtigste Teil eines Forschungsberichtes ist wohl der Ergebnisteil, in dem alle neu gewonnenen Erkenntnisse wiedergegeben werden. Begonnen wird mit der Beschreibung der Stichprobe, während mit den Hauptergebnissen oder den wesentlichen Befunden die Ergebnisse geschlossen werden.

a **Beschreibung der Stichprobe:** Hierbei werden die soziodemografischen Merkmale der untersuchten Personen charakterisiert, beispielsweise Alter, Geschlecht, Bildungsstand etc. Außerdem werden für die Untersuchung interessierende Merkmale angeführt.

b **Befunde:** Hier finden sich Ergebnisse zu den postulierten Hypothesen bzw. Fragestellungen, wobei diese in derselben Reihenfolge abgehandelt werden sollten, in der sie im Theorieteil besprochen werden. Tabellen und Grafiken sind besonders hilfreich, um die wichtigsten Ergebnisse darzustellen, und lockern den Fließtext zudem auf. Die Ergebnisse werden auch durch statistische Kennwerte wie beispielsweise Mittelwerte, Standardabweichungen, Korrelationskoeffizienten etc. wiedergegeben.

28.1.7 Diskussion (Discussion)

Dieser Abschnitt eines Artikels enthält die Zusammenfassung der wichtigsten Ergebnisse. Es geht nicht um die Wiederholung von Detailergebnissen, sondern um eine kritische Beurteilung der Forschungsergebnisse in Bezug auf die Hypothesen bzw. Fragestellungen. Hierbei sollte man eine Verbindung zum Gesamtkontext herstellen sowie auf den bisherigen Forschungsstand Bezug nehmen. Aus den Ergebnissen sollen Schlussfolgerungen sowie mögliche Erklärungen dafür gezogen werden, auch Kritik ist angebracht. Außerdem kann man im Abschnitt „Ausblick" offene Fragen und Forschungsperspektiven aufzeigen, die sich aus der vorliegenden Arbeit ergeben könnten.

28.1.8 Danksagung (Acknowledgements)

Anschließend können Dankesworte an alle Mitarbeiter übermittelt werden, die zu der Arbeit beigetragen haben, beim Verfassen des Artikels jedoch nicht beteiligt waren.

28.1.9 Literaturverzeichnis (References)

Das Literaturverzeichnis enthält alle im Artikel verwendeten und zitierten Quellen, und zwar ausschließlich diese und keine weiterführende Literatur.

Übernehmen Sie den vom Journal gewünschten Zitierstil. Das erspart jede Menge Korrekturarbeiten im Zuge einer eventuellen Revision!

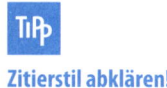

Zitierstil abklären!

28.2 Qualitätskriterien

Qualitätskriterien lassen sich direkt aus den Kriterien für Wissenschaftlichkeit ableiten. So stellt sich die Frage: Was ist Wissenschaftlichkeit und welche Kriterien für Qualität kann man daraus ableiten?

28.2.1 Kriterien für Wissenschaftlichkeit

Nach Ebster und Stalzer (2008) lässt sich die Wissenschaftlichkeit eines Artikels an mehreren Kriterien festmachen:

a **Klar erkennbares Thema:** Das Thema des Artikels soll klar erkennbar sein und schon aus dem Titel eindeutig hervorgehen. Um diese Forderung zu erfüllen, ist es unter anderem auch notwendig, Fragestellungen sowie Hypothesen und Forschungsfragen präzise und eindeutig zu formulieren.

b **Neuheitsgehalt:** Dieses Kriterium bezeichnet die Forderung, dass ein Artikel neue Aussagen zu einem Untersuchungsgegenstand beinhalten oder dieser zumindest aus einem neuen Blickwinkel betrachtet werden muss.

c **Nutzen:** Damit ein Artikel der Scientific Community bzw. bei Anwendung der Erkenntnisse in der Praxis auch der gesamten Gesellschaft von Nutzen sein kann, muss er zu einer Erweiterung des wissenschaftlichen Kenntnisstandes beitragen und nicht nur eine Replikation bereits erworbenen Wissens darstellen.

d **Intersubjektive Nachvollziehbarkeit:** Damit ein Artikel bzw. die Resultate und Schlussfolgerungen eines Artikels für andere nachvollziehbar sind, muss der gesamte Untersuchungsablauf detailliert dokumentiert werden. So ist etwa unbedingt darauf zu achten, dass verwendete Quellen genannt werden und die Methode der Untersuchung genau beschrieben wird.

e Adäquate Methode: Die verwendete Methode muss „adäquat" sein; d. h., sie muss dem State of the Art entsprechen und dem Forschungsgegenstand angemessen sein. Der letzte Punkt ist vor allem für Studien in den Humanwissenschaften relevant, in denen der Untersuchungsgegenstand meist der Mensch ist, sodass bei der Wahl der Methode auf ethische Standards wie Zumutbarkeit, Fairness, Anonymität etc. geachtet werden muss.

f Generalisierbarkeit: Das Kriterium der Generalisierbarkeit bedeutet, dass Aussagen, die in einem Artikel getroffen werden, nicht nur auf die untersuchten Einzelpersonen zutreffen sollen, sondern auf eine bestimmte definierte Population verallgemeinert werden müssen. Dazu ist es aber auch nötig, eine repräsentative Stichprobe zu rekrutieren, Untersuchungsbedingungen zu standardisieren und bestimmte wahrscheinliche Störvariablen mitzuerheben, um ihren Einfluss später kontrollieren zu können.

g Theoriebezug: Mit diesem Kriterium wird ein theoriegeleitetes Vorgehen in der durchzuführenden Untersuchung gefordert. Um ein bestimmtes Vorgehen, eine bestimmte Methodik, eine bestimmte Weise der Datenerfassung begründen und abstützen zu können, braucht es einen sinnvollen und gut fundierten theoretischen Rahmen.

28.2.2 Abgeleitete Elemente für eine adäquate Qualitätsbeurteilung

Für eine schnelle Beurteilung der Qualität von wissenschaftlichen Studien, die in einem Artikel präsentiert werden, müssen einige Informationen beachtet werden. Dies ist auf der einen Seite für den Leser von Relevanz, damit er die Studie umfassend bewerten kann. Aber auch für den Autor ist es vonnöten, sich zu fragen, ob all diese Punkte erfüllt sind, denn die meisten Referees beurteilen den Artikel nach diesen Kriterien und entscheiden so, ob ein Artikel publiziert wird oder eben nicht.

a Repräsentativität der Stichprobe: In diesem Zusammenhang ist vor allem die Art der Rekrutierung wichtig. Wird die Stichprobe zufällig aus der Gesamtpopulation gezogen, so ist Repräsentativität in der Regel gewährleistet. In manchen Fällen ist es aber auch günstig, sogenannte Quotenstichproben zu ziehen, die hinsichtlich gewisser, für den Untersuchungsgegenstand relevanter Merkmale an die wahren Verhältnisse in der Population angepasst sind (z. B. Männer/Frauen, verschiedene Einkommensschichten etc.; Bortz & Döring, 2002) .

b Instrumente der Datenerhebung: Bevor mit der Datenerhebung mit gewissen Messinstrumenten begonnen wird, soll sichergestellt sein, dass diese über ausreichende Validität und Reliabilität verfügen. Auf diese Gütekriterien kann bei bereits eingesetzten Messinstrumenten oft aufgrund schon vorhandener Literatur geschlossen werden.

c **Angemessenes Studiendesign:** Das Studiendesign muss an die Forschungsfragen und die Hypothesen angepasst sein. Will ich z. B. die Veränderung gewisser Indikatoren über die Zeit messen, so sind dafür definitiv nur Prä-Post-Designs mit unterschiedlicher Anzahl an Prä- und Posttestungen geeignet. Des Weiteren ist in vielen Fällen – vor allem dann, wenn eine randomisierte Zuordnung der Studienteilnehmer zu den Untersuchungsbedingungen nicht möglich ist – der Einsatz einer Kontrollgruppe (theoretisch) dringend erforderlich, um die Daten auch wirklich vergleichen zu können (Bortz & Döring, 2002).

d **Datenanalyse:** Bei der Wahl einer passenden Datenanalyse ist vorrangig darauf zu achten, dass die notwendigen Voraussetzungen gegeben sind. So können beispielsweise parametrische Verfahren (t-Test, Varianzanalyse) nur dann gerechnet werden, wenn bestimmte Annahmen, wie Normalverteilung der Daten, Intervallskalierung etc., erfüllt sind.

e **Beachtung und Befolgung ethischer Standards:** Wie bereits in einem der oberen Punkte erwähnt, ist die Befolgung ethischer Standards, wie etwa Fairness und Zumutbarkeit, ein wichtiges Kriterium zur Festlegung der Qualität einer Untersuchung.

f **Zitierung:** Bereits für Studierende, und deshalb für ausgebildete Wissenschafter noch viel mehr, sollte die Forderung nach richtiger und vor allem vollständiger Zitierung eine Selbstverständlichkeit sein. Richtlinien zur richtigen Zitierweise, die regelmäßig von der Scientific Community herausgegeben werden (APA, DGP), sollten dazu unbedingt beachtet werden (siehe auch Kap. 3 „Zitieren in der wissenschaftlichen Forschung").

g **Prägnanz des Inhalts:** Der Inhalt des Artikels sollte die Untersuchung knapp, aber auch präzise schildern; er sollte auf das Wesentliche fokussieren.

Nicht nur die inhaltliche Prägnanz ist wichtig, sondern auch den Artikel kurz zu halten, liegt im Interesse der Autoren. Verleger bevorzugen eher kurze Artikel, da die Referees meist einen zusätzlichen Aspekt einfordern und Platz vor allem bei Printjournals sehr kostbar ist.

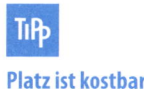

Platz ist kostbar!

---

h **Klarheit und Vollständigkeit aller Teile des Artikels:** Der Artikel muss einer inneren Logik folgen, und alle Teile müssen in einer konsistenten Art und Weise aufbereitet sein. Es dürfen keine Hypothesen gestellt werden, die danach nicht beantwortet werden, oder vice versa keine Antworten auf nie gestellte Hypothesen gegeben werden. Die Darstellung von genauen Ergebnissen für einen Teilbereich, während ein anderer eher „unterschlagen" wird, ist ebenso unzulässig. Des Weiteren fallen Begründungen für die Wahl des statistischen Verfahrens und des Designs sowie eine einheitliche Darstellung der Ergebnisse in einem Artikel unter diesen Punkt.

i **Literatur:** Der Artikel sollte den literarischen Hintergrund zum Untersuchungsgegenstand vollständig darstellen und möglichst in aktuelle Entwicklungen auf diesem Gebiet einführen. Dazu sollte qualitativ hochwertige, zitierwürdige Literatur verwendet werden, welche nach Trimmel (2009) auch wertungsfrei geschildert werden muss.

28.2.3 Wie erkenne ich schnell einen guten Artikel?

Auch andere, sehr oberflächliche Faktoren können zur Evaluation eines Artikels herangezogen werden. Dies ist vor allem bei anfänglichen Recherchen in einem noch unbekannten Gebiet zu empfehlen.

a **Autoren:** Die Autoren eines wissenschaftlichen Artikels sollen im Text gut erkennbar und auf ihren Fachgebieten auch anerkannt sein. Man kann dies überprüfen, indem man sich darüber informiert, an welchen Institutionen die Autoren tätig sind, wie oft sie von anderen Autoren zitiert wurden, welche wissenschaftlichen Titel sie haben und wie viele Publikationen etc. von den Autoren vorliegen.

TIPP

Autoren sind schlechte Indikatoren für Güte

Nicht vergessen werden darf, dass Autoren ein relativ schlechter Indikator für die Güte eines Artikels sind. Viele Autoren könnten allein aufgrund der Tatsache, dass sie noch nie in einem Bereich publiziert haben, obwohl der Beitrag sonst perfekt wäre (v. a. junge Wissenschafter wären davon betroffen), von Editoren einer Zeitschrift abgelehnt werden.

---

b **Verlag:** Ein wichtiger Hinweis sind die wissenschaftliche Akkreditierung eines Verlages sowie die Aktualität der wissenschaftlichen Ausrichtung („State of the Art"). Bei Onlinequellen (z. B. Internetseiten) sind sowohl Zweckmäßigkeit, (finanzielle) Zielsetzung und Seriosität der Quelle kritisch zu beurteilen. Die Inhalte und die Herkunft der Informationen müssen klar nachvollziehbar sein, genauso die Eigentumsverhältnisse bzw. wer hinter der Organisation steht (Universität, eine wissenschaftliche Institution, Museum, private Firma etc.).

c **Replizierbarkeit:** Diese verlangt eine genaue Beschreibung von benutzten Materialien, Messinstrumenten und Hilfsmitteln, sodass man die Untersuchung wiederholen und im Idealfall zu denselben Ergebnissen kommen kann.

Eine in der Wissenschaft geltende Formel lautet: keine Replizierbarkeit = keine Bestätigung der Ergebnisse = Ergebnisse sind für den Mülleimer. Wer würde Ergebnisse für glaubwürdig halten, die sich nicht widerlegen oder bestätigen lassen? (Als Erinnerung: In Kap. 9 wurde von Falsifikation und Verifikation gesprochen).

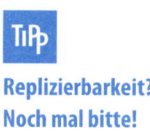

**Replizierbarkeit?
Noch mal bitte!**

---

d **Stichprobe:** Bei der Zusammensetzung der Stichprobe ist sowohl auf eine optimale Stichprobengröße als auch auf ihre Repräsentativität zu achten. Die genaue Beschreibung der Versuchspersonen, aber auch der Kontrollgruppe sollte folgende Aspekte enthalten: Wie viele Personen haben aus welchem Grund an der Untersuchung teilgenommen? Wie wurden die Versuchspersonen rekrutiert? Wie beschreibt sich die Geschlechterverteilung? Wichtig sind auch das Alter, der Beruf und/oder die höchste abgeschlossene Ausbildung der Personen.

e **Objektivität:** Ein wesentliches Merkmal der Güte eines wissenschaftlichen Artikels stellt die kritische Auseinandersetzung mit den eigenen Methoden und der Interpretation der Ergebnisse dar. Sowohl eine Auseinandersetzung mit der verwendeten Stichprobe, dem Design und den statistischen Verfahren als auch eine kritische Reflexion und das Aufzeigen der Grenzen der eigenen Forschung sind ausschlaggebend für die Glaubwürdigkeit und professionelle Sichtbarkeit einer wissenschaftlichen Arbeit.

Einschränkungen einer Studie sollten gut überlegt und erwähnt werden. Viele Einschränkungen (als Beispiel ein Klassiker: zu kleine Stichprobe, daher Generalisierbarkeit eingeschränkt) sollten schon von Beginn an erwähnt werden, da man so dem Reviewer die Munition wegnimmt. Wenn man jedoch zu viele Limitierungen angibt, stellt sich die Frage, wozu die Studie überhaupt gemacht wurde. Es gilt, ein „gesundes" Gleichgewicht zu schaffen.

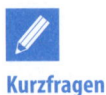

Kurzfragen

1 Was versteht man unter einem „Running Head"?
2 Welche Formen von Abstracts gibt es und welche Inhalte soll es umfassen?
3 Was versteht man unter Wissenschaftlichkeit?
4 Welche Elemente sollte ein Artikel aufweisen, damit eine Replizierbarkeit gewährleistet ist?
5 Welchen Nutzen bringt eine kritische Reflexion der eigenen Ergebnisse?

Literatur

Bortz, J. & Döring, N. (2005). *Forschungsmethoden und Evaluation.* Heidelberg: Springer.
Ebster, C. & Stalzer, L. (2008): *Wissenschaftliches Arbeiten für Wirtschafts-* und *Sozialwissenschafter* (3., erw. Aufl.). Wien: facultas.wuv (UTB).
Gustavii, B. (2008). *How to write and illustrate a scientific paper* (2nd ed.). Cambridge: Cambridge University Press.
Trimmel, M. (2009). *Wissenschaftliches Arbeiten in Psychologie und Medizin.* Wien: facultas.wuv (UTB).

Weiterführende Literatur

American Psychological Association. (2005). *Publication Manual* (5th ed.). Washington: APA Press.

Anhang

Verzeichnis der Autorinnen und Autoren

Eva Burger, Lehr- und ForschungsPraxis, Universität Wien
Kontakt: eva.burger@univie.ac.at
Forschungsschwerpunkte: Soziale Kompetenzen, Mensch-Tier-Beziehung,
Interventionsforschung

Martina Carna, Lehr- und ForschungsPraxis, Universität Wien
Kontakt: martina.carna@univie.ac.at
Forschungsschwerpunkte: Psychische Aspekte körperlicher Erkrankungen,
Interventionsforschung

Reinhard Drobetz, Arbeitsbereich Psychopathologie und Klinische Intervention,
Universität Zürich
Kontakt: r.drobetz@psychologie.uzh.ch
Forschungsschwerpunkte: Kognitive und motivationale Reservekapazität bei
Personen mit Mild Cognitive Impairment und leichter Alzheimer-Demenz,
Belohnungsaufschub im Verlauf der Lebensspanne, Neurale Korrelate von
Belohnungsaufschub

Miriam Dyck, Universitätsklinikum Aachen, Klinik für Psychiatrie, Psychotherapie
und Psychosomatik, RWTH Aachen University
Kontakt: mdyck@ukaachen.de
Forschungsschwerpunkte: Soziale und affektive Neurowissenschaften mittels
funktioneller Magnetresonanztomografie, Neurofeedback, Emotionserkennung
und -erleben in virtuellen Realitäten

Anna Felnhofer, Institut für Klinische, Biologische und Differentielle Psychologie,
Universität Wien
Kontakt: anna.felnhofer@univie.ac.at
Forschungsschwerpunkte: Klinische Neuropsychologie, Gerontopsychologie,
Genderforschung, Interventionsforschung, Ethik in der Klinischen Psychologie
und Empirische Ethik

Lisa M. Glenk, Institut für Neurophysiologie, Veterinärmedizinische Universität
Wien
Kontakt: lisa.molecular@gmail.com
Forschungsschwerpunkte: Anthrozoologie, Endokrinologie, Psychophysiologie
der Emotion und Kognition

Jasmine Gomm, Lehr- und ForschungsPraxis, Universität Wien
Kontakt: jasmine.gomm@univie.ac.at
Forschungsschwerpunkte: Anthropologie, Psychophysiologische Messinstru-
mente

Nathalie Hauk, Lehr- und ForschungsPraxis, Universität Wien
Kontakt: nathalie.hauk@gmx.at
Forschungsschwerpunkte: Human-Technology-Interaction, Mensch-Tier-Beziehung, Tiergestützte Intervention, Emotion und Technologien

Elisa Helms, Institut für Psychologie, Universität Konstanz
Kontakt: elisa.helms@uni-konstanz.de
Forschungsschwerpunkte: Anthrozoologie, Tiergestützte Therapie, Stress, emotionale und soziale Kompetenzen

Elisabeth Kastenhofer, Lehr- und ForschungsPraxis, Universität Wien
Kontakt: lisi.kastenhofer@gmx.at
Forschungsschwerpunkte: Human-Technology-Interaction, Mensch-Tier-Beziehung, Gerontopsychologie, Psychophysiologie der Emotion und Kognition

Romana Klee, Lehr- und ForschungsPraxis, Universität Wien
Kontakt: romana.klee@gmx.at
Forschungsschwerpunkte: Mensch-Tier-Beziehung, Tiergestützte Therapie, Forensische Psychologie

Oswald D. Kothgassner, Institut für Klinische, Biologische und Differentielle Psychologie, Universität Wien
Kontakt: oswald.kothgassner@univie.ac.at
Forschungsschwerpunkte: Psychophysiologie der Emotion und Kognition, Angewandte Statistik und Interventionsforschung, Human-Technology-Interaction, Gerontotechnik, soziale, emotionale und kognitive Aspekte von virtuellen Realitäten

Ilse Kryspin-Exner, Institut für Klinische, Biologische und Differentielle Psychologie, Universität Wien
Kontakt: ilse.kryspin-exner@univie.ac.at
Forschungsschwerpunkte: Klinische Neuropsychologie, Gerontopsychologie, Interventionsforschung, Ethik in der klinischen Psychologie

Julia C. McElheney, Lehr- und ForschungsPraxis, Universität Wien
Kontakt: julia.mc.elheney@univie.ac.at
Forschungsschwerpunkte: Forensische Psychologie, soziale und emotionale Kompetenzen, Emotionsregulation von Straftätern, Interventionsforschung

Sarah Mooslechner, Lehr- und ForschungsPraxis, Universität Wien
Kontakt: sarah_m@gmx.at
Forschungsschwerpunkte: Ästhetikforschung, Attraktivität und Ergonomie

Daniela M. Pfabigan, Social, Cognitive and Affective Neuroscience Unit, Universität Wien
Kontakt: daniela.pfabigan@univie.ac.at
Forschungsschwerpunkte: Elektrophysiologie der sozialen, kognitiven und affektiven Neurowissenschaften; Entscheidungsfindung, Einfluss von Persönlichkeitsfaktoren auf neuronale Korrelate der Feedbackverarbeitung und Aufmerksamkeit

Nina Pintzinger, Institut für Klinische, Biologische und Differentielle Psychologie, Universität Wien
Kontakt: nina.pintzinger@univie.ac.at
Forschungsschwerpunkte: Schizophrenie, Interaktion von Emotion und Kognition, Psychophysiologie

Iris G. Schöberl, Konrad-Lorenz-Forschungsstelle, Grünau
Kontakt: info@der-hund-und-du.com
Forschungsschwerpunkte: Mensch-Hund-Beziehung, Stress und Stressmanagement, Persönlichkeit, Emotionale Kompetenz

Esra Schroffenegger, Lehr- und ForschungsPraxis, Universität Wien
Kontakt: esra@schroffi.at
Forschungsschwerpunkte: Anthropologie, Klinische Neuropsychologie, Mensch-Tier-Beziehung

Verena Seelmann, Lehr- und ForschungsPraxis, Universität Wien
Kontakt: verena.seelmann@univie.ac.at
Forschungsschwerpunkte: Ambient Assisted Living, Interventionsforschung

Eva-Maria Seidel, Institut für Klinische, Biologische und Differentielle Psychologie, Universität Wien
Kontakt: eva-maria.seidel@univie.ac.at
Forschungsschwerpunkte: Soziale, kognitive und affektive Neurowissenschaften mittels funktioneller Magnetresonanztomografie, Kausalattribution in sozialen Situationen, behavioral-motivationale Reaktionen auf emotionale Gesichtsausdrücke

Natascha Stejskal, Lehr- und ForschungsPraxis, Universität Wien
Kontakt: natascha.stejskal@aon.at
Forschungsschwerpunkte: Klinische Neuropsychologie, Mensch-Tier--Beziehung, Psychische Aspekte körperlicher Erkrankungen

Birgit U. Stetina, Institut für Klinische, Biologische und Differentielle Psychologie, Universität Wien
Kontakt: birgit.stetina@univie.ac.at
Forschungsschwerpunkte: Anthrozoologie, Tiergestützte Intervention, Human-Technology-Interaction, Interventionsforschung

Gregor D. J. Stetina, Lehr- und ForschungsPraxis
Forschungsschwerpunkte: Anthrozoologie, Tiergestützte Intervention

Karoline Turner, Lehr- und ForschungsPraxis, Universität Wien
Kontakt: karoline.turner@univie.ac.at
Forschungsschwerpunkte: Emotionale Kompetenzen, Mensch-Tier-Interaktionen, Interventionsforschung

Doris Weber, Institut für Klinische, Biologische und Differentielle Psychologie, Universität Wien
Kontakt: doris.weber@univie.ac.at
Forschungsschwerpunkte: Gerontopsychologie, Human-Technology-Interaction, Interventionsforschung

Marisa Wipplinger, Lehr- und ForschungsPraxis, Universität Wien
Kontakt: marisa@kabsi.at
Forschungsschwerpunkte: Mensch-Tier-Beziehung, Tiergestützte Therapie

Sachregister

Raum für Notizen

Raum für Notizen